海南省自然科学基金高层次人才项目：海南国际医疗旅游产业发展研究（编号：721RC600）资助

# 国际医疗旅游
# 理论研究与实践探索

周义龙　　陆晓菲　　著

中国海洋大学出版社
·青岛·

图书在版编目（ＣＩＰ）数据

国际医疗旅游理论研究与实践探索 / 周义龙，陆晓菲著. — 青岛：中国海洋大学出版社，2023.2
ISBN 978-7-5670-3478-5

Ⅰ．①国… Ⅱ．①周… ②陆… Ⅲ．①医疗卫生服务—旅游业发展—研究—中国 Ⅳ．①R199.2②F592.3

中国国家版本馆CIP数据核字（2023）第064589号

GUOJI YILIAO LÜYOU LILUN YANJIU YU SHIJIAN TANSUO

**国际医疗旅游理论研究与实践探索**

| | | |
|---|---|---|
| **出版发行** | 中国海洋大学出版社 | |
| **社　　址** | 青岛市香港东路23号 | |
| **邮政编码** | 266071 | |
| **出 版 人** | 刘文菁 | |
| **网　　址** | http://pub.ouc.edu.cn | |
| **电子信箱** | 1922305382@qq.com | |
| **订购电话** | 0532-82032573（传真） | |
| **责任编辑** | 曾科文　周佳蕊 | **电　话**　0898-31563611 |
| **印　　制** | 海南雅迪印刷有限公司 | |
| **版　　次** | 2023年2月第1版 | |
| **印　　次** | 2023年2月第1次印刷 | |
| **成品尺寸** | 170 mm × 240 mm | |
| **印　　张** | 15 | |
| **字　　数** | 229千 | |
| **印　　数** | 1—1000 | |
| **定　　价** | 52.00元 | |

如发现印装质量问题，请致电0898-66732388调换。

# 前　言

作为一种新兴医疗服务业态和旅游消费形式，国际医疗旅游将医疗保健技术和旅游休闲服务结合，满足人们在跨境旅游中接受医疗康复服务、在跨境医疗中体验旅游休闲娱乐的双重需求，因此受到了当下许多中高端消费群体的青睐。去美国做癌症治疗、去日本做早期癌症筛查、去韩国做美容整形、去英国做肝脏移植、去新加坡接受心脑血管手术、去马来西亚体检隆胸，甚至去土耳其洗海水浴、去匈牙利医牙等，已经成为全球富裕阶层的新兴选择。

作为一种集休闲娱乐和健康服务为一体的新型旅游方式，国际医疗旅游是一个经济效益高、带动性强的高附加值产业，也是一个前途无限的朝阳产业，已经成为当前全球发展最快、具有巨大经济利益和全球外包服务业链条中价值最高的产业之一。根据世界卫生组织报告，到2025年，北美、欧洲、中东、亚太60%以上的国家将面临人口老龄化，全球跨境医疗旅游需求将迎来爆发式增长。

国际医疗旅游主动顺应了当前人们对于健康和休闲的迫切追求，从而拥有巨大的发展潜力、远大的市场前景，符合市场发展趋势，拓展了旅游的方式，丰富了旅游的内涵，因此，在世界范围内迅速崛起和发展壮大，并日益成为一些国家的国家战略和支柱产业，被称为最具发展潜力的新兴旅游业态。作为一个高消费性、高收益性、高成长性的专项细分市场和利基市场，国际医疗旅游关联产业多、经济效益高、带动效应强，巨大的发展潜力和广阔的发展前景引得许多国家纷纷利用自身的特色和优势，积极推动本国国际医疗旅游产业的发展。现代意义上的国际医疗旅游作为一个产业不过才三四十年的发展历史，但当前已被一些国家视为"国家战略"，并将其作为国家新的经济增长点。当前，国际医疗旅游拥有处于"红海"市场中的"蓝海"机会，已经逐渐成为世界旅游产业发展的新宠，逐渐在世界范围内蓬勃兴起和迅猛发展，成为一种势不可挡的发展潮流，是一个前途无限的朝阳产业和"吸金"项目。

有关机构统计数据显示，全球已有100多个国家和地区发展医疗旅游产业。欧洲的德国、瑞士、匈牙利、波兰等，美洲的美国、墨西哥、巴西、古巴、哥斯达黎加等，亚洲的泰国、印度、马来西亚、新加坡、菲律宾、韩国、日本、中国、土耳其、以色列、约旦等，非洲的南非等，这些国家都已吹响进军国际医疗旅游产业的号角。

本书以国际医疗旅游的相关发展理论为基础，对国际医疗旅游的理论与实践进行分析。本书分为五章，主要内容如下：

第一章绪论，查阅和梳理了大量国际医疗旅游的相关文献资料，结合国际医疗旅游国内外的相关理论研究和实践探索，深入剖析国际医疗旅游的研究背景、主要研究内容、研究思路和框架结构、研究意义；第二章国际医疗旅游研究概况，主要包括国际医疗旅游研究概况、国际医疗旅游概念研究、国际医疗旅游类型研究、国际医疗旅游特征研究、国际医疗旅游者行为动因研究、国际医疗旅游风险研究、国际医疗旅游游客流向研究、国际医疗旅游发展研究；第三章世界国际医疗旅游发展现状、模式与经验，主要包括世界国际医疗旅游发展历史与现状、世界国际医疗旅游各地发展概况、世界国际医疗旅游发展典型模式、世界国际医疗旅游发展经验总结、世界国际医疗旅游产品开发与世界国际医疗旅游市场开拓；第四章中国国际医疗旅游发展状况与存在问题，主要包括中国国际医疗旅游发展政策环境、中国国际医疗旅游各地发展状况、中国发展国际医疗旅游的问题与优势，以及中国国际医疗旅游发展策略；第五章国内外国际医疗旅游发展个案分析，主要包括泰国国际医疗旅游全球竞争战略、印度国际医疗旅游竞争策略、海南国际医疗旅游竞争策略、三亚市中医院国际医疗旅游竞争策略和广西巴马国际医疗旅游竞争策略。

本书在撰写过程中，笔者查阅了大量的期刊论文、著作、教材等文献资料，并引用了相关内容，除去书中开列的引用资料和参考文献以外，还有其他相关文献资料难以一一列出。在此，谨向这些文献资料作者致以由衷的歉意和诚挚的谢意。此外，由于受到新冠疫情影响，本书大部分信息收集截止时间为2019年底，相关信息收集可能滞后于现状，对此深表遗憾和歉意。同时，承蒙海南省科技厅自然科学基金高层次人才项目（海南国际医疗旅游产业发展研究，编号：721RC600）的大力资助和海口经济学院的大力支持，本书得以顺利出版，在此深表感激。

　　鉴于撰写时间较为仓促和个人学术水平有限，书中错漏和不妥之处在所难免，恳请广大读者批评指正。


　　　　　　　　　　　　　　　　　　　　　　　　周义龙　陆晓菲

　　　　　　　　　　　　　　　　　　　　　　　　2022年8月

　　　　　　　　　　　　　　　　　　　　　　　于海口经济学院

# 目　录

# 第一章　绪论

## 第一节　研究背景

早在 1947 年世界卫生组织（WHO）就提出，健康"不只是没有疾病，而是人们的身体、心理和社会适应力方面的良好状态"。随着社会经济发展步伐的加快，人们的生活和工作压力与日俱增。据世界卫生组织的全球调查：当前世界大约 75% 的人呈亚健康状态。人民网与相关机构联合发布的《中国城市健康白皮书》显示，中国主要城市的白领人群中，代谢紊乱疾病、疲劳、失眠、心理障碍等亚健康比例高达 76%，真正意义上的"健康人"只有 2.5%。如何保持人类健康长寿，是当前世界亟待解决的重大课题。因此，世界旅游组织（UNWTO）在其制定的《旅游业 21 世纪议程》中明确提出要"重视医疗旅游，构建健康生活"。健康服务已经成为现代旅游消费的重要组成部分，追求健康是 21 世纪人类的主题。随着社会经济发展水平的提升和人们健康观念的转变，医疗旅游向追求健康回归，生活方式医学即对生活方式的干预和健康管理已成为医疗旅游的消费内容[1]。

医疗旅游的发展，提高了无法获得必要医疗程序的国家或公民获得医疗服务的机会[2]。世界卫生组织调查发现，自然环境、生活方式和医疗条件等

---

①高静，刘春济. 国际医疗旅游产业发展及其对我国的启示 [J]. 旅游学刊，2010，87（7）：88-94.

②Daykhes Arkady N，Jakovljevic Mihajlo，Eshetnikov Vladimir A，et al. Promises and hurdles of medical tourism development in the Russian Federation [J]. Frontiers in Psychology，2020（6）：11-14.

是影响健康的主要因素。由此可见，国际医疗旅游满足了人们健康服务和休闲游览的双重需要，符合时代发展潮流。医疗旅游被誉为"医疗服务的第六产业"，作为一个高收益性、高成长性的专项细分市场和利基市场[1][2]，在过去的几十年里，医疗旅游的受关注度和关联度显著提高，已经成为许多企业的利润来源[3]。随着人们生活水平的提高和健康意识的增强，将医疗服务和旅游资源结合的集休闲娱乐和健康服务为一体的入境医疗旅游逐渐成为当今世界旅游产业发展的"新宠"，日益表现出良好的发展态势和广阔的发展前景，是一个前途无限的朝阳产业和"吸金"项目。随着人们收入水平的提高和对于健康的更为关注，越来越多的人不再满足境内的医疗服务，纷纷选择出境医疗旅游。目前，世界范围内至少有2%的诊疗程序是为医疗旅游者提供的[4]。国际医疗旅游产业预计未来10年同比增长率将高达25%，预计全球3%～4%的人口将进行国际医疗旅游[5]。国际医疗旅游产业已经成为全球增长最快的新兴产业之一。

国际医疗旅游关联产业多、经济效益高、带动效应强，巨大的发展潜力和广阔的发展前景引得许多国家纷纷利用自身的特色和优势，积极推动本国入境医疗旅游产业的发展。现代意义上的医疗旅游作为一个产业不过才三四十年的发展历史，但当前已被一些国家视为"国家战略"，并将其作为国家新的经济增长点。有关机构统计数据显示，全球已有100多个国家和地区发展国际医疗旅游产业。欧洲的德国、瑞士、匈牙利、波兰等，美洲的美国、墨西哥、巴

---

①Connell J. Contemporary medical tourism: conceptualisation, culture and commodification [J]. Tourism Management, 2013 (34): 1-13.

② Heung V C, Kucukusta D, Song H. A conceptual model of medical tourism: implications for future research [J]. Journal of Travel & Tourism Marketing, 2010, 27 (3): 236-251.

③Pagan Ricardo, Horsfall Daniel. Medical tourism markets: models of sustainability. the case of Spain and the costa del sol (Malaga) [J]. Sustainability, 2020, 12 (21): 8818.

④ Piotr K Kowalewski, Tomasz G Rogula, Ariel Ortiz Lagardere, et al. Current practice of global bariatric tourism: survey-based study [J]. Obesity Surgery, 2019, 29 (11): 3553-3559.

⑤Radovcic Z, Nola I A. Medical tourism globe-trotting: features, impacts, and risks [J]. International Journal of Healthcare Management, 2020, 13 (1): 94-100.

西、古巴、哥斯达黎加等，亚洲的泰国、印度、马来西亚、新加坡、菲律宾、韩国、日本、中国、土耳其、以色列、约旦等，非洲的南非等，这些国家都已吹响进军国际医疗旅游产业的号角。当前，在全球范围内涌现出多种类型的医疗旅游目的地，如瑞士、迪拜等高档奢华服务型的医疗旅游目的地，毛里求斯、匈牙利、古巴、约旦、韩国等特色医疗资源型的医疗旅游目的地，新加坡、日本、德国、美国、南非等优质医疗系统型的医疗旅游目的地，泰国、印度、马来西亚、菲律宾等低成本型的医疗旅游目的地[①]。它们各具特色，已经成为当地具有显著经济和社会效益的现代时尚型旅游产业，同时也纷纷推出高端和特色国际医疗旅游服务吸引全球客户，如泰国的整形、美容；印度的神经科、眼科、心脏科、瑜伽、静修；韩国的整形、美容、体检、干细胞治疗；日本的肿瘤科、基因检测、温泉疗养；马来西亚的肿瘤科、试管婴儿；新加坡的体检、肿瘤科、外科；以色列的牙科、试管婴儿；土耳其的温泉疗养；瑞士的人工关节、心血管科；德国的肿瘤科、骨科、眼科、细胞抗衰老；英国的肿瘤科、心脏科、神经科；匈牙利的牙科、温泉疗养；美国的肿瘤科、试管婴儿；哥斯达黎加的牙科、整容；巴西的美容。这些国家因为起步较早，在国际医疗旅游发展的长期摸索实践过程中，逐渐积累了丰富的发展经验。

# 第二节　研究内容与思路框架

## 一、研究内容

本书以国际医疗旅游的相关发展理论为基础，对国际医疗旅游的理论与实践进行分析。本书分为五章，主要内容如下：

一是绪论，查阅和梳理了大量国际医疗旅游的相关文献资料，结合国际医

---

[①]张广海，王佳. 中国医疗旅游资源及功能区划研究 [J]. 资源科学，2012，34（7）：1329.

疗旅游国内外的相关理论研究和实践探索，深入剖析国际医疗旅游的研究背景、主要研究内容、研究思路和框架结构、研究意义；二是国际医疗旅游研究概况，主要包括国际医疗旅游研究概况、国际医疗旅游概念研究、国际医疗旅游类型研究、国际医疗旅游特征研究、国际医疗旅游者行为动因研究、国际医疗旅游风险研究、国际医疗旅游客流向研究、国际医疗旅游发展研究；三是世界国际医疗旅游发展现状、模式与经验，主要包括世界国际医疗旅游发展现状、世界国际医疗旅游发展典型模式、世界国际医疗旅游发展经验总结、世界国际医疗旅游产品开发与世界国际医疗旅游市场开拓；四是中国国际医疗旅游发展概况，主要包括中国国际医疗旅游发展的政策环境、中国国际医疗旅游各地发展状况、中国发展国际医疗旅游的问题与优势，以及中国国际医疗旅游发展策略；五是国内外国际医疗旅游发展个案分析，主要包括泰国国际医疗旅游全球竞争战略、印度国际医疗旅游竞争策略、海南国际医疗旅游竞争策略、三亚市中医院国际医疗旅游竞争策略和广西巴马国际医疗旅游竞争策略。

## 二、研究对象与思路框架

本书研究主题是国际医疗旅游的理论研究与实践探索问题，研究对象包括国际医疗旅游研究概况、世界国际医疗旅游发展概况，中国国际医疗旅游发展概况以及国内外国际医疗旅游发展个案分析等。总体研究对象与框架安排如下。

（一）国际医疗旅游研究概况

通过文献研究等方法，厘清国际医疗旅游的相关理论。运用全球化视野进行时代性把握和系统性思考，从国际医疗旅游研究概况、概念研究、类型研究、特征研究、行为动因研究、发展风险研究、游客流向研究、产业发展研究等角度阐释国际医疗旅游的理论研究概况。

（二）世界国际医疗旅游发展概况

分析和阐述世界国际医疗旅游发展现状，探讨世界国际医疗旅游发展典型模式，总结世界国际医疗旅游发展经验，分析和探讨世界国际医疗旅游产品开发与市场开拓，探讨国外在发展国际医疗旅游方面的先进经验，以期为我国国际医疗旅游发展提供政策借鉴和决策参考。

（三）中国国际医疗旅游发展概况

分析和阐述中国国际医疗旅游发展的政策环境、中国国际医疗旅游各地发展状况，探讨中国发展国际医疗旅游的问题、优势以及发展策略。基于目标管理法和指标层次分析法，瞄准"健康中国"国家战略和公共卫生发展战略的宏大目标，结合《"健康中国2030"规划纲要》，融会政治、经济、社会、文化、生态"五位一体"的总体布局，统筹宏观顶层设计（战略、法律、制度等）、中观集结平台（政策、行业、城市等）、微观治理单位（医疗机构、企业、个人等），着眼于从宏观顶层设计、中观集结平台和微观治理单位等三个维度的治理体系和治理能力两方面协同构建国际医疗旅游发展的科学治理框架。

（四）国内外国际医疗旅游发展个案分析

分析和总结泰国国际医疗旅游全球竞争战略、印度国际医疗旅游发展竞争策略、海南国际医疗旅游发展竞争策略、三亚市中医院国际医疗旅游竞争策略和广西巴马国际医疗旅游竞争策略。

主要研究思路见图1-1。

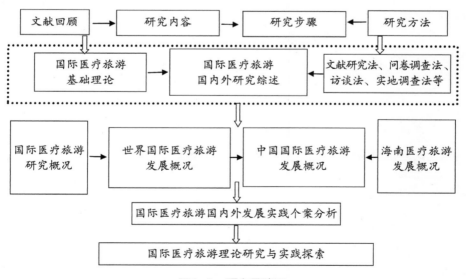

图1-1　研究思路图

# 第三节　研究意义

随着人们生活水平的提高和健康意识的增强，将医疗服务和旅游资源结合的集休闲娱乐和健康服务为一体的医疗旅游逐渐成为当今世界旅游产业发展的"新宠"，是一个前途无限的朝阳产业和"吸金"项目，目前已经成为全球发展最快和经济利益巨大的新产业之一，日益表现出良好的发展态势和广阔的发展前景，受到众多国家的广泛关注和高度重视，逐渐在世界范围内蓬勃兴起和迅猛发展。

（一）国际医疗旅游是新的重要利基市场

国际医疗旅游业是具有高消费性和高成长性的新兴产业。作为一种集休闲娱乐和健康服务为一体的新型旅游方式，国际医疗旅游是一项经济效益高、带动性强的高附加值产业，也是一个前途无限的朝阳产业，已经成为当前全球发展最快和具有巨大经济利益的产业之一和全球外包服务业链条中价值最高的产业之一。医疗旅游游客消费约为一般游客的两倍以上（帕福德，2009；纳拉农·A和纳拉农·V，2011）。全球健康研究所（GWI）发布的全球健康经济数据显示，2020年全球健康经济市场规模为4.5万亿美元，其中全球健康旅游市场规模为6390亿美元。另据世界卫生组织预测，2022年，旅游业将占全球GDP的11%，健康产业占12%。旅游业和健康产业在未来发展中对人类生活以及整个经济发展起着关键作用，医疗旅游则是这两大产业的有机结合①。在东南亚金融危机期间，印度、泰国等国家在总体经济下滑的情况下，医疗旅游业却能够逆势上扬，成为支撑这些国家社会经济发展的重要的朝阳产业。国际医疗旅游因其高附加值日益成为全球范围内具有巨大经济利益的行业之一，越来越多具备医疗旅游发展潜质的国家都已逐渐开始把国际医疗旅游作为一种高产出、高效益的

---

① 刘庭芳，焦雅辉，董四平，等. 国际医疗旅游产业探悉及其对中国的启示 [J]. 中国医院，2016，20（5）：1-6.

旅游项目而给予积极扶持，争抢旅游市场中这块"大蛋糕"。一些国家的政府对发展国际医疗旅游投入了巨大的热情，积极推动了本国国际医疗旅游产业的发展。

（二）国际医疗旅游具有广阔的发展前景

随着当前全球经济发展的全面放缓、部分国家医疗费用的大幅攀升和医疗资源的日益紧缺，越来越多的人开始通过选择既经济又有效的异地医疗来实现医疗和旅游两者兼得的休闲康体目的，医疗旅游由此获得迅猛发展。目前，世界范围内至少有2%的诊疗程序是为医疗旅游者提供的[①]。医疗旅游产业预计未来10年同比增长率将高达25%，预计全球3%~4%的人口将进行国际医疗旅游[②]。随着人们收入水平的提高和对于健康的更为关注，越来越多的人不再满足境内的医疗服务，纷纷选择出境医疗旅游。现代意义上的医疗旅游作为一个产业不过才三四十年的发展历史，但当前已被一些国家视为"国家战略"，并将其作为国家新的经济增长点。当前，国际医疗旅游拥有处于"红海"市场中的"蓝海"机会，已经逐渐成为世界旅游产业发展的新宠，逐渐在世界范围内蓬勃兴起和迅猛发展，成为一种势不可挡的发展潮流。

（三）发展国际医疗旅游有利于产业融合发展

医疗和旅游产业都是劳动密集型产业和关联带动性很强的产业。国际医疗旅游是二者强强联合，通过传统旅游资源和医疗资源的创新整合，实现旅游产业和医疗产业的跨界融合，促进地区经济的发展以及经济结构的转型升级，成为有效拉动经济增长的新动力。国际医疗旅游是跨境医疗产业和旅游产业融合发展的结晶，涉及医疗、休闲、度假、观光、餐饮、住宿、交通、会展、娱乐、购物、医疗器械和医药制造等相关产业。国际医疗旅游是跨境医疗产业和旅游产业融合发展的主要表现形式。作为一项高消费性、高收益性、高成长性的专项细分市场和利基市场，入境医疗旅游关联产业多、经济效益高、带动效

---

① Piotr K Kowalewski, Tomasz G Rogula, Ariel Ortiz Lagardere, et al. Current practice of global bariatric tourism: survey-based study [J]. Obesity Surgery, 2019, 29 (11): 3553-3559.

②Radovcic Z, Nola I A. Medical tourism globe-trotting: features, impacts, and risks [J]. International Journal of Healthcare Management, 2020, 13 (1): 94-100.

应强，它既是健康业发展的重要内容，也是旅游业发展的重要载体。发展国际医疗旅游不仅可以推动健康业和旅游业的发展，还能带动餐饮、住宿、交通、会展、娱乐、购物、翻译、医疗器械和医药制造等其他相关产业的发展，能够有效拉动当地社会化经济的增长。适应国际需求、着眼国际市场发展国际医疗旅游，不仅将大大拓展国家私立医疗机构的发展空间，而且将促进医疗机构主动提升医疗设施、人才技术、服务规范、管理体系等方面的国际化水平，从而催生国际认证体系下的国际化医疗机构和医务人员，提高国家医疗卫生服务的整体水平和国际竞争力。

（四）国际医疗旅游是扩大就业的重要领域

国际医疗旅游是具有高消费性和高成长性的新兴产业，关联产业多、经济效益高、带动效应强，具有知识密集型和劳动密集型产业的双重属性，是吸收新增就业人口的重要领域。国际医疗旅游产业链较长，部分属于劳动密集型产业，能给当地带来大量的就业机会，对于居民就业增收带动作用大，经济社会效益高。相对于传统旅游，国际医疗旅游具有整合资源更多、就业容量更大、产业链条更长、经济带动效应更大等特点。国际医疗旅游的发展需要更多的医疗、护理、翻译、导游、交通、酒店等方面的专业技术人才和服务人员，从而能够吸收大量直接就业人员，其他相关产业如生物医药、药材种植、医疗器械、医疗旅游中介组织等相关行业也会得到联动发展，从而创造更多的间接就业机会。因此，国际医疗旅游是扩大就业的重要领域。据世界旅游组织统计，旅游业每增加1个直接从业人员，可以间接为社会提供5个就业岗位。而国际医疗旅游关联产业更多、带动效应更大，不仅能创造大量直接就业机会，还能增加巨大的间接就业量。根据印度工业联盟和麦肯锡公司的分析预测，医疗旅游产业可以为印度带来超过4000万个就业岗位。正是因为其巨大的发展潜力和广阔的发展前景以及在扩大就业方面的重要作用，引得许多国家纷纷利用自身的特色和优势，积极推动本国入境医疗旅游产业的发展。

（五）国际医疗旅游是提升国家国际竞争力的重要途径

国际医疗旅游不是医疗业和旅游业两者的简单叠加，其关联产业更多、带动效应更强、影响范围更广，因此，国际医疗旅游经济附加值巨大。国外研究表明，医疗旅游附加值大于0.3，是一般旅游项目的6倍，属于高附加值产业。

与传统旅游项目相比，国际医疗旅游游客停留时间更长、消费水平更高。国际医疗旅游中的医疗业和旅游业的创汇率都很高，国际医疗旅游将二者有机结合，使其可在本国技术、设备、药品和旅游资源不移动的情况下直接创汇，成为扩大服务贸易、增加外汇收入的重要途径。国际医疗旅游具有"消费品不动、消费者跨国输运"的另类贸易特点，不仅可以冲破现行世界贸易体制中的不合理壁垒[①]，还可以对初次面向国际市场、富有特色的产品与服务起宣传和示范作用，因此成为全球外包服务业链条中价值最高的产业之一。

　　总的来说，发展国际医疗旅游，有利于进一步发挥我国服务业领域的成本优势，借助世界范围内新一轮产业结构调整的契机促进国内高端服务业的发展，提升中国在国际产业链分工中的地位，从而有助于增强我国全球高端服务业和医疗保健行业的国际竞争力，是提升我国国际竞争力的重要途径。

①张文菊. 我国医疗旅游发展对策研究［D］. 重庆：西南大学，2008.

# 第二章  国际医疗旅游研究概况

## 第一节  国际医疗旅游研究概况

随着国际医疗旅游在世界范围内的蓬勃兴起，国际医疗旅游作为一种新兴的特殊旅游形式和旅游专项，已经成为热点话题，对其研究也逐渐引起学术界的广泛兴趣和关注，近年来国内外对于国际医疗旅游的研究不断丰富和深入，相关的研究成果不断涌现。早期国际医疗旅游研究主要是从健康旅游研究中派生出来的。

### 一、国外相关研究现状述评

在国外，国际医疗旅游作为一种新兴的旅游形式出现后发展迅速，理论界也随之开始研究这一领域。由于起步较早，相关研究成果十分丰富。国外国际医疗旅游研究主要包括国际医疗旅游涵义、分类与特征，医疗旅游动因与发展条件，国际医疗旅游影响以及国际医疗旅游案例研究等，研究范围较广。

一是对医疗旅游的概念的阐述。当前，国外国际医疗旅游概念阐述比较具有代表性的组织和个人有世界旅游组织（2007）、米尔斯坦和史密斯（2006）、斯利瓦斯塔瓦（2006）、布克曼（2009）等。有的学者（米尔斯坦和史密斯，2006；斯利瓦斯塔瓦，2006）从经济的角度对国际医疗旅游进行定义。有的学者（布克曼，2009）将国际医疗旅游定义为医疗服务业、旅游业跨国贸易的一种经济活动。有的学者（康奈尔，2006）从文化的角度对国际医疗旅游进行定义。有的学者（佩尔费托和多拉基亚，2010；莫妮卡，2009；穆萨，2012；等等）从国际医疗旅游者的目的出发，将国际医疗旅游定义为人们前往国外世界级的旅游目的地寻求医疗服务并进行观光旅游的一种形式。关于国际医疗旅游的概念，不同的学者由于研究视角不同，见仁见智，分别从不同的角度对国际医疗旅游进行定义。到目前为止，对于国际医疗旅游概念的界定在国外学界仍未达成共识。

二是对国际医疗旅游类型的界定。国内外学者从不同的角度对国际医疗旅游的类型进行划分。米利卡和卡拉（2007）认为，广义的医疗旅游包括所有以医疗护理、康复与休养为主题的旅游服务；狭义的医疗旅游仅包括侵入性手术治疗（如心脏手术、癌症治疗、整容）、医疗诊断（如健康体检）和生活方式医学（1ifestyle medicine，即在疾病的诊治进程中，对患者的生活方式进行干预，如减肥、抗衰老、瑜伽、美体）。古德里奇（2007）指出，国际医疗旅游具有复合性，除了用国际医疗旅游目的地的美景吸引游客外，还有意向国际医疗旅游者推销其医疗健康服务设施。

三是对国际医疗旅游产生原因进行理论分析。产生原因包括价格因素（查科，2006；特蕾西·沃克，2006）、治疗疾病的目的（萨依里，2007；伦特，2010；莫吉梅法尔等，2011）等。库马尔等（2012）认为国际医疗旅游者决策的影响因素包括成本、医疗服务的安全性、地区因素等。萨瓦尔和马纳夫（2012）则通过对相关资料和文献的归纳总结，提出国际医疗旅游者目的地的选择受到成本、医疗服务质量、医疗服务的类型、医疗可及性和医疗旅游地的营销冲击五个因素的影响。

四是对国际医疗旅游的风险和影响的理论阐述。关于发展国际医疗旅游的风险，扎卡里亚和比斯（2007）认为，由于游客在目的地停留时间短暂，所以术后并发症、副作用、康复等责任就必须由客源国来承担。格林（2008）则认为，在国外停留医治的医疗旅游者将对客源国的传染病控制和公共健康产生潜在影响。克鲁克斯（2013）等组织了加拿大医疗旅游产业相关领域的代表对医疗旅游者的健康和安全进行讨论，认为医疗旅游者面临五类健康和安全风险。对于医疗旅游目的地带来的影响，学者们也进行了较多研究。陈和威尔逊（2013）对开展国际医疗旅游可以为目的地国家带来积极的影响进行分析，而约翰斯顿等人（2010）对于开展国际医疗旅游为目的地国家带来众多负面的影响开展研究。纳拉农（2011）则为缓解因为国际医疗旅游所带来的问题提出策略建议。

五是关于医疗旅游特征的理论阐述。古德里奇（1987）指出医疗旅游具有复合性，除了用国际医疗旅游目的地的美景吸引游客外，还有意向医疗旅游者推销其医疗健康服务设施。

六是对国际医疗旅游发展策略的研究。关于国际医疗旅游的发展，具有代表性的观点是穆姆柏（2007）指出的，和旅游产业相比，国际医疗旅游具有更高的技术要求和更高的准入门槛，这些门槛包括医疗产品价格有竞争力、人力资源有竞争力、国内医疗研究与发展良好、较为发达的基础设施、较为完善的政治和法律体系、市场经济发达、传统医疗技术与现代科技有很好的结合和旅游业有吸引力。此外，出入境管制以及交通发展，特别是客源地与目的地之间是否存在直航航班对发展医疗旅游也非常重要。

七是关于国际医疗旅游流程的研究。

八是关于国际医疗旅游游客流向的研究。主要代表有米利卡等（2007）、霍洛维茨等（2007）。

## 二、国内相关研究现状述评

在国内，纵观相关研究成果，相比其他的旅游项目的研究，国际医疗旅游的研究依然较为薄弱，而且绝大多数研究都是以定性方法为主，缺乏定量研究成果，研究方法过于单一，也缺乏一定的科学性。到目前为止，中国关于国际医疗旅游的研究成果数量不多，也不够系统，其理论和实践更多是以国外经验为借鉴和参考，许多研究领域还存在着一定程度的空白。国内国际医疗旅游领域相关研究的薄弱情形与该产业在我国发展的现状大致相符。随着我国国际医疗旅游产业的不断发展和国际医疗旅游研究的不断深入，会有越来越多的国内学者更加注重定量分析方法，积极进行相关实证研。

对于国际医疗旅游，目前国内还没有一个统一的、获得一致认可的概念。在研究中，和医疗旅游相关的词语有康体旅游、保健旅游、健身旅游、健康旅游等。尽管当前国内外学者对于国际医疗旅游的内涵概念、特征模式、类型划分等方面尚未具有统一的界定，但对医疗旅游兼具医疗业和旅游业特性基本达成共识。国内最早介绍医疗旅游的是武强（1995），他从科普角度介绍了当时兴起的一种以海洋资源为依托的疗养方式。目前国内对医疗养生旅游的研究主要集中在其概念、特征、作用、发展模式、资源分析、类型划分、影响因素、发展动力、利益相关者、国内各地发展策略及介绍国外发展现状和先进经验等方面，如张文菊等（2007）、刘庭芳等（2009）、罗明义（2013）、王兴斌（2014）、涂增（2015）、郭鲁芳（2015）对医疗旅游概念的探讨；刘炳献（2008）、吕观盛等（2011）对医疗旅游的类型划分的研究；梁湘萍等（2008）、田广增（2007）研究了我国医疗旅游的发展策略。另外，也有一些学者对上海、北京、天津、海南、厦门、广州等旅游城市的国际医疗旅游产业发展进行案例研究。近期国内学术界的研究主要集中在如何借鉴国外，尤其是泰国、印度、韩国、新加坡等亚洲国家发展国际医疗旅游的经验和措施，再结合本地实际提出一些富有建设性的解决措施和方案，如徐菲等（2006）、詹丽等（2014）研究了外国国际医疗旅游发展的先进经验及其对于中国的启示。在研究方法方面，国内主要是以定性研究为主，主要包括经验借鉴法、实地调研法、SWOT分析方法和网络分析法等。

综合来看，国际医疗旅游研究凸显出以下特点：一是实践探索在前，理论研究略显滞后；认知层面较多，深入探究较少；问题对策较多，系统剖析较少。另外，国外研究在国际医疗旅游的概念和产品边界方面还未达到统一，对国际医疗旅游的发展模式、方式等方面还存在诸多分歧等。笔者通过对国内外国际医疗旅游研究文献的梳理，发现学者们的贡献主要集中在国际医疗旅游的概念界定、国际医疗旅游的影响因素分析、发展国际医疗旅游带来的效应评价等方面，而且部分研究较为成熟。但从现有研究来看，普遍缺少对国际医疗旅游演变的影响要素、规律和机制的深入研究；从研究数据上看，现有数据较为单一，缺乏连续性的数据资料。由于国内国际医疗旅游统计数据的缺乏，定量评价研究相对较少。从国际医疗旅游研究的不足出发，需要以学科交叉为途径，推动跨学科的集成研究。未来的研究内容主要包括：医疗旅游的相关理论问题；国际医疗旅游的影响因素及其机理；国际医疗旅游的静态现状和动态演变规律；国际医疗旅游发展的动力机制及其效应；国际医疗旅游发展的政策体系；等等。

# 第二节　国际医疗旅游概念研究

"医疗旅游"的近似概念，国内外表述较多，主要包括健康旅游（health tourism）、保健旅游（healthcare tourism）、养生旅游（wellbeing tourism）和医疗旅游（medical tourism）等。

## 一、国外研究综述

世界旅游组织（2007）提出：医疗旅游是以医疗与护理、疾病与健康、康复与修养为主体的新型旅游服务，是集疾病治疗、护理保健、养生康复、度假娱乐于一体的过程，其服务对象不仅包括以医疗保健为主要目的、旅游度假为次要目的的旅游者，也包括以旅游度假为主要目的、医疗保健为次要目的的旅游者[①]。1987年，古德里奇提出"保健旅游"这一概念，并将其定义为"旅游设施（如酒店）或目的地（如瑞士巴登）的一种尝试，目的是除提供常规旅游设施外，突出宣传其保健服务及设施来吸引游客"，开启了国外学界将健康和旅游结合研究的先河。随后，国外学界开始广泛而深入地对健康和旅游结合进行研究。对于国际医疗旅游的概念，不同的学者分别基于供给、需求等不同角度和目的说、过程说、综合说等不同视角进行了界定。

有的学者从经济的角度对国际医疗旅游进行定义。如：米尔斯坦和史密斯（2006）认为，国际医疗旅游是指病人出于节省医疗费用、寻求优质的医疗服务、追求更快更及时的治疗以及寻求在本国被禁止的医疗服务等原因，从而选择去国外接受医疗服务的现象[②]。斯利瓦斯塔瓦（2006）指出，国际医疗旅游

---

① 张文菊. 我国医疗旅游发展对策研究 ［D］. 重庆：西南大学，2008.

② Milstein A，Smith M. America's new refugees：seeking affordable surgery offshore ［J］. New England Journal of Medicine，2006，355（16）：1637.

就是将实惠的私人医疗服务与旅游业结合，为病人提供其所需要的特殊医疗程序、手术或其他形式的专门治疗①。康奈尔（2006）认为，国际医疗旅游是指发达国家人们前往国外（尤其是发展中国家）接受有关医药、牙科、外科等医疗服务项目的同时进行休闲度假的一个新的利基市场②。布克曼（2009）认为，国际医疗旅游不仅仅是改善个人身心健康的旅游，也是医疗服务业、旅游业跨国贸易的一种经济活动③。

　　有的学者从文化的角度对国际医疗旅游进行定义。如：康奈尔（2006）把国际医疗旅游描述为"一种普遍受欢迎的大众文化，旅游者前往海外观光旅游并获得医疗保健服务，包括接受各种外科手术等"④。卡拉达伊·乌斯塔·萨利哈等（2020）认为，国际医疗旅游是以目的地国的旅游文化活动为契机，旅游者通过出国旅游享受专业的医疗⑤。

　　有的学者从医疗旅游的结果的角度对国际医疗旅游进行定义。如：乔利夫和卡夫（2012）通过用调整身体和心灵的方法来实现健康，而不需要在假期进行医疗干预。戴尔等（2014）认为游客通过医疗旅游中的一些健康的行为可以改善健康状况，增加幸福感⑥。肯帕宁·劳拉等（2021）认为医疗旅游就是和

①Srivastava R. Indian society for apheresis and apheresis tourism in India: is there a future? ［J］. Transfusion and Apheresis Scinence, 2006, 34（2）: 139-144.

②Connell J. Medical tourism: sea, sun, sand and surgery ［J］. Tourism Management, 2006, 27（6）: 1093-1100.

③Bookman. Medical tourism in developing countries ［M］. New York: Palgrave Macmillan, 2009: 199.

④Connell J. Medical tourism: sea, sun, sand and surgery ［J］. Tourism Management, 2006 （6）: 1093-1100.

⑤Karadayi Usta Saliha, Bozdag Cafer Erhan, Kahraman Cengiz. Healthcare service provider type selection of the medical tourists by using neutrosophic sets ［J］. Journal of Intelligent & Fuzzy Systems, 2020, 39（5）: 6475-6485.

⑥Dale H, Brassington L, King K. The impact of healthy lifestyle interventions on mental health and wellbeing: a systematic review ［J］. Mental Health Review Journal, 2014 （19）: 1-26.

健康有关的旅行①。

有的学者从医疗旅游者的目的出发，对国际医疗旅游进行定义。佩尔费托和多拉基亚（2010）将国际医疗旅游定义为人们前往国外世界级的旅游目的地寻求医疗服务并进行观光旅游的一种形式②。卡雷拉和布里奇斯（2006）将国际医疗旅游定义为人们有组织地前往自身医疗保健体系之外的地方寻求医疗干预，从而达到维护和促进个人健康的目的③。洛沃斯（1996）把国际医疗旅游定义为"为改善健康而进行的从居住地到其他目的地的一种休闲旅行活动，包括接受目的地所特有的传统治疗方法和治疗手段以及其他各种有利于健康的治疗方法"④。布克曼等（2007）将国际医疗旅游简单的总结为一切以提高健康为目的的旅游⑤。莫妮卡（2009）认为，"旅游者跨越国界到其他国家获得各种医疗保健服务和接受各种手术治疗就是医疗旅游"⑥。穆萨等（2012）认为医疗旅游是指医疗旅游者以恢复、维护和促进健康为目的，前往旅游地寻求医疗干预并至少停留一晚的活动⑦。埃纳·杰瓦利（2020）认为，"医疗旅游"一词不仅指其他国家对患者的治疗，也指非必要的、选择性的治疗方法，如整

---

①Kemppainen L, Koskinen V, Bergroth H, et al. Health and wellness-related travel: a scoping study of the literature in 2010-2018 [J]. SAGE Open, 2021, 11 (2): 792-792.

②Perfetto R, Dholakia N. Exploring the cultural contradictions of medical tourism [J]. Consumption, Marketsand Culture, 2010, 13 (4): 399-417.

③Carrera P M, Bridges J F. Globalization and healthcare: understanding health and medical tourism [J]. Expert Review of Pharmacoeconomics & Outcomes Research, 2006, 6 (4): 447.

④Laws. Health tourism: a business opportunity approach [M]. London and New York: Routledge, 1996: 199-214.

⑤Bookman M Z, Bookman K R. Medical tourism in developing countries [J]. Palgrave Macmillan Books, 2007, 82 (2): 76-77.

⑥Monica. The business and ethics of surrogacy [J]. Economic & Political Weekly, 2009 (2): 10-12.

⑦Musa G, Thirumoorthi T, Doshi D. Travel behaviour among in bound medical tourists in Kuala Lumpur [J]. CurrentIssues in Tourism, 2012, 15 (6): 525-543.

容术、药物滥用治疗以及皮肤科治疗如头发移植[①]。格伦·科恩（2018）认为，"医疗旅游"是患者从母国到目的地的旅行，主要目的是获得医疗保健。"规避旅游"是此类旅游的一个子类型，其动机是规避国内对特定医疗服务的禁令[②]。考什克·迪帕（2020）认为，医疗旅游是个人在国外旅行以获得医疗服务为目的，以较低的医疗费用，寻找装备较高的医疗设施[③]。

另外，也有学者（布谢尔和谢尔顿，2009）认为，医疗旅游是一种综合身体健康，美丽，长寿，提高意识精神敏感，与社区、环境和宗教联系的整体旅游模式[④]。

部分国外学者对国际医疗旅游的定义，见表2-1。

表2-1　部分国外学者对国际医疗旅游的定义

| 概念 | 研究者/机构与时间 | 内容 |
|---|---|---|
| 国际医疗旅游 | 米尔斯坦和史密斯（2006） | 病人出于节省医疗费用、寻求优质的医疗服务、追求更快更及时的治疗以及寻求在本国被禁止的医疗服务等原因，从而选择去国外接受医疗服务的现象 |
| | 康奈尔（2006） | 发达国家人们前往国外（尤其是发展中国家）接受有关医药、牙科、外科等医疗服务项目的同时进行休闲度假的活动 |
| | 卡雷拉和布里奇斯（2006） | 人们有组织地前往自身医疗保健体系之外的地方寻求医疗干预，从而达到维护和促进个人健康的目的 |

---

①Enas Gewaily. Tropical medicine and infectious diseases 2019：measures to control infections spread associated medical tourism ［J］. Malaria Control & Elimination，2020，9（3）：5-5.

②Glenn Cohen. Circumvention medical tourism and cutting edge medicine：the case of mitochondrial replacement therapy ［J］. Indiana Journal of Global Legal Studies，2018，25（1）：439-462.

③Kaushik Deepa，Rustagi Apeksha. Medical tourism：a global industry ［J］. Journal of Statistics and Management Systems，2020，23（7）：1241-1249.

④Daniel，H，Olsen. Wellness and tourism：mind，body，spirit，place ［J］. New York，2009：310.

续表

| 概念 | 研究者/机构与时间 | 内容 |
|---|---|---|
| | 布克曼（2009） | 不仅仅是改善个人身心健康的旅游活动，也是医疗服务业、旅游业跨国贸易的一种经济活动 |
| | 莫妮卡（2009） | 旅游者跨越国界到其他国家获得各种医疗保健服务和接受各种手术治疗 |
| | 佩尔费托和多拉基亚（2010） | 人们前往国外世界级的旅游目的地寻求医疗服务并进行观光旅游的一种形式 |
| | 斯奈德·杰里米（2013） | 患者为了寻求医疗服务所进行的国际旅行 |
| | 格伦·科恩（2018） | 患者从母国到目的地国的旅行，主要目的是获得医疗保健服务 |
| | 阿内塔·马蒂斯（2019） | 患者为了寻求医疗服务从自己的国家前往别的国家获得健康的一种行为 |
| | 卡拉达伊·乌斯塔·萨利哈等（2020） | 以目的地国的旅游文化活动为契机，通过出国旅游获得享受专业医疗的机会 |

## 二、国内研究综述

国内专家学者对国际医疗旅游展开研究，提出了许多富有建设性的观点。张文菊等（2007）认为，医疗旅游是人们由于常住地的医疗服务不够完善或太昂贵，在异地（尤其是异国）实惠、特色的医疗、保健、旅游等服务或活动的吸引下，到异地接受医疗护理、疾病治疗、保健等医疗服务与度假、娱乐等旅游服务的过程①。刘庭芳等（2009）从旅游和健康互为表里的关系入手，认为狭义的医疗旅游是一切能为旅游者健康作出贡献的旅游活动，指在目的地国具

---

①张文菊，杨晓霞. 国际医疗旅游探析［J］. 桂林旅游高等专科学校学报，2007，18（15）：734-736.

备一定旅游保健、疾病防治、急救护理、康复、美容、疗养等知识的前提下，提供旅游者亲近自然的机会和环境，倡导旅游者参与健康时尚旅游活动，让旅游者开阔眼界、强身健体、愉悦身心；广义的医疗旅游，即一种可持续的旅游发展的理念，强调通过旅游发展，在满足旅游者身心健康需求的同时，促进旅游地自然环境、社会环境和居民身心健康的改善[①]。李佳（2013）认为，随着世界范围内医疗水平的不断发展，国际医疗旅游已成为利用不同国家、不同地区之间医疗服务性价比的级差，而进行的一种跨国界的迁徙性的医疗行为[②]。侯胜田等（2015）从人们外出医疗旅游的目的的角度进行划分，认为医疗旅游有狭义和广义之分，狭义的医疗旅游指以治疗为主的旅游服务，而广义的医疗旅游包含所有以健康为主题的旅游服务，即以医疗、养生保健、体检、康复与护理为主题的旅游服务[③]。刘庭芳、焦雅辉、董四平等（2016）认为，国际医疗旅游是人们由于常住地的医疗服务不够完善或者太昂贵，在异国价格实惠、特色性强的医疗、保健等服务或活动的吸引下，到异地接受医疗护理、疾病治疗、保健等医疗服务和度假、娱乐等旅游服务的过程[④]。中国产业调研网发布的中国医疗旅游行业现状研究分析及发展趋势预测报告（2020年）认为，国际医疗旅游是人们因定居地医疗服务太昂贵或不完善，到国外寻求相宜的医疗保健服务并与休闲旅游相结合发展而成的一种新兴产业。

### 三、国际医疗旅游的概念分析

关于国际医疗旅游的概念，不同的学者由于研究视角不同，见仁见智，分别从不同的角度对国际医疗旅游进行定义。但到目前为止，对国际医疗旅游概

---

①刘庭芳，苏延芳，苏承馥. 亚洲医疗旅游产业探析及其对中国的启示 [J]. 中国医院，2009，13（1）：74-77.

②李佳. 中国"填图"医疗旅游 [N]. 医药经济报，2013-04-15（06）.

③侯胜田，刘华云，王海星. 北京市医疗旅游产业发展模式探讨 [J]. 医院院长论坛，2015（1）：39-43.

④刘庭芳，焦雅辉，董四平，李大川，薛海宁，张丹. 国际医疗旅游产业探悉及其对中国的启示 [J]. 中国医院，2016（5）：1-6+16.

念界定在国内外学界仍未达成共识。由于均涉及追求身心健康的旅游动机，学术界对"医疗旅游""保健旅游""康养旅游""健康旅游""养生旅游"等相关概念内涵认识尚未统一，对于其间差别的分析较为含糊，概念混用和"概念丛林"现象十分普遍，这不利于相关研究的进一步开展和推进。目前，国内外多数学者倾向于将医疗旅游等同于国际医疗旅游，认为医疗旅游是出境寻求更好满足自己医疗服务需求的活动。

笔者认为，国际医疗旅游是一种集治病、康复、疗养和旅游为一体的跨境消费的一种新兴特殊旅游形式和专项旅游项目，是一个横跨医疗卫生和旅游服务两大行业的新型跨境医疗服务项目或旅游服务项目，是医疗产业与旅游产业融合发展的高级表现形式和新兴发展模式。

从行业角度来看，国际医疗旅游是以医治与护理、康复与理疗、休养与保健为主题，以境外旅游目的地各种医疗资源或利于其恢复健康和养生保健的旅游资源为依托，以一定的医疗资源、旅游资源和低廉费用为优势，以诊治康复理疗护理和保健养生活动项目为特征，医疗养生机构与旅游服务行业通力合作，医院或疗养机构根据旅游者的身体情况及病情进行科学的分析和安排，为境外游客或患者提供治病、康复、疗养和旅游等相关服务的新型的特殊旅游形式和专项旅游项目。

从旅游者角度来看，国际医疗旅游是入境医疗旅游者在旅游过程中，根据自己的病情和医生的建议，以旅游活动为载体，以疾病治疗、康复护理、养生保健、整形美容等为主要目的，既达到强身健体、修身养性、休闲康复、整形美容等目的，又可以用节省下来的相关费用在异地或异国进行观光、度假，使身心得到彻底放松，在享受旅游休闲乐趣的同时能够进行有效的健康管理，从而达到既康体健身又旅游度假的双重目的的一种新型跨境旅游活动。这种新型旅游产品融旅游与医疗保健养生为一体，具有带动性强、涵盖面广、经济利益大等鲜明的特点，从医疗美容整形、心血管诊断、手术服务，到中医康复诊断，涵盖了形形色色的健康服务。

# 第三节　国际医疗旅游类型研究

## 一、国外研究综述

国外学者从不同的角度对国际医疗旅游的类型进行划分，主要代表有米利卡和卡拉、古德里奇等。2007年，古德里奇以古巴为例总结出了健康旅游的两种类型：为来自其他国家的病人提供医疗治疗和为旅游者提供保健服务。米利卡和卡拉（2007）认为，广义的国际医疗旅游包括所有以医疗护理、康复与休养为主题的旅游服务；狭义的国际医疗旅游仅包括侵入性手术治疗（如心脏手术、癌症治疗、整容）、医疗诊断（如健康体检）和生活方式医学（即在疾病的诊治进程中，对患者的生活方式进行干预，如减肥、抗衰老、瑜伽、美体）[①]。

## 二、国内研究综述

来逢波（2006）认为，中国医疗旅游可分为3种形式，即以"治"为主的西方医学技术主导型（手术治疗等）旅游；兼顾"治"＋"疗"的中国传统医学旅游；以"疗"为主的康复疗养旅游（温泉、森林治疗等）[②]。王红芳（2007）认为，具体来说，国际医疗旅游应该包括两部分内容，一是以纯粹的治疗疾病为目的的狭义国际医疗旅游，分为基本无生命危险的项目（如牙科、整容、皮肤病、生育疾病）、有生命危险且医疗资源较为稀缺的项目（如器官移植）、客源国尚未开发或被客源国法律禁止的医疗项目三大类，这种旅游以治病为主，旅游活动多表现为病愈后的即兴活动，是国际医疗旅游的起源和主力；二是以康体、休闲为目的的保健旅游，如温泉疗养、香薰水疗、人工按

---

①Milica Z B, Karla R B. Medical tourism in developing country [M]. New York：Palgrave Macmillan，2007：21-138.

②来逢波. 开发中药旅游商品市场的思路 [J]. 经营与管理，2006（11）：14-16.

摩，正逐渐成为医疗旅游的主旋律①。刘炳献（2008）认为，从定义出发即根据目的和功能划分，国际医疗旅游分为以康体、休闲为目的的保健旅游和以纯粹的治疗疾病为目的的医疗旅游②。张文菊（2008）则将中国国际医疗旅游分为五种类型，中医养生保健类医疗旅游，观赏、体验类医疗旅游，中医药购物类医疗旅游，整形美容类医疗旅游，疾病治疗类医疗旅游③。黄金琳等（2009）从市场需求的角度出发，将中国国际医疗旅游分为中医养生类保健旅游、康复疗养类保健旅游、医疗美容美体类旅游④。刘庭芳等（2009）认为，根据患者手术治疗的需求情况，可将国际医疗旅游者分为手术医疗旅游者和非手术医疗旅游者两类，而手术治疗旅游者又可以根据其手术要求分为疾病手术医疗旅游者和美容手术医疗旅游者两类⑤。吕观盛等（2011）将国际医疗旅游产品分为疾病治疗类、整形美容类、养生保健类、科普观光购物类及中医药旅游类，且认为高端医疗资源供给不足的现实制约了国内医疗旅游的发展⑥。李志刚等（2011）认为，根据目前国际医疗旅游提供的医学服务项目，主要可以分为医学诊治和疗养康复两大类，其中医学诊治可细分为低风险项目（包括牙科手术、整容手术、骨科手术、皮肤病手术和生育疾病手术等）、高风险项目（包括器官移植手术、心血管手术、干细胞移植手术和脑外科手术等）和特殊项目（主要为客源国法律禁止或未开发的医疗项目），疗养康复可细分为传统项目（包括瑜伽、中国气功、中医药调养等）和现代项目（包括健康体检、温泉旅游和减肥等）⑦。侯胜田等（2015）认为，医疗旅游是医疗产业与旅游产

①王红芳. 医疗旅游发展与国际经验研究 [J]. 调研世界，2012（1）：61-64.

②刘炳献. 医疗旅游相关问题研究 [J]. 现代商贸工业，2008（6）：103-104.

③张文菊. 我国医疗旅游发展对策研究 [D]. 重庆：西南大学，2008.

④黄金琳，杨荣斌. 我国医疗保健旅游开发初探 [J]. 资源开发与市场，2009，25（11）：1040-1042.

⑤刘庭芳，苏延芳，苏承馥. 亚洲医疗旅游产业探析及其对中国的启示 [J]. 中国医院，2009，13（1）：74-77.

⑥吕观盛，张文菊. 广西医疗旅游产品定位及产品设计研究 [J]. 南宁职业技术学院学报，2011，16（1）：82-85.

⑦李志刚，王雷. 天津发展国际医疗旅游的战略思考 [J]. 天津商业大学学报，2011，31（2）：24-29.

业融合发展的高级表现形式和新兴发展模式，它有狭义和广义之分，狭义的医疗旅游是指以治疗为主的旅游服务，而广义的医疗旅游包含所有以健康为主题的旅游服务，即医疗旅游是以医疗、养生保健、体检、康复与护理为主题的旅游服务[1]。冯晓晖（2015）认为，国际医疗旅游主要包括两种形式，一种以治疗疾病为目的，病愈后的旅游活动为辅助，通常分为基本无生命危险的项目、有生命危险且医疗资源较为稀缺的项目以及客源国尚未开发或被客源国法律禁止的项目；另一种以康体、休闲为目的，如温泉疗养、中医保健、人工按摩、美容体检，正逐渐成为国际医疗旅游的主旋律[2]。

### 三、国际医疗旅游的类型分析

当前，全球企业界和学术界大都认可将国际医疗旅游分为以"治"为主的"重"医疗旅游和以"疗"为主的"轻"医疗旅游两类。"重"医疗旅游更加注重疾病的诊断和治疗的相关医疗旅游服务，而"轻"医疗旅游更加注重兼具疗养和休闲的医疗旅游活动。

按照出境医疗旅游的目的划分，可以将国际医疗旅游分为七种类型：以"治"为主、兼具"疗"和"游"，以"疗"为主、兼具"治"和"游"，以"游"为主、兼具"治"和"疗"，以"治"为主、兼具"游"，以"疗"为主、兼具"游"，以"游"为主、兼具"治"，以"游"为主、兼具"疗"等。

跨境医疗不仅包括临床治疗、外科手术等疾病治疗，也包括预防性医疗服务，如养生保健、体检、整形美容和健康筛查。因此，根据当前世界各国国际医疗旅游的发展状况，国际医疗旅游一般可以分为疾病治疗类国际医疗旅游、康复理疗类国际医疗旅游、养生保健类国际医疗旅游、整形美容类国际医疗旅

---

①侯胜田，刘华云，王海星. 北京市医疗旅游产业发展模式探讨［J］. 医院院长论坛，2015（1）：39-43.

②冯晓晖. 上海发展国际医疗旅游的SWOT分析与对策思考［J］. 中小企业管理与科技，2015（12）：147-149.

游、科普体验类国际医疗旅游、特殊项目类国际医疗旅游等六类，见表2-2。

表2-2　国际医疗旅游类型

| 类型 | 主要产品 | 典型代表 |
|---|---|---|
| 疾病治疗类 | 癌症治疗、器官移植、牙齿修复等 | 泰国心脏、中风、肾脏、糖尿病等疾病治疗；新加坡癌症治疗 |
| 康复理疗类 | 健康排毒、糖尿病护理、中医推拿、针灸等 | 德国柏林康复中心；泰国清迈健康排毒、泰式按摩与SPA；中国刮痧、拔罐、针灸、中草药调理 |
| 养生保健类 | 森林浴、温泉浴、海水浴、日光浴、沙浴、泥疗、瑜伽、武术等 | 匈牙利温泉浴；日本泥疗；海南温泉浴；印度瑜伽；中国武术 |
| 整形美容类 | 细胞激活、牙齿整形、丰胸、隆鼻、眼睑成形、腹部吸脂、疤痕祛除、面部除皱等 | 瑞士羊胚胎活细胞治疗；韩国整形美容；哥斯达黎加、匈牙利牙齿整形 |
| 科普体验类 | 药材认识与品尝、药材购买、药材交易市场观光、医药文化寻根、特色治疗方式与手法的观赏体验等 | 印度草药；斯里兰卡锡兰草；中国藏红花体验园；南宁药用植物园；世界中医骨科联合会国际培训基地；佛山中医院的骨伤"驳骨手法" |
| 特殊项目类 | 禅修、特殊手术、心理康复、减肥疗程等 | 泰国变性手术；以色列体外受精手术；印度禅修体验；加拿大减肥中心 |

# 第四节　国际医疗旅游特征研究

## 一、国外研究综述

不少国外学者从不同的视角对国际医疗旅游的特征进行了研究。

一些国外学者如古德里奇（1987）提出，医疗旅游除了具有医疗、旅游服务的一般特点外，还具备医疗服务不具有的娱乐性、轻松性、享受性特点，大众旅游不具有的康复性、保健性特点，以及有别于普通旅游的高消费性等特点；医疗旅游目的地除了用美景吸引游客外，还有意向医疗旅游者推销其医疗健康服务设施[①]。

穆萨等（2012）认为，医疗机构通过与传统旅游服务供应商的合作，凭借其先进的、富有特色的医疗、康复和保健技术和服务，为异国旅游者提供诊治、康复、疗养和休闲服务，是国际医疗旅游最为显著的特点。阿南臣科瓦（2021）认为，尽管最近受到新冠病毒疫情的影响，入境医疗服务数量有所减少，但医疗旅游一直被认为是最稳定、受外界环境影响最小的旅游方式。

## 二、国内研究综述

国内关于国际医疗旅游特征的研究成果较为丰硕，涌现出一大批有代表性的观点：梁湘萍（2008）认为，医疗旅游是以健康为主题，依托一定的文献综述医学知识、医疗设施及医务人员，因而具有专业性强、综合性高以及逗留时间长等特点[②]。张文菊（2008）从中国的实际情况出发，认为中国医疗旅游主要依托中医药，具有自发性及以疗养保健型医疗旅游为主的特点[③]。王琼等（2009）认为，相对于传统旅游，医疗旅游主要具有客源更广泛、内涵更丰富、整合资源更多、就业容量更大、产业链条更长，经济带动效应更大等特点[④]。张文菊（2010）认为，传统旅游如观光、休闲、度假、商务、探亲内涵比较单一，而医疗旅游把这些传统的旅游产品和疗养、保健、护理等融合渗透，打破了传统旅游的"吃、住、行、游、购、娱"六要素小旅游格局，使旅游者得到

---

[①]董少华，张睿. 中国医疗旅游研究述评［J］. 经济研究导刊，2011，135（25）：185-186.

[②]梁湘萍. 国际医疗旅游发展背景下的我国医疗旅游发展探析：兼论广东医疗旅游的发展［D］. 广州：华南师范大学，2008.

[③]张文菊. 中国医疗旅游发展对策研究［D］. 重庆：西南大学，2008.

[④]王琼，温小霓. 医疗旅游：西安旅游产业发展新模式［J］. 西安电子科技大学学报（社会科学版），2009，9（5）：18-19.

"治疗＋传统旅游六要素＋其他"的多种体验①。高静，刘春济（2010）认为，实际上，从国际医疗旅游产业发展实际来看，国际医疗旅游虽然有旅游目的，但以观光度假为首要目的的医疗旅游既不是当前医疗旅游产业的核心，也不占主流地位，且以此为基点，国际医疗旅游的特征主要表现在客流反向流动、高品质低价位、主导发展对客源国依赖弱等②。

这些学者的观点大多承认国际医疗旅游除了具备医疗和旅游服务的一般特点之外，还具备医疗服务所不具备的轻松性、愉悦性等特点以及传统旅游所不具备的医疗性、保健性与康复性等特点③。

## 三、国际医疗旅游的特征分析

作为一种集休闲娱乐和健康服务为一体的新型旅游方式，国际医疗旅游经济附加值巨大。国外研究表明，医疗旅游附加值大于0.3，是一般旅游项目的6倍，属于高附加值产业。与传统旅游项目相比，医疗旅游游客停留时间更长、消费水平更高。国际医疗旅游除为患者量身定制治疗、康复和保健方案外，还为其和家属提供办理签证、预定酒店、购买机票、安排游览、提供娱乐购物等一系列相关服务。因此，国际医疗旅游是具有高消费性和高成长性的新兴产业，关联产业多、经济效益高、带动效应强，具有知识密集型和劳动密集型产业的双重属性。医疗和旅游产业都是劳动密集型产业和关联带动性很强的产业，国际医疗旅游是二者强强联合，通过传统旅游资源和医疗资源的创新整合，实现旅游产业和医疗产业的跨界融合，促进地区经济的发展以及经济结构的转型升级，成为有效拉动经济增长的新动力。国际医疗旅游产业由于关联带动效应强，不仅能够带动旅游产业和医疗产业两者获得更大发展，而且还能够

---

① 张文菊. 我国医疗旅游发展对策研究 [D]. 重庆：西南大学，2008.

② 高静，刘春济. 国际医疗旅游产业发展及其对我国的启示 [J]. 旅游学刊，2010，87（7）：88-94.

③ 刘华云. 北京市医疗旅游发展环境分析及对策建议 [D]. 北京：北京中医药大学，2014.

有效带动翻译、交通、购物等相关产业发展。随着国际医疗旅游的发展，社会需要更多的医生、专业护理人员、翻译、导游、酒店服务人员等专业技术人员和服务人员，从而能够吸收大量直接就业人员。其他相关产业如生物医药、药材种植、医疗器械、医疗旅游中介组织也会得到联动发展，从而创造更多的间接就业机会。同时，国际医疗旅游具有"消费品不动、消费者跨国输运"的另类贸易特点，可以冲破现行世界贸易体制中的不合理壁垒[①]，还可以对初次面向国际市场、富有特色的产品与服务起宣传和示范作用，因此成为全球外包服务业链条中价值最高的产业之一。

从国际医疗旅游产业发展的总体状况和发展趋势来看，国际医疗旅游除了具备医疗旅游的以健康为主题、专业性强、综合性高、消费能力旺盛以及游客逗留时间长等特征以外，还具有一些自身的独特特征，主要表现在以下方面：一是国际医疗旅游集跨境医疗、养生、保健、旅游等于一体，因此，具有医疗保健性、资源依附性、技术依赖性、服务专业性、客源分散性、消费跨境性、发展全球性、区域集聚性、地域特色性、潜在风险性、经济实用性、市场广阔性、产品体验性、产业关联性和鲜明时代性等特点；二是国际医疗旅游不是医疗业和旅游业二者的简单叠加，其关联产业更多、带动效应更强、影响范围更广；三是国际医疗旅游客流呈现反向流动，即与一般旅游产业客流方向相反，医疗旅游客流方向主要是由发达国家和地区流向发展中国家和地区，如由欧美、中东等发达国家和地区逐步流向亚太发展中国家和地区；四是国际医疗旅游游客更多地是为了寻求高品质低价位的国际医疗旅游服务；五是国际医疗旅游者对于目的地依赖程度相对较强，目的地对于客源国依赖程度相对较弱；六是国际医疗旅游可以通过多种方式来达到身体的放松和心灵的愉悦，寓休闲于治病，寓治病于休闲，具有医疗与休闲的双重属性；七是国际医疗旅游的消费人群虽然日益广泛，但是依然主要集中在中高收入人群；八是不像观光旅游一样具有全球性特征，更多的是区域性特征。

---

①张文菊. 我国医疗旅游发展对策研究［D］. 重庆：西南大学，2008.

# 第五节 国际医疗旅游者行为动因研究

## 一、国外研究综述

国外学者认为，国际医疗旅游行为动因包括治疗疾病需要（科恩，2017；郑元河等，2021）、医疗服务质量（穆罕默德·哈利鲁尔·拉赫曼，2019；卡伊·鲁杰里等，2018）、医疗服务价格（瓦松德拉，2019；帕尔马·切坦·D，2021）、特色医疗项目（佩鲁西奇，多丽丝，2019；哈米德·利曼等，2020；拉廷德·考尔等，2021）、医疗服务安全（佐尔法加里安等，2018；奥利亚·侯赛因等，2021）、医疗服务期望（金英珠等，2018；李永安等，2020）、医疗服务环境（贾娜·罗森布施等，2018；尼克宾等，2019）、医疗等待时间（卡拉达伊·乌斯塔·萨利哈，2020；帕夫利·安德鲁拉等，2020）、文化氛围与背景（伊尔汗·赛格等，2019；董志文等，2018）、目的地形象（哈桑·N.A等，2016；湛达辉等，2021）等，具体表现如下。

一是治疗疾病。人们为了获得更及时、更先进、更安全、更实惠的医疗服务而赶赴境外进行疾病治疗。萨伊利·M等（2007）通过对选择温泉SPA的医疗旅游者进行研究，发现其选择温泉SPA的原因在于考虑到温泉中所含有的不同矿物质可以达到治疗不同疾病的目的[①]。伦特（2010）认为，追求健康是早期人们出外旅游的主要动机之一，也是未来旅游业发展的重要趋势；健康与旅游是相互影响的，体现在智力健康、身体健康和精神（心理）健康与旅游的关系三方面；研究发现，多数医疗旅游者为中年人及老年人，对健康的追求是医

---

[①]Sayili M, Akca H, Duman T, et al. Psoriasis treatment via doctor fishes as part of health tourism: a case study of kangal fish spring, turkey [J]. Tourism Management, 2007 (28): 625-629.

疗旅游兴起的原因之一[①]。科恩（2017）的一项来自澳大利亚维多利亚的研究表明，有98%的被访者认为泡温泉对身体有好处，82%的人认为泡汤后的睡眠更好了，还有近1/3的人感受到了医疗效果，背部疼痛、关节炎、焦虑症、失眠等情况有所缓解[②]。

二是休闲娱乐。也有一些人出境医疗旅游，可能并不是以医疗和康复为主要目的，而是为目的地的旅游资源所吸引，休闲游览是其主要目的，顺道体验当地特色的医疗旅游项目。

国际医疗旅游者行为动因分类及相关代表性文献，见表2-3。

国外学者对国际医疗旅游者行为动因进行理论分析和实证研究，主要集中在以下几方面。

表2-3　动因分类及相关代表性文献[③]

| 作者 | 立足视角 | 需求侧 | | 供给侧 | | |
|---|---|---|---|---|---|---|
| 卡利等（2011） | 英国 | 特定医疗项目 | 成本 | 低等待时间 | 高质量医疗 | 及时医疗 |
| 约翰斯顿等（2012） | 加拿大 | 特定医疗项目 | 成本 | 低等待时间 | | |
| 伯克特（2013） | 美国 | | 成本 | | 高质量医疗 | |
| 霍普金斯等（2010） | 北美、西欧 | 特定医疗项目 | 成本 | | 高质量医疗 | |
| 康奈尔（2006） | 发达国家 | | 成本 | 低等待时间 | 新技术 | 新项目 |
| 佐尔法加里安（2016） | 美国 | 医疗限制 | 成本 | 病人隐私 | 服务质量 | |

①Lunt N, Carrera P. Medical tourism: assessing the evidence on treatment abroad [J]. Maturitas, 2010 (66): 27-32.

②J Clark-Kennedy, Cohen M. Indulgence or therapy? exploring the characteristics, motivations and experiences of hot springs bathers in Victoria, Australia [J]. Asia Pacific Journal of Tourism Research, 2017 (22): 501-511.

③宫建霞，赵林度. 全球视角下跨境医疗服务研究述评与展望 [J]. 管理工程学报，2020，34（03）：1-9.

**续表**

| 作者 | 立足视角 | 需求侧 | | 供给侧 | | | |
| --- | --- | --- | --- | --- | --- | --- | --- |
| 约翰和拉克（2016） | 综述 | 不满本地医疗 | 隐私 | 医生推荐 | 服务质量 | 医疗信誉 | |
| 布斯塔曼特（2019） | 美国 | | 成本 | 长期护理 | 高质量医疗 | | |
| 赵林度（2019） | 中国 | 医疗服务需求 | 健康需要 | 特殊需求 | 诊断驱动 | 治疗驱动 | 药品驱动 |

　　一是医疗服务质量。旅游者因为本国的医疗技术水平或者尖端医疗技术装备不能满足需求，转而到国外寻求更高水平的医疗服务质量。徐图珍等（2020）认为，医疗质量的感知价值直接影响患者的整体满意度①。科恩（2010）认为，国际医疗旅游者的决策受到距离、文化认同、语言、医疗专业化程度、广告、医疗设施水平的影响，医疗旅游地因此倾向于选择通过国际医疗卫生机构认证联合委员会（JCAHO）认证的医院和美国的医疗机构进行合作，更愿意雇佣在美国接受过专业教育的医护人员②。吴善淑和尹英智（2018）通过对201名中国医疗游客的调查，考察了韩国餐馆的服务质量、关系质量和行为意向，研究表明中国医疗游客感知的韩国餐厅服务质量包括物理环境质量、互动质量和结果质量对满意度有正向影响，而满意度对行为意向有正向影响③。卡伊·鲁杰里（2018）通过对多个国家的500多名潜在医疗旅行者的偏好和决策进行调查研究，发现护理质量是最关键的决定性因素，其次是

---

　　① Xu T, Wang W, Du J. An integrative review of patients' experience in the medical tourism [J]. Inquiry: The Journal of Health Care Organization, Provision, and Financing 2020（57）: 0046958020926762.

　　② Cohen I G. Protecting patients with passports: medical tourism and the patient-protective argument [J]. Iowa Law Review, 2010, 95（5）: 10-18.

　　③ 오선숙, 윤영집. The study on causal relationship among service quality, relationship quality, and behavioral intention of Korean restaurant perceived by Chinese tourists [J]. Food Service Industry Journal, 2018, 14（3）: 23-29.

更低的手术成本和更短的等待时间；如果手术更具侵入性，那么较低的成本就不是一个重要的因素，同时也提高了等待时间在决策中的重要性；最理想的护理目的地是欧洲（如英国、德国）和北美（如美国）[①]。穆罕默德·哈利鲁尔·拉赫曼（2019）利用结构方程模型技术对266名被调查者的数据进行了分析，研究表明医院可达性和人际行为是影响医疗旅游者满意度最关键的因素，医疗成本和医疗技术含量与医疗旅游者的感知服务有着显著关系，游客对医院医疗服务质量的满意度主要归因于其对医院医疗服务质量的感知，因此，任何一家医院提供优质服务时，都必须考虑普通老百姓能够负担得起的合理医疗费用，更新为满足技术需求和诊断目的所必需的医疗设备[②]。郑元河等（2021）研究发现，医疗旅游需求受医疗质量、成本、制度质量相对差异的影响，且韩国入境医疗旅游需求的影响因素在各个市场上存在差异[③]。

二是特色医疗项目。因为特色医疗服务项目在本国的欠缺，患者前往目的地进行相应的医疗活动，如韩国整形美容、中国中医治疗、泰国变性手术、以色列的体外受精、匈牙利牙科手术等。帕克-波普（2002）认为，瑜伽作为一种医疗旅游产品，对患有强迫症、慢性背部疼痛、关节炎、哮喘、呼吸疾病以及压力大的人有缓解作用。科恩（2008）认为，温泉、桑拿和蒸汽室能帮助患者进行身体康复、精力恢复和身体休息[④]。克鲁克斯等（2012）选择了14位曾在国外接受过髋关节或膝关节手术的加拿大医疗旅游者进行了半结构式的电话访谈，发现这些有特定医疗服务需求的旅游者的决策受到手术的类型、医疗旅

①Kai Ruggeri. An evidence-based policy for managing global health access through medical travel [J]. Health Policy, 2018, 112 (10): 130-143.

② Muhammad Khalilur Rahman. Medical tourism: tourists' perceived services and satisfaction lessons from Malaysian hospitals [J]. Tourism Review, 2019, 74 (3): 739-758.

③JeongWon Ha, Cheon Yu, YunSeop Hwang. Analyzing the impact of relative push and pull factors on inbound medical tourism in South Korea: focused on BCG matrix applied segment group characteristics [J]. Asia Pacific Journal of Tourism Research, 2021, 26 (7): 768-779.

④Cohen M, Bodeker G. Understanding the global spa industry: spa management [J]. Spring, 2008: 3-25.

游目的地、外科医生水平和经济承受能力四个方面因素的影响[1]。埃纳·杰瓦利（2020）认为，患者国外就医可能是出于费用下降、喜欢来自类似文化的提供者的照料、接受在其居住国没有的程序或治疗等原因[2]。

国外部分学者对特色医疗旅游项目的研究，见表2-4。

表2-4　国外部分学者对特色医疗旅游项目的研究

| 研究者与研究时间 | 研究对象 | 研究产品 |
| --- | --- | --- |
| 约翰·康奈尔（2006） | 泰国 | 变性手术、美容手术 |
| 斯利瓦斯塔瓦（2006） | 印度 | 血液净化技术 |
| 丹尼尔·W.伯奇等（2010） | 加拿大 | 肥胖症治疗手术 |
| 约翰·康奈尔（2006） | 印度 | 传统医学 |
| 法哈德·莫吉梅法尔等（2011） | 韩国 | 干细胞疗法 |
| 法哈德·莫吉梅法尔等（2011） | 伊朗 | 辅助生殖技术 |
| 哈莱姆等（2011） | 突尼斯 | 整形美容 |
| 格伦·科恩（2018） | 墨西哥 | 线性体替代治疗 |
| 布伦特·洛夫洛特等（2018） | 新西兰 | 牙科手术 |
| 郑水晶等（2019） | 美国 | 美容硅胶手术 |
| 佩鲁西奇，多丽丝（2019） | 克罗地亚 | 牙科手术 |
| 哈米德·利曼等（2020） | 尼日利亚 | 肾移植技术 |
| 拉廷德·考尔等（2021） | 印度 | 牙科手术 |

①Crooks V A, Cameron K, Chouinard V, et al. Use of medical tourism for hip and knee surgery in osteoarthritis: a qualitative examination of distinctive attitudinal characteristics among Canadian patients [J]. BMC Health Services Research, 2012, 12（1）: 417.

②Enas Gewaily. Tropical medicine and infectious diseases 2019: measures to control infections spread associated medical tourism [J]. Malaria Control & Elimination, 2020, 9（3）: 5-5.

三是医疗服务价格。本国医疗资源短缺导致的医疗费用昂贵，使得不少人前往性价比更高的他国进行医疗旅游。查考尔（2006）通过对印度医疗旅游产业发展状况的调查研究，发现医疗旅游者选择印度作为医疗旅游目的地的原因在于被较低的医疗价格所吸引[①]。特蕾西·沃克（2006）通过对美国有无医疗保险的医疗旅游者在美国、印度、泰国及新加坡的医疗费用的比较分析，发现很多美国人选择到异国医疗旅游，主要是被异国较低的医疗费用所吸引[②]。康奈尔（2006）认为，国际医疗旅游主要受到客源地医疗费用高昂和等待时间漫长、目的地医疗技术优势和网络营销成本较低、目的地与客源地间交通成本降低等因素的影响；文化、医疗质量和可获得性影响医疗旅游行为[③]。国际肥胖与代谢障碍外科联合会（IFSO）进行了一项全球调查，分析了糖尿病医疗旅游（BMT）的细节和儿科保健专业人员（HCP）对其的认知，发现共有383名具有272548个程序经验的儿科HCP得到65个国家的响应，其中77%的病例认为手术费用低是驱动因素[④]。瓦松德拉（2019）发现，国际医疗旅游最突出的动机仍然是目的地国的低成本，其次是这些目的地提供的护理质量[⑤]。

四是医疗等待时间。由于医疗资源不足、卫生专业人员匮乏等，许多人在本国实施有关医疗手术等待时间过长，长期延误可能耽搁病情，使得不少人前往国外寻求医疗服务。杰克逊·卡利等（2018）通过对加拿大减肥游客的半结

①Chacko P. Medical tourism in India：issues and challenges [J]. MBA Review, 2006, 4（12）：123-129.

②Eggertson L. Wait-list weary Canadians seek treatment abroad [J]. Canada Medical Association Journal，2006，174（9）：1247.

③Connell J. Medical tourism：sea, sun, sand and surgery [J]. Tourism Management, 2006，27（6）：1093-1100.

④Parmar, Chetan D, Mccluney, et al. A global survey by the international federation for the surgery of obesity and metabolic disorders （IFSO） on perceptions of bariatric medical tourism （BMT） by health professionals：guidelines from IFSO for BMT [J]. Obesity Surgery, 2021, 13（1）：168-169.

⑤Vasundhra, Usha Arora, Parmod. Medical tourists' travel motivations：a revisit to the literature [J]. International Journal of Research in Social Sciences, 2019, 9（4）：1215-1229.

构化电话采访，发现医疗游客出国旅游的原因包括当地昂贵的护理费用、长时间等待护理以及法律或监管限制导致的所需程序有限，并确定了准入的三个关键障碍：（1）结构性障碍导致当地可供选择的方案有限；（2）严格的体重指数临界点，使患者难以符合公共资助手术的资格；（3）加拿大强制性手术前计划所需的延长等待时间和承诺水平[①]。参与者经历这些障碍的组合（如果不是全部的话）并不罕见。徐图珍等（2020）认为，低成本、短暂的等待、质量和程序是患者前往国外治疗的动力[②]。卡拉达伊·乌斯塔·萨利哈（2020）认为，医疗旅行者出于其居住地等待时间长、费用高、患者数量多、卫生专业人员数量不足、尖端技术装备不足等原因，更喜欢国外就医[③]。帕夫利·安德鲁拉等（2020）认为，跨境医疗旅游是为了避免在原籍国寻求医疗服务的高成本或长期延误[④]。

五是医疗服务安全。医疗服务安全始终是跨境医疗旅游者选择目的地或医疗机构的诸多影响因素中需要考虑的重要因素。文森特等（2011）认为，国际医疗旅游关联性较强，涉及多个相关利益主体，包括医疗旅游者、医疗机构、医疗组织、医疗专家及服务人员、医疗旅游中介机构、医疗旅游咨询中心、医疗保险公司、医疗技术研究机构等，医疗旅游资源开发要受到医疗旅游资源、宣传促销渠道、目的地环境、医疗机构和医疗服务团队等诸多因

①Jackson Carly, Snyder Jeremy, Crooks Valorie A, et al. "I didn't have to prove to anybody that I was a good candidate": a case study framing international bariatric tourism by Canadians as circumvention tourism [J]. BMC Health Services Research, 2018, 18 (1): 573-573.

②Xu Tuzhenet. An integrative review of patients' experience in the medical tourism [J]. Inquiry: The Journal of Health Care Organization, Provision, and Financing, 2020 (57): 0046958020926762.

③Karadayi Usta Saliha, Bozdag Cafer Erhan, Kahraman Cengiz. Healthcare service provider type selection of the medical tourists by using neutrosophic sets [J]. Journal of Intelligent & Fuzzy Systems, 2020, 39 (5): 6475-6485.

④Pavli Androula, Maltezou Helena C. Infectious complications related to medical tourism [J]. Journal of Travel Medicine, 2020 (11): 123-129.

素的影响①。库马尔等（2012）认为国际医疗旅游者决策的影响因素包括成本、医疗服务的安全性、医疗旅游者的种类、地区因素②。佐尔法加里安等（2018）研究发现：国内医疗费用、患者隐私问题、医疗限制和国外目的地愿望是国际医疗旅游的驱动因素，后者反过来又受到旅游景点、服务质量保证和国内医疗费用的影响③。金英珠等（2018）研究发现，医疗服务期望的内在因素（如医疗设备、技术和声誉）和补充因素（如可及性、等待时间和保密性）对就诊意向均有显著的正向影响④。奥利亚·侯赛因等（2021）研究发现，原籍国的医疗并发症和法律条件影响医疗旅游者的行为⑤。

　　六是医疗服务环境。旅游者因为医疗条件、就医环境、静养氛围等不能满足患者要求或者等待时间漫长，从而到他国寻求更佳的医疗、康复、旅游环境。萨尔瓦和马纳夫（2012）通过对相关资料和文献的归纳总结，提出国际医疗旅游者目的地的选择受到成本、医疗服务质量、医疗服务类型、医疗可及性和医疗旅游地的营销冲击五个因素的影响⑥。莱赫托（2013）认为，人们在医疗旅游的各种活动中容易从低落的情绪中恢复过来，治愈属性是由旅游目的地的包容性、延展性、隔离感、嘈杂感、陌生感和吸引力六个方面

---

① Vincent C S Heung, Deniz Kucukusta, Haiyan Song. Medical tourism development in Hong Kong: an assessment of the barriers [J]. Tourism Management, 2011, 32 (5): 995-1005.

② Kumar S, Breuing R, Chahal R. Globalization of healthcare delivery in the United States through medical tourism [J]. Journal of health communication, 2012, 17 (2): 177-198.

③ Zolfagharian, Rajamma, Naderi, et al. Determinants of medical tourism destination selection process [J]. Journal of Hospitality Marketing & Management, 2018, 27 (7): 775-794.

④ Young Ju Kim, Jooheon Kim. Effects of expected medical service and country image on medical tourism intention [J]. International Business Review, 2018, 22 (3): 187-214.

⑤ Olya Hossein. The medical tourism index and behavioral responses of medical travelers: a mixed-method study [J]. Journal of Travel Research, 2021, 60 (4): 779-798.

⑥ Sarwar A, Manaf N. Medical tourist's perception in selecting their destination: a global perspective [J]. Iranian journal of public health, 2012, 41 (8): 1-7.

构成的①。孙雪兰（2018）通过对跨境医疗旅游决策过程的分析，认为一国的经济水平、政治气候和监管政策是影响人们选择跨境医疗旅游目的地的重要因素，医疗费用、医院认证、护理质量和医生经验会影响患者对医疗设施的选择②。尼克宾等（2019）考察了感知温暖、感知能力、医院设施、医生专业知识、与其他患者的互动、医院声望和作为医疗旅游目的地的马来西亚的形象之间的关系，发现感知温暖、感知能力、医院设施、医生专长影响了马来西亚作为医疗旅游目的地形象的医院威望，与其他患者互动的调节作用也在某些关系上得到证实③。鲁德拉鲁普·古普塔（2020）认为，医疗旅游者进行出境医疗旅游的动因包括财政支出、时间跨度、承受能力、医疗队的能力、气候、基础设施④。贾娜·罗森布施等（2018）建立全新的患者满意度测量（PSI）模型，首先在发达国家（德国医疗市场）的多家医院发放1281份患者问卷进行测试，研究发现患者满意的影响因素包括医生和护士与患者的互动质量、环境质量、医疗结果质量等多种竞争优势因素，其中医生和护士与患者的互动质量的高低，是患者是否满意的最关键因素⑤。

七是文化氛围与背景。除了医疗技术、医疗服务质量、医疗服务费用、手术等待时间、法律道德限制、旅游资源等，法律、道德和宗教等文化氛围与背

①Lehto, X Y. Assessing the perceived restorative qualities of vacation destinations [J]. Journal of Travel Research, 2013 (52): 325-339.

②Xuelan Sun. Research on the model of cross-border medical tourism decision-making under the background of globalization [J]. Open Journal of Social Sciences, 2018, 6 (9): 230-240.

③Nikbin, Batouei, Iranmanesh, et al. Hospital prestige in medical tourism: empirical evidence from Malaysia [J]. Journal of Travel & Tourism Marketing, 2019, 36 (4): 521-535.

④Rudrarup Guptaa. Medical tourism is ever exemplary for the resilience of distinguished human [J]. Journal of Tourism & Hospitality, 2020, 9 (6): 1-4.

⑤Jana Rosenbusch, Ida Rosnita Ismail, Christian Marc Ringle. The agony of choice for medical tourists: a patient satisfaction index model [J]. Journal of Hospitality and Tourism Technology, 2018, 9 (3): 267-279.

景也是不少消费者选择医疗旅游目的地的重要影响因素。莫吉梅法尔·F等（2011）的一项针对在伊朗进行辅助生殖医疗旅游的游客调查显示，除了费用、距离、医疗服务水平、旅游吸引力之外，法律、道德和宗教因素也影响游客对医疗旅游目的地的选择[1]。于建宇等（2012）认为，文化也会影响医疗旅游者的感知和意向，一项针对中国、日本、韩国三国游客的研究发现，不同的文化背景影响游客对医疗旅游目的地的选择、不便性的感知和医疗旅游产品的青睐[2]。伊尔汗·赛格等（2019）认为，医疗旅游者对医疗旅游目的地选择的决定性因素为经验、技术基础设施、飞行距离、法律和道德限制、旅游景点、宗教相似性、等待时间和价格等[3]。康奈尔（2013）认为，文化、医疗质量和可获得性影响医疗旅游行为[4]。

八是目的地形象。目的地形象会影响医疗旅游者的行为意向，影响医疗旅游者的感知价值和重游意愿。李等（2012）应用计划行为理论（TPB）调查日本游客赴韩国进行医疗旅游的意向，发现健康治疗意向和美容治疗意向的影响因素不同，其中口碑的信息传播和参与者的反馈影响消费者的医疗旅游意向[5]。哈桑·N. A等（2016）指出，旅游目的地形象会影响旅游者的医疗旅游意向[6]。李恩珠等（2014）以居住在蒙古的蒙古族为研究对象，实证收集调查

①Moghimehfar F, Nasr-Esfahani M H. Decisive factors in medical tourism destination choice: a case study of Isfahan, Iran and fertility treatments [J]. Tourism Management, 2011, 32 (6): 1431-1434.

②Yu J Y, Ko T G. A cross-cultural study of perceptions of medical tourism among Chinese, Japanese and Korean tourists in Korea [J]. Tourism management, 2012, 33 (1): 80-88.

③Ilhan Sag, Ferhat Devrim Zengul. Why medical tourists choose Turkey as a medical tourism destination? [J]. Journal of Hospitality and Tourism Insights, 2019, 2 (3): 296-306.

④Connell J. Contemporary medical tourism: conceptualisation, culture and commodification [J]. Tourism Management, 2013 (34): 1-13.

⑤Lee M, Han H, Lockyer T. Medical tourism-attracting Japanese tourists for medical tourism experience [J]. Journal of Travel & Tourism Marketing, 2012, 29 (1): 69-86.

⑥Hassan N A, Hemdi M A. The influence of destination image on medical tourist's intention for future destination choice [J]. Environment-Behaviour Proceedings Journal, 2016, 1 (1): 178-185.

数据，使用 PLS 模型分析数据，发现国家形象对预期医疗服务质量和感知风险没有显著的因果关系；旅游形象（如娱乐、经济可行性和当地便利性）对预期医疗服务质量和感知风险有显著的因果关系，而旅游地对预期医疗服务质量和感知风险没有显著的因果关系；医疗形象对预期医疗服务质量和感知风险有显著影响；预期医疗服务质量对韩国医疗旅游服务使用意愿有显著影响；医疗旅游感知风险对医疗旅游的可靠性有显著影响，但对使用韩国医疗旅游服务的意愿没有显著影响；医疗可信度对使用韩国医疗旅游服务的意向有显著影响[1]。艾斯·柯林斯等（2019）研究发现，影响美国医疗旅游者选择海外国家作为医疗旅游目的地的主要因素包括旅游目的地的吸引力、医疗旅游成本以及设施和服务等[2]。湛达辉等（2021）采用 AMOS 和 SPSS 的结构方程建模方法对 600 名前往马来西亚的中国医疗旅游者进行分析，发现国家特定因素（国家知识、安全保障、可达性、价格合理性）和社会因素（口碑和社交媒体）对马来西亚作为医疗旅游目的地的形象有显著预测作用，进而影响感知价值和重游意愿[3]。查乱阿甘·苏亚（2021）发现，态度、感知行为控制和主观规范正向影响个体的医疗旅游意向；感知严重性在感知收益与态度、感知障碍与态度、态度与行为意向之间的关系上存在显著的调节作用[4]。

九是其他影响因素。崔勇罗等（2021）以乌兹别克斯坦 498 名居民为样本，评估医疗、旅游和信息共享因素如何影响行为意向，研究结果表明：第一，医疗和信息共享是行为意向非常重要的影响因素，而旅游对行为意向没有

① Eun Joo Lee, Taeksoo Shin, Ki Nam Jin. The effect of destination image and attitude toward medical tourism on the Mongolian's intention to use Korean medical tourism service [J]. Health Policy and Management, 2014, 24 (4): 367-379.

② Ayse Collins, Anita Medhekar, Ho Yin Wong, et al. Factors influencing outbound medical travel from the USA [J]. Tourism Review, 2019, 74 (3): 463-479.

③ Cham Tat Huei, Lim Yet Mee, Sia Bee Chuan, et al. Medical tourism destination image and its relationship with the intention to revisit: a study of Chinese medical tourists in Malaysia [J]. Journal of China Tourism Research, 2021, 17 (2): 163-191.

④ Chaulagain Suja. An integrated behavioral model for medical tourism: an American perspective [J]. Journal of Travel Research, 2021, 60 (4): 761-778.

影响，这意味着乌兹别克斯坦患者并不把旅游作为核心条件，而是注重医疗操作的服务质量和为外国患者提供的便利。第二，在间接模型中，感知价值在医疗与行为意向之间起完全中介作用，而在信息共享与行为意向之间起部分中介作用，此时旅游优势和信息获取能力的增强需要强有力的促进政策[1]。加塞米·佩曼等（2021）选取了5个主要标准和20个子标准，其中技术人员能力、实用医疗设备、营销能力、提供的服务类型、信息和通信技术的应用的权重分别为0.176、0.232、0.108、0.395和0.089。研究结果表明，伊朗人的医疗旅游目的地优先顺序分别为印度（Phi=0.1396）、马来西亚（Phi=0.1128）、巴拿马（Phi=0.0976）、墨西哥（Phi=0.0790）、新加坡（Phi=0.0096）、中国台湾（Phi=-0.0442）、巴西（Phi=-0.1747）和哥斯达黎加（Phi=-0.2196）。负Phi值表示低于这些国家和地区的平均绩效，正Phi值表示高于这些标准的平均绩效[2]。第三，医疗形象对预期医疗服务质量和感知风险有显著影响。第四，预期医疗服务质量对韩国医疗旅游服务使用意愿有显著影响。第五，医疗旅游感知风险对医疗旅游的可靠性有显著影响，但对使用韩国医疗旅游服务的意愿没有显著影响。第六，医疗可信度对使用韩国医疗旅游服务的意向有显著影响[3]。通过数据收集、调查，对阿塞拜疆使用远程保健和远程医疗以及医疗旅行行为进行实证研究，使用SmartPLS 3.0对500个结果进行采集和分析，结果表明，远程健康和远程医疗的沟通质量、信息质量及其对满意度的影响对医疗出行意愿有显著正向影响；价值和成本的心理预期（感知价值和感知成本）对医疗出行有正向影响；参与医疗出行意愿对医疗出行行为有正向影响。

---

① Choi Yongrok, Ashurova Zamira, Lee Hyoungsuk. Sustainable governance on the intention of medical tourism in Uzbekistan [J]. Sustainability, 2021, 13 (12): 6915.

② Ghasemi Peiman, Mehdiabadi Amir, Spulbar Cristi, et al. Ranking of sustainable medical tourism destinations in Iran: an integrated approach using fuzzy SWARA-PROMETHEE [J]. Sustainability, 2021, 13 (2): 683-683.

③ Eun Joo Lee, Taeksoo Shin, Ki Nam Jin. The effect of destination image and attitude toward medical tourism on the Mongolian's intention to use Korean medical tourism service [J]. Health Policy and Management, 2014, 24 (4): 367-379.

跨境医疗行为选择因素分析框架，见图2-1。

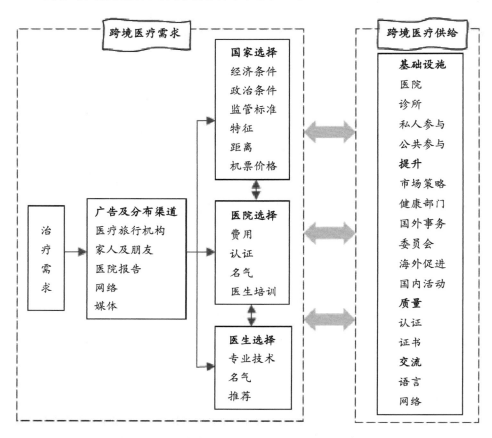

图2-1 跨境医疗行为选择因素分析框架①

## 二、国际医疗旅游者行为动因国内研究综述

大多数国内学者认为国际医疗旅游行为意向是众多因素共同作用的结果。总的来说，国内学者认为国际医疗旅游行为动因主要有以下几个方面。

一是医疗费用的差异。张文菊（2007）等认为，医疗旅游的主要目的是人

① Vincent C S Heung, Deniz Kucukusta, Haiyan Song. A donceptual model of medical tourism: implications for future research [J]. Journal of Travel & Tourism Marketing, 2010, 27（3）: 236-251.

们由于常住地的医疗服务不够完善或者太昂贵，在异地（尤其是异国）实惠、特色的医疗、保健、旅游等服务或活动的吸引下，到异地接受医疗护理、疾病治疗、保健等医疗服务与度假、娱乐等旅游服务[①]。宋玉芹等（2011）认为，国际医疗旅游产生的原因是近年来国内外医疗旅游研究的主要内容之一，这方面的研究取得了许多的成果；国际医疗旅游的兴起有多方面的原因：人口老龄化、生活方式的改变、替代性旅游的产生以及苛刻的医疗系统等刺激了国际医疗旅游的产生，发达国家的医疗服务价格高、医疗资源供不应求以及医疗保险的局限性等推动了国际医疗旅游的发展[②]。张彩霞（2011）认为，医疗业和旅游业自身的发展与国别差异是促使国际医疗旅游产生的内部动因，其中，发达国家和发展中国家之间巨大的医疗费用差异是国际医疗旅游兴起的根本动因[③]。

二是旅游体验的差异。保继刚（2004）认为，医疗旅游属于高层次的旅游活动，其动机源于对养生的追求以及对生活质量的注重[④]。刘庭芳（2009）等从旅游和健康互为表里的关系入手，认为医疗旅游主要是一切能为旅游者健康作出贡献的旅游活动，指在具备一定旅游保健、疾病防治、急救护理、康复、美容、疗养等知识的前提下，提供旅游者亲近自然的机会和环境，倡导旅游者参与健康时尚旅游活动，让旅游者开阔眼界、强身健体、愉悦身心，这构成了旅游者外出医疗旅游的主要目的[⑤]。

三是医疗技术的差异。张文菊（2008）认为，海外医疗技术和医疗服务质量不断提高、医疗费用低廉、服务到位，也是吸引境外医疗旅游者的现实因素；另外，现代交通方式的便捷、网络等通信与信息技术的发达、世界政治经

---

①张文菊，杨晓霞. 国际医疗旅游探析［J］. 桂林旅游高等专科学校学报，2007，18（15）：734-736.

②宋玉芹，汪德根. 近10年国内外医疗旅游研究比较［J］. 地理与地理信息科学，2011，27（6）：105-110.

③张彩霞. 国际医疗旅游的法律风险及其防范［J］. 卫生软科学，2011（11）：766-768.

④保继刚. 旅游地理学［M］. 北京：高等教育出版社，2004.

⑤刘庭芳，苏延芳，苏承馥. 亚洲医疗旅游产业探析及其对中国的启示［J］. 中国医院，2009，13（1）：74-77.

济一体化进程的加快是促使国际医疗旅游产生和发展的外部条件[①]。胡卫华（2010）指出，医疗业和旅游业自身的发展与差异是促使国际医疗旅游产生的内部动因，现代交通方式的便捷、网络信息技术的发达、全球经济一体化进程的加速是促使其产生和发展的外部条件，此外，还有其他因素，如人口老龄化、国家政策和个人隐私观念变化[②]。

四是医疗服务的差异。梁湘萍、甘巧玲（2008）认为，发展中国家医疗技术的发展、互联网技术的发展、人性化服务水平的提高、交通成本的降低等是吸引国际医疗旅游者的重要因素；全球人口老龄化为现代国际医疗旅游的发展提供了契机；现代社会对整容、纹身、水疗、近视激光矫正、牙科手术等时尚医疗项目的需求与对异国情调的旅游经历的向往，往往也会成为推动国际医疗旅游发展的动力[③]。

总体来说，国际医疗旅游行为产生的内部驱动因素包括客源国人民医疗服务需求的增长、医疗资源的供需矛盾、客源国与目的地医疗技术和医疗服务质量的差异、医疗服务费用的差异、医疗等候时间差异、医疗保险覆盖程度的差异等，外部驱动因素主要包括世界政治经济一体化、网络等信息技术的发展、交通便捷等，阻碍因素主要包括医疗技术和专家的缺乏、政府不支持、服务质量低、语言障碍、宗教、政策法律、伦理等[④]。雷铭（2019）运用多层线性回归分析数据，发现个体对医疗旅游的态度越积极、感知到的外部环境越支持、对完成医疗旅游行为的控制感越强，则个体参加医疗旅游的行为意向就越高。同时，个体感知到的医疗旅游宣传力度对行为态度、主观规范、知觉行为控制与医疗旅游行为意向之间的关系有负向调节作用。未来可以通过加强医疗旅游的正面宣传引导和品牌管理、提供全方位的医疗旅游服务等措施提高我国医疗

①张文菊. 我国医疗旅游发展对策研究［D］. 重庆：西南大学，2008.

②胡卫华. 我国发展医疗入境旅游的机会、问题与对策［J］. 对外经贸实务，2010（9）：75-78.

③梁湘萍，甘巧玲. 国际医疗旅游的兴起及其对我国的启示［J］. 华南师范大学学报（自然科学版），2008（1）：130-136.

④雷铭. 医疗旅游研究现状及启示［J］. 中国卫生政策研究，2017，10（7）：65-70.

旅游消费者的购买意愿[①]。

### 三、国际医疗旅游者行为动因分析

国际医疗旅游行为是众多因素共同作用的结果。虽然国际医疗旅游行为动因众多而且较为复杂，但国际医疗旅游发展最核心的影响要素还是被多数医疗旅游者认可的性价比高的医疗服务。国际医疗旅游服务需求最大的是心脏病学、神经学、内分泌学、肾脏和泌尿外科手术等高度专业化的服务。国际医疗旅游的服务对象不仅包括以医疗保健为主要目的、观光度假为次要目的的旅游者，也包括以观光度假为主要目的、医疗保健为次要目的的旅游者。目前，越来越多欧美等发达国家和一些发展中国家的消费者选择到境外接受手术治疗或者康复护理，主要基于以下几个原因。

一是境外先进的医疗技术。先进的医疗技术依然是吸引境外患者的关键因素。一些欧美发达国家（如美国、英国、德国、瑞士）凭借其世界一流的医疗技术成为全球入境医疗旅游强国，吸引了无数对医疗技术要求高的境外患者。而亚非拉一些欠发达国家由于国内医疗技术落后，富裕阶层出境医疗旅游的需求非常旺盛。美国、德国、英国、瑞士、新加坡、日本等国就是凭借其世界一流的医疗技术水平和条件参与国际竞争的。一些发展中国家利用本国独特的医疗资源、卓越的医疗技术、低廉的医疗价格、丰富的旅游资源和宽松的宗教或司法环境等优势大力发展入境医疗旅游，也吸引了无数的境外患者。例如，印度、泰国、菲律宾、马来西亚等国就汇集了大量有在欧美发达国家学习、工作经历的优秀医疗技术人才。

二是境内医疗服务价格昂贵。跨境医疗旅游服务需求最大的是心脏病学、神经学、内分泌学、肾脏和泌尿外科手术等高度专业化的服务。价格低廉依然是吸引患者远赴境外接受医疗服务的重要因素。在欧美发达国家，选择出境医疗旅游的一般都是中产阶级和工薪阶层。正如美国学者米尔斯坦和史密斯对这些医疗旅游者的描述，他们是"避免因昂贵的医疗手术而陷入贫穷的中等收入

①雷铭. 基于计划行为理论的我国大陆居民医疗旅游意向研究［J］. 旅游导刊，2019，3（2）：54-71.

的美国人"。由于欧美国家医疗服务价格高昂，全球入境医疗旅游中心逐渐开始转向少数医疗服务水平相对较高而费用相对较低的亚洲国家，其中低价竞争策略是其制胜法宝和竞争优势。巨大的成本优势和价格洼地则为具备条件的发展中国家提供了一次拓展国际服务贸易市场的良好契机，二者相互促进，共同推动国际医疗旅游的快速发展①。这些亚洲国家正逐渐形成全球最富有潜力的跨境医疗旅游服务市场。例如，新加坡的差异化战略带动了其先进的医疗旅游体系，泰国的最佳成本提供商战略塑造了其医疗旅游吸引力，而印度的多元化战略和成本领先策略则带动了其长期存在的市场②。

三是境外良好的医疗服务。优质医疗旅游服务是吸引境外医疗旅游者的重要因素，入境医疗旅游发达的国家都十分注重优质医疗旅游服务的提供，以此参与全球市场竞争。泰国很多医院提供世界一流的医疗服务和设施，境外患者在泰医疗和康复期间都能得到无微不至的照顾，品质、便利、隐私和质优价廉是旅游者选择泰国医疗旅游的主要原因。高超的医疗技术、良好的护理服务、低廉的医疗价格、畅达的语言沟通是印度国际医疗旅游参与全球竞争的制胜法宝，其中，优良的医疗服务质量是吸引境外医疗游客的关键所在。新加坡拥有全世界一流的医疗保健制度，能为境外客人提供亚洲顶尖的"一站式"医疗服务；瑞士的私立医院从住宿、餐饮到提供美容师、派送报纸等，提供堪比五星级酒店标准的个性化服务。

四是境外特色医疗项目的吸引。一些游客前往异国他乡接受医疗服务，主要是看中目的地特色的、优势的医疗服务项目，由此一些入境医疗旅游发达国家或地区纷纷推出特色国际医疗项目吸引全球客户，如韩国的整形美容、印度的瑜伽静修、泰国的变性手术、日本的基因检测和温泉疗养、马来西亚的试管婴儿手术、新加坡的健康体检、以色列的体外受精、匈牙利的牙科手术、美国

---

① 王秀峰. 发展国际医疗旅游的意义、经验及建议［J］. 中国卫生政策研究，2015，8（2）：66-70.

② Ebrahim, Ahmed Husain, Ganguli Subhadra. A comparative analysis of medical tourism competitiveness of India, Thailand and Singapore ［J］. Tourism: An International Interdisciplinary Journal, 2019, 6（7）: 276-288.

的肿瘤治疗、英国的心脏移植手术、德国的细胞抗衰老等。纵观全球入境医疗旅游发达的国家和地区，大都实施特色品牌发展战略，以特色医疗旅游项目参与国际竞争。

五是境内政策法规的限制。由于宗教、法规、政策等限制，患者不能在境内接受某些医疗服务（如辅助生殖、器官移植），需要前往他国接受治疗。一些国家对某些医学治疗有着严格的限制，如在大部分欧美国家，干细胞疗法等受到严格限制，又如卵子捐献和代孕目前在德国是被禁止的，相应消费者的需求很难在本国得到满足。宗教或法律限制（如天主教国家的刮宫、人流、试管婴儿等手术禁忌），使得众多欧美国家患者选择跨境医疗旅游，前往他国完成疾病治疗和身体康复程序。

六是保护自身隐私的需要。一些消费者，尤其是接受整形手术、变性手术或戒毒程序的消费者选择境外旅游并接受治疗，是因为相信自身的隐私在境外会比在境内会得到更好的尊重和保护。为了保护客人隐私，很多发展入境医疗旅游国家的健康管理（体检）中心实行男女分检流程设置。一些国家的医疗机构能与客户签订医疗旅游服务隐私协议，尊重和保护客户隐私，为客户隐私信息以及行程安排绝对保密的个性化服务。保护隐私是很多境外患者选择泰国、韩国接受变性手术和整形美容手术的主要原因。

七是境内医疗资源的短缺。在一些国家尤其是发达国家，由于医疗社会化程度较高、全民医保等政府普惠政策，患者需要很等待长一段时间才能得到相应的治疗。据2011年盖洛普民意调查，由于本国医疗资源有限，29%的美国人说他们会考虑选择出国接受康复护理或手术治疗，如心脏搭桥手术，髋关节或膝关节置换手术以及癌症的诊断和治疗[1]。因此，跨境医疗旅游也给这些国家提供了一个缓解医疗压力、削减福利成本的平台。患者前往其他国家进行医疗旅游有助于减轻本国医疗资源短缺导致的医疗体系日益沉重的压力，因此政府乐于推动出境医疗旅游的发展，如英国卫生部门把部分医疗服务合同转包给

---

① Suman Kumar dawn. Medical tourism in India: issues, opportunities and designing strategies for growth and development [J]. International Journal of Multi discipllnary Research, 2011 (3): 199.

印度[①]；美国西维吉尼亚州立法规定政府雇员到国外参加医疗旅游将获得奖励[②]。

八是境内医疗等待时间过长。自21世纪初以来，亚洲的泰国和印度等国以国际医疗旅游为国家战略，大力发展质优价廉的现代跨境医疗旅游服务模式。欧美一些发达国家出境医疗旅游人数逐年上升，其主要原因除了这些国家国内医疗费用昂贵以外（如美国、德国），就是等待时间太过漫长（如英国、加拿大）。患者转而寻求境外就医，进而带来了这些亚洲国家跨境医疗旅游产业的繁荣。一些发达国家患者的终末期疾病的限期治疗如器官移植手术，由于供器短缺或配型不符，等待手术治疗有时需要很长时间。如实施膝盖移植手术，在印度只需等待5~8天，在英国至少需要等待1年。为了节约医疗时间和满足尽快治疗的需要，很多消费者选择海外就医。

九是境内医疗保险的局限。没有医疗保险或者医疗保障不足也是人们出境医疗旅游的重要原因。在一些欧美发达国家，医疗保险并不是覆盖所有医疗领域，因此，对于医疗价格不菲且国内医疗保险尚未覆盖的整型美容、牙齿塑型、孕育治疗、变性等医疗领域，消费者为了节约费用往往选择出境医疗旅游。面对迅速增长的保险费用和日益沉重的保险赔付压力，企业与保险机构也乐于通过医疗服务外包等形式鼓励员工到费用低廉的国家就医。发达国家政府、企业和保险机构的共同推动，成为跨境医疗旅游迅猛发展重要原因。

十是目的地的旅游资源的吸引。也有不少国际医疗旅游者看中的是目的地优美的自然风光、绚丽多姿的风土人情、多姿多彩的异国情调、璀璨夺目的历史文化等，希冀一边治疗护理，一边游览休闲，在医疗过程中体验异国风情，在旅游过程中接受医疗服务，满足自身医疗与旅游的双重需要。

这些因素中，境内医疗服务价格昂贵、境内政策法规的限制、保护自身隐私的需要、境内医疗资源的短缺、境内医疗等待时间过长、境内医疗保险的局

①Zacharia L, Bies W. Medical tourism: outsourcing surgery [J]. Mathematical and Computer Modeling, 2007, 46（7）: 1144-1159.

②Forgione D A, Smith P C. Medical tourism and its impacton the US health care system [J]. Journal of Health care Finance, 2007, 34（1）: 27-35.

限为内部驱动因素、境外先进的医疗技术、境外良好的医疗服务、境外特色的医疗项目吸引、目的地的旅游吸引驱动为外部驱动因素。阻碍因素主要包括医疗信息不透明、语言沟通不便、文化冲突与摩擦、宗教文化差异、政策法规限制、交易陷阱广布、境外维权困难等。

综上所述，一个国家作为全球医疗旅游者目的地的吸引力水平是由若干因素决定的：医疗技术水平、交通通达性、出口潜力实现程度、国际声誉、医疗营销水平、医疗组织水平、国际工作人员培训水平等[①]。虽然影响跨境医疗旅游行为动因众多而且较为复杂，但跨境医疗旅游发展最核心的影响要素还是被多数医疗旅游者认可的性价比高的医疗服务。因此，发展入境医疗旅游，需要注重医疗技术水平的提高、医疗服务质量的增强、医疗旅游环境的优化、医疗服务费用的低廉、医疗旅游品牌的打造、医疗配套服务的完善、医疗特色项目的开发以及医疗旅游市场的营销。

# 第六节　国际医疗旅游风险研究

国际医疗旅游作为当今世界发展势头最为稳健的新兴产业之一，因其巨大的利润空间和发展潜力，受到众多国家的产业发展战略扶持，也日益在世界范围内得以蓬勃发展。国际医疗旅游在世界范围内蓬勃兴起和迅猛发展，逐渐成为社会各界的热点话题，也引起了国内外学术界的广泛关注，对其的研究近些年来不断丰富和深入，相关的研究成果不断涌现。

发展国际医疗旅游产业在给目的地国家带来各种积极影响的同时，也给其带来一系列的风险，目的地国需要积极防范与应对。医疗行业无论在何时何地都属于高风险行业，那么，责任如何厘清？责任如何分担？由此带来的风险的

---

① Aksenova E I, Petrova G D, Chernyshev E V, et al. Recreational potential of medical tourism of Russia [J]. Problemy sotsial'noĭ gigieny, zdravookhraneniia i istorii meditsin, 2020（28）：1180-1185.

形成机理如何把握？其风险防控机制建设又如何推进？显然，国际医疗旅游发展的风险形成机理分析与防控机制建设成为一项亟待研究的新课题。

通过文献梳理，可以发现截至目前针对发展国际医疗旅游风险及防控策略方面的研究主要采用定性研究方法。各国学者针对发展国际医疗旅游的风险形成机理、风险感知、风险识别、风险评估、风险防范、风险管控等方面，基于各自的研究视角提出不同的研究观点。国内外对发展国际医疗旅游风险研究主要集中于国际医疗旅游行为意向、风险形式与风险防控等方面。

## 一、国外研究综述

国外对于国际医疗旅游带来的风险与影响展开了广泛而深入的研究，代表观点主要有：扎卡里亚和比斯（2007）、格林（2008）、克鲁克斯（2013）、陈和威尔逊（2013）、约翰斯顿等（2010）、纳拉农（2011）、安东尼娜·阿凡齐等（2018）等。

国际医疗旅游将对部分公共医疗卫生资源本就匮乏的目的地国家造成医疗体系负担相应加重，导致公共医疗产业投资不足和当地居民医疗权益受损（格林，2008；杰万·R等，2011）。医疗费用昂贵和医疗等待时间过长的就医困难问题，容易引发民众怨愤（帕夫利·安德鲁拉等，2020）。国际医疗旅游会导致公共医疗服务人才匮乏（安东尼娜·阿凡齐等，2018）。国际医疗旅游会导致优质医疗资源流出国境，在全球范围内流动和重新配置，加剧全球优质医疗资源分配不公现象（尼尔万·埃尔尼·丁，2021）。目的地国家的公共医疗服务水平可能会随着国际医疗旅游的发展而降低，抬升国家整体公共医疗卫生服务消费价格（陈丽华等，2013）。由于缺乏国际医疗旅游行业规范，目的地国国相关医疗机构认证标准与医生资质难以得到相应的保障（安东尼娜·阿凡齐等，2018）。目的地国为迎合入境医疗旅游者的就医需要转而采用西方医疗机构评审标准，使得国内医疗机构的医疗旅游产品和服务丧失原有特色（帕夫利·安德鲁拉，2020）。国际医疗旅游会引起耐药菌传播等风险；由此带来的相关伦理问题的质疑风险，也会在一定程度上损害目的地国家的整体形象（埃纳·杰瓦利，2020）。国际医疗旅游相关的专利药品仿制问题使得目的地国家相关机构可能面临法律诉讼风险和声誉损害风险；容易催生人体器官黑市与"帮助杀人"黑市等不法现象，损害目的地社会环境（陈丽华等，2013；戈帕兰·尼沙坎蒂等，2021）。发展入境医疗旅游目的地风险防范策略方面的研究主要包括制定和实施与入境就医相关的规章制度和管理细则、加强对组织入境医疗旅游的中介机构的监督管理、制定公共卫生策略（帕夫利·安德鲁拉，2020）。政府应向公众通报与海外相关的潜在传染病风险，加强相关医学伦理审查、法律监管和舆论约束，捍卫本国法律的权威性（埃纳·杰瓦利，2020；吴之杰等，2014）。目的地国应增加公共医疗卫生资源供给，减缓和消除本国看病难、看病贵的难题，减轻和平息本国民众的怨愤情绪（杰·帕瑞克，2020；纳拉农·A等，2011）。目的地国应避免过度迎合西方医疗机构质量认证标准，保留境内医疗服务必要的特色与优势，谨防境外医疗旅游者可能带来的传染性疾病（劳普兰·K. B等，2010；雷铭，2017）。目的地国需要得到医学科技发达国家控制传染病传播的指导（埃纳·杰瓦利，2020）。目的地国应坚决打击人体器官买卖等"医疗黑市"现象和整治专利药品仿制等相关问题（哈拉比·贝歇尔等，2018）。

　　总体来看，当前针对国际医疗旅游风险防控的研究主要采用定性研究方法，使用定量分析和实证研究方法相对较少，不少文献仍局限在一般性研究和碎片化分析，缺乏全球化视野、时代性把握和系统性思考。

　　（一）对客源国的负面影响

　　扎卡里亚·比斯（2007）认为，由于游客在目的地停留时间短暂，所以术后并发症、副作用、康复等问题和责任就必须由客源国来承担[1]。格林（2008）则认为，在国外停留医治的医疗旅游者将对客源国的传染病控制和公共健康产生潜在影响[2]。安东尼娜·阿凡齐等（2018）提出，国际医疗旅游在美国公民中的日益普及，导致消费者在其他国家进行的整容手术中感染非结核

---

[1] Zacharia L，Bies W. Medical tourism：outsourcing surgery ［J］. Mathematical and Computer Modeling，2007，46（7）：1144-1159.

[2] Green S T. Medical tourism：a potential growth factor in infection medicine and public health ［J］. Journal of Infection，2008，57（5）：429.

分枝杆菌（NTM）的概率不断上升，临床医生必须意识到这些感染以及治疗这些感染的潜在困难[1]。杰万·R等（2011）研究发现，许多英国医疗旅游者前往国外进行美容手术后，采用本国的医疗保健体系所提供的医疗服务和医疗资源来治疗并发症或进行手术后的康复治疗[2]。麦克罗森·苏珊等（2011）认为，美容外科旅游在美容旅游行业中很受欢迎，但是，感染性并发症（39%）、乳房脓肿/结节（12%）、伤口裂开（12%）、种植体破裂（8%）等明显高于预期；高并发症发生率不仅影响患者个体，也影响国家医疗体系[3]。

（二）对目的地国的负面影响

对于发展国际医疗旅游对于旅游目的地带来的影响，国外学者也进行了较多研究。陈和威尔逊（2013）认为，开展国际医疗旅游可以为目的地国家带来积极的影响，包括为国外的病人提供医疗服务可以提高本国整体的医疗服务质量；为国外病人提供医疗服务所带来的收益可以用来提高本国居民的生活质量；吸引在发达国家接受高等医学教育的本国留学生回国工作；部分医疗旅游者和陪同者在接受医疗服务后会留在目的地进行观光旅游，从而促进当地经济的发展[4]。但约翰斯顿等人（2010）认为，开展国际医疗旅游也为目的地国家带来众多负面的影响：（1）医疗旅游者占用了目的地国家的公共资源；（2）高水平的医疗卫生人员流向开展医疗旅游服务的私人医疗卫生机构，可能造成公共卫生服务不公平现象；（3）医疗旅游目的地国家医疗卫生服务的价格升高，使得医疗卫生资源的可及性变差；（4）采用西方国家的医疗机构评审标准使得

①Antonina Avanzi, Kristin Bierbauer, Guillermo Vales-Kennedy, et al. Nontuberculous mycobacteria infection risk in medical tourism [J]. Journal of the American Academy of Physicians Assistant, 2018, 31 (8): 45-47.

②Jeevan R, Birch J, Armstrong A P.Travelling abroad for aesthetic surgery: informing healthcare practitioners and providers while improving patient safety [J]. Journal of Plastic, Reconstructive & Aesthetic Surgery, 2011, 64 (2): 143-147.

③ McCrossan Susan, Martin Serena, Hill Christopher. Medical tourism in aesthetic breast surgery: a systematic review [J]. Aesthetic Plastic Surgery, 2021 (4): 1-15.

④Chen L H, Wilson M E.The globalization of healthcare: implications of medical tourism for the infectious disease clinician [J]. Clinicalin Fectious Diseases, 2013, 57 (12): 1752-1759.

本国医疗卫生机构失去原有的特色①。纳拉农·A等（2011）研究发现，开展国际医疗旅游使得泰国的医生资源短缺、医疗费用上涨，加剧了泰国的公共卫生服务不公平，并建议通过允许外国医生在泰国行医、建立更多的公立医科大学、同国外专科医院合作，来缓解因为国际医疗旅游所带来的问题②。另外，部分较为特殊的医疗旅游项目，如干细胞疗法、髓骨修整术、活体器官移植术等，仅在部分国家被认定为合法或者被默许，但是其科学性及伦理性却备受争议。同时，在医疗旅游目的地广泛存在的专利药品仿制问题也备受关注。

（三）对消费者的负面影响

发展中国家关于医疗事故的法律薄弱，一旦游客利益受损将很难在当地维权，而医疗机构缴纳的医疗事故保险也往往非常有限，导致入境医疗旅游者权益难以得到充分保障。克鲁克斯等（2013）组织了加拿大医疗旅游产业相关领域的代表对医疗旅游者的健康和安全进行讨论，认为入境医疗旅游者所面临的健康和安全风险主要包括并发症；由于不清楚器官的筛选标准、器官的来源以及当地器官移植的感染率，前往国外接受器官移植手术的医疗旅游者面临很大风险；感染或传播抗生素耐药菌；缺乏治疗的延续性和病例的延续性；信息不对称，医疗旅游者对在国外接受医疗服务所要面临的风险缺乏了解，不清楚在选择医疗旅游地和医疗卫生机构时需要考虑哪些因素③。劳普兰·K.B和菲斯曼·D.N（2010）对入境医疗旅游者在医疗旅游中可能遭受的传染病威胁进行了详细的讨论④。伦特·N和卡雷拉·P（2010）认为，国际医疗旅游者远离居住地进行医疗旅游，会使得原有治疗的连续性被打断，并缺乏对并发症的管理

---

① Johnston R, Crooks V A, Snyder J, et al. What is known about the effects of medical tourism indestination and departure countries? A scoping review [J]. International Journal for Equity in Health, 2010, 9 (1): 24.

② NaRanong A, NaRanong V. The effects of medical tourism: Thailand's experience [J]. Bulletin of the World Health Organization, 2011, 89 (5): 336-344.

③ Crooks V A, Turner L, Cohen I G, et al. Ethicaland legal implications of the risks of medicalt tourism for patients: a qualitative study of Canadian health and safety representatives'perspectives [J]. BMJ Open, 2013, 3 (2): 1-9.

④ Laupland K B, Fisman D N. The accident almedical tourist [J]. The Canadian Journal of Infectious Diseases&Medical Microbiology, 2010, 21 (4): 155.

和康复治疗①。布伦特·洛夫洛克等（2018）对新西兰牙科健康从业者进行电子邮件调查，研究结果表明牙科专业人士认为牙科旅游对该地区的牙科健康有着深远的影响，且他们关注的焦点是国外患者接受的医疗服务质量差，患者缺乏知情权，以及目的地地区和消费者来源地区之间缺乏持续护理措施②。考萨卡·玛卡土等（2021）研究患者进行国际医疗旅游所面临的问题和障碍时发现，当寻求医疗旅游的患者由于大流行或其他原因无法出国时，部分患者无法轻易在国内的医疗机构就诊；即使患者因医疗旅游中断而在母国医院接受医疗服务，在国内外医疗机构之间分享患者的医疗信息也很困难；对海外医疗资源的依赖可能会阻碍原籍国专业医疗人员、设施等的发展③。

## 二、国内研究综述

国内对于发展国际医疗旅游可能引发的风险研究相对起步较晚，但也出现了一些具有代表性的研究成果。高静等（2010）认为，关于发展国际医疗旅游相关争议问题主要体现在医疗旅游将对部分客源国的医疗体系造成了冲击，特别是随着出游规模的扩大，客源国医疗机构的客源流失④。一般而言，客源流失对医疗供给不足的国家影响并不大，但是对美国等医疗供给相对充足的国家来说，在分摊医疗成本的压力下，当地医疗产品的单位价格有进一步提高的可能性。此外，张彩霞（2011）提出，国际医疗旅游发展中存在一系列的问题，尤其是面临严峻的法律障碍与风险：输出国限制本国病人国外就医；缺乏行业规范，医院认证标准与医生资质难有保障；医疗纠纷诉讼难、取证难、解决难；医疗旅游保险市场急需破冰；信息不对称，医疗旅游者的知情权难以保

---

① Lunt N, Carrera P. Medical tourism: assessing the evidence on treatment abroad [J]. Maturitas, 2010, 66 (1): 26.

② Brent Lovelock, Kirsten Lovelock, Karl Lyons. The impact of outbound medical (dental) tourism on the generating region: New Zealand dental professionals' perspectives [J]. Tourism Management, 2018 (67): 399-410.

③ Kosaka M, Kobashi Y, Kato K, et al. Lessons from COVID-19's impact on medical tourism in Cambodia [J]. Public Health in Practice, 2021: 100182.

④高静，刘春济. 国际医疗旅游产业发展及其对我国的启示 [J]. 旅游学刊, 2010, 25 (7): 88-94.

障；抢占当地居民的卫生资源，加剧了公共卫生服务不公平；为规避输出国法律而催生的目的国医疗黑市，扰乱了正常医疗秩序[①]。吴之杰等（2014）认为，对于医疗旅游的客源国，医疗旅游可以解决客源国医疗卫生体系所不能解决的问题，如医疗费用过高、医疗等候时间过长、医疗设备落后、治疗手段落后；然而医疗旅游者回到居住地后，对于高水平的医疗和护理服务的需求，会使得本国的医疗体系的负担加重；同时，医疗旅游者接受治疗后产生的并发症或感染，以及康复治疗所产生的费用都转嫁给了客源国的医疗体系[②]。彭婷（2019）认为，提供医疗旅游服务的大都是私立医院，这些私立医院服务费用高昂，使得大多数本地中低收入患者不得不选择公立医院，从而造成了当地公立医院的拥挤；医疗旅游发展初期，当地政府对其政策支持导致原本用于保障国民基本医疗福利的资源花在了对普通大众无益的私立医院[③]。刘娜娜等（2019）从维护消费者知情权的视角，分析医疗旅游协助机构网站在风险沟通和消费者知情权方面的内容，发现其对医疗旅游者知情权和安全性的维护有极大影响：40.91%的网站引用了国外医院认证和提及本机构具有专业会员或认证证明；13.64%的网站提供了不同服务项目所涉及的收费项列表；27.27%的网站提及跨境医疗注意事项；等等。由此可以看出，医疗旅游协助机构网站存在资质认证不标准、角色借位、定价不透明、夸大宣传、忽视风险沟通等问题[④]。沈新策等（2020）认为，医疗旅游活动中的法律风险主要集中在行政、民事和诉讼法律关系上，应关注监管机构、医疗经营者、旅游经营者和消费者四大主体。对于许多监管者来说，在医疗旅游活动前后的行政监督还没有很好地做到位，监管上还存在法律空白。在保护消费者实体权利方面，服务提供者和经营者可以通过探索旧法向新法过渡过程中的真空区域、特别法与一般法之

---

[①]张彩霞. 国际医疗旅游的法律风险及其防范 [J]. 卫生软科学，2011（11）：766-768.

[②]吴之杰，郭清. 国外医疗旅游研究现状及启示 [J]. 中国卫生政策研究，2014，7（11）：59-63.

[③]彭婷. 医疗旅游对经济和社会福利的影响：基于博弈模型的竞争分析研究 [D]. 合肥：中国科学技术大学，2019.

[④]刘娜娜，侯胜田，杨思秋，等. 医疗旅游协助机构网站知情同意内容分析 [J]. 中国医学伦理学，2019，32（6）：774-777.

间冲突的规定逃避责任。在保护消费者诉讼权利方面，消费者在境外通过诉讼维护自身利益存在诸多障碍①。吴娅雄（2019）运用探索性因子分析和验证性因子分析检验了量表的信度和效度，发现医疗旅游感知风险的构成维度包括身体风险、诊疗风险、经济风险、功能风险、社会风险、时间风险和心理风险②。

在防范国际医疗旅游带来的风险方面，张彩霞（2011）提出以下建议：各地应加快立法，加强监管；医疗旅游者应充分收集信息，全面了解医疗旅游的好处与风险，签订医疗旅游合同须谨慎，保存、复印好相关医疗文书与档案，选择好保险条款；医疗旅游中间机构或经纪人应明确权利与义务，加强行业自律③。目的地国应加强本国医疗机构伦理审查委员会的审查制度与能力建设（雷铭，2017）等。

总体来看，国外国际医疗旅游风险防范及应对措施方面的研究水平领先于国内。国内针对国际医疗旅游风险成因及防控方面的研究主要采用定性研究方法（如经验借鉴法、实地调研法和SWOT分析方法），缺乏相关统计数据，定量分析和实证研究相对较少，缺乏深入探究，整体理论研究略显滞后，在入境医疗旅游的风险识别、风险成因、风险防范等方面还存在诸多分歧。随着国际医疗旅游产业的不断发展和研究的不断深入，会有越来越多的国内外学者更加注重定量分析方法。纵观相关研究成果，相对于其他的旅游项目的研究，国际医疗旅游发展风险研究依然较为薄弱，实践探索在前，理论研究略显滞后，研究成果数量不多、也不够系统，对策较多，系统剖析较少。目前，发展国际医疗旅游风险防控的专题研究相对不足，不少文献仍局限在一般性研究和碎片化分析，缺乏全球化视野、时代性把握和系统性思考，从而也凸显了本课题的研究空间和研究价值。

---

① Shen Xince, Qu Yunfeng, Wu Qiuzi. Assessing the risks of China's medical tourism from the legal perspective [J]. Risk Management and Healthcare Policy，2020（13）：2291-2299.

②吴娅雄. 医疗旅游中消费者感知风险分析 [J]. 中小企业管理与科技（上旬刊），2019（3）：116-119.

③张彩霞. 国际医疗旅游的法律风险及其防范 [J]. 卫生软科学，2011（11）：766-768.

### 三、国际医疗旅游的风险分析

综上所述，可以看出，发展国际医疗旅游产业对各方都有影响。对于旅游目的地而言，具有加大医疗技术开发投入，促进医疗技术水平的提高；丰富当地的旅游产品和完善当地医疗产品体系；有效促进当地医疗行业的进步，提高整体的医疗服务质量；部分解决本地医护人员外流问题；吸引部分境外工作的本国医护人员回国效力；促进当地旅游产业发展，拉动相关产业发展，带动当地经济社会发展，解决部分当地居民的就业问题，提升当地居民的收入水平，提高当地居民的生活质量；提升当地旅游目的地的形象，改善当地的投资环境等正面影响。对于客源国来说，可以产生更好地满足本国公民就医需要、拉动相关出境旅游产业发展等方面的积极影响。对于出境医疗旅游者来说，可以产生满足自身医疗健康和旅游休闲需要等积极影响。另外，医疗旅游建立在"用脚投票"的制度机制上，它对于打破一定地区医疗资源和信息垄断，破除医疗行为的道德风险，从而消除产生过度医疗的原因有一定作用，因而可以作为破解过度医疗迷局的可行性模式[1]。

由于医疗旅游内在所具有的医疗行为结果的差异性、某种程度的不可预见性和旅游行为矛盾的多发性，医疗旅游纠纷的发生也有必然性和不可避免性[2]。因此，国际医疗旅游在发展过程中，也会给各方带来一些医疗风险和法律风险等，需要认真防范。这些风险主要表现在以下几方面。

（一）客源国面临的风险

发展国际医疗旅游，对于客源国来说，面临的风险可能有以下几方面。

一是大量的本国人前往他国医疗旅游，可能导致本国医疗体系客源流失、收入降低，国家财富外流，外汇收入减少。二是大量高端消费患者出境就医，使客源国失去改革医疗服务体系的动力[3]。三是由于境外就医患者的归国，客

---

①李永安，朱中奇，刘倩. 发展医疗旅游与破解过度医疗问题作用探究：基于制度经济学的分析［J］. 武汉商学院学报，2020，34（5）：68-72.

②朱萍. 赴韩医疗旅游纠纷解决机制研究［D］. 深圳：深圳大学，2017.

③王婷，吴奇飞. 客源国发展医疗旅游业的弊端及对策［J］. 医学与社会，2017，30（4）：68-70.

源国的医疗体系可能需要承担治疗手术后产生的并发症、副作用的相关费用[1][2]；对高水平的医疗技术和护理服务的需求和渴望，使得客源国医疗体系的负担相应加重，相应地损害了国内弱势群体利益。四是相对于发达国家而言，一些发展中国家给本国患者赴境外就医提供的跨境医疗旅游缺乏相关保险，出境医疗旅游者可能会面临巨大的医疗风险。五是出境医疗旅游者回归居住地后，可能会对客源国的公共健康和传染病控制产生一定的潜在影响[3]。医疗旅游者的选择可能会对他们及其母国公共卫生产生重大影响，包括传染病并发症和病原体，特别是抗生素抗性微生物的输入[4]。医疗旅游发达国家大多位于存在疟疾、登革热、肠炎等疾病的热带和亚热带地区。出境医疗旅游者回国，可能导致多药耐药菌感染传播；医疗旅游者离开家园，也可能在不知不觉间成为当地微生物搭便车的媒介，到达目的地[5]。六是出境进行活体器官移植、干细胞疗法等医疗项目，导致客源国法律的权威性遭到损害。七是出境医疗旅游规避了国内医疗监管，在提供医疗服务方面造成了管辖权紧张，容易破坏本国医疗系统的团结。

（二）目的地国面临的风险

发展国际医疗旅游，目的地国面临的风险可能有以下几方面。

一是发展国际医疗旅游将使部分公共医疗卫生资源本就匮乏的目的地国受到一定程度的冲击，医疗体系负担加重；由于本国公共医疗卫生资源更多地向

---

① Zacharia L, Bies W. Medical tourism: outsourcing surgery [J]. Mathematical and Computer Modeling, 2007, 46 (7): 1144-1159.

② Jeevan R, Birch J, Armstrong A P. Travelling abroad for aesthetic surgery: informing healthcare practitioners and providers while improving patient safety [J]. Journal of Plastic, Reconstructive & Aesthetic Surgery, 2011, 64 (2): 143-147.

③ Snyder J, Crooks V A, Turner L, et al. Understanding the impacts of medical tourism on health human resources in Barbados: a prospective, qualitative study of stakeholder perceptions [J]. International Journal for Equity in Health, 2013, 12 (1): 1-11.

④ Pavli Androula, Maltezou Helena C. Infectious complications related to medical tourism [J]. Journal of Travel Medicine, 2020 (11): 123-129.

⑤ Enas Gewaily. Tropical medicine and infectious diseases 2019: measures to control infections spread associated medical tourism [J]. Malaria Control & Elimination, 2020, 9 (3): 5.

入境医疗旅游倾斜，当地居民医疗权益受损[①]；在出口导向下，投资更多地流向了入境医疗旅游领域，导致公共医疗产业投资不足；受到利益驱使，造成大量的公共医疗机构的优质医护人员流向待遇更优的入境医疗旅游行业，导致公共医疗服务人才匮乏；挤占目的地国家的公共医疗卫生资源，由此带来当地医疗费用昂贵和医疗等待时间过长的就医困难问题，容易引发当地民众怨愤；优质医疗资源流出国境，在全球范围内进行流动和重新配置，加剧全球优质医疗资源分配不公现象；有可能破坏全民医疗覆盖目标的实现，并使国家健康和财富分配中现有的不平等现象加剧；目的地国家的公共医疗服务水平可能由此降低，抬升国家整体公共医疗卫生服务消费价格[②]。但是，有的学者认为医疗旅游业提供的经济增长优先于对医疗劳动力、准入和公平的负面影响，以及损害全民健康覆盖的潜力[③]。二是为了迎合入境医疗旅游者的就医需要转而采用西方医疗机构评审标准，使得本国医疗机构的医疗旅游产品和服务丧失原有特色。三是由于缺乏入境医疗旅游行业规范和标准体系，本国相关医疗机构认证标准与医生资质难以得到相应的保障。四是出于巨大利益的诱惑，一些国家医疗机构偷偷开设发展活体器官移植、干细胞疗法、遗传学与生殖医学、精神医学、髓骨修整术等仅在少数国家被认定为合法或者被默许的特殊的医疗旅游项目，而这些医疗项目本身还广受社会各界的关注和争论，由此可能随之而来的对其存在的合法性、科学性以及由此带来的相关伦理问题的质疑风险，也在一定程度上损害目的地国家的整体形象；国际医疗旅游相关的专利药品仿制问题也在一些目的地国家泛滥，直接侵害相关权益方的合法权益，使得目的地国家

① Jeevan R, Birch J, Armstrong A P. Travelling abroad for aesthetic surgery: informing healthcare practitioners and providers while improving patient safety [J]. Journal of Plastic, Reconstructive & Aesthetic Surgery, 2011, 64 (2): 143-147.

② Chen L H, Wilson M E. The globalization of healthcare: implications of medical tourism for the infectious disease clinician [J]. Clinicalin fectious diseases, 2013, 57 (12): 1752-1759.

③ Xu Qing, Purushothaman Vidya, Cuomo Raphael E, et al. A bilingual systematic review of South Korean medical tourism: a need to rethink policy and priorities for public health? [J]. BMC Public Health, 2021, 21 (1): 658-658.

相关机构可能面临法律诉讼风险和声誉损害风险[①]。马来西亚现行立法忽视了医疗旅游领域的许多问题，包括医疗签证、保险和保护游客福祉的医疗引渡，对私人医疗设施的规制不足以涵盖医疗旅游的所有途径，尤其是私营部门。由于具体法律或政策的缺失，干细胞医疗旅游盛行，但仍普遍不受监管，存在着许多伦理问题[②]。五是入境医疗旅游者的到来，加剧了与当地居民和经济社会之间的矛盾和冲突，引发不同文化之间的冲突与摩擦。六是巨额利润的诱惑，容易催生人体器官黑市与"帮助杀人"黑市等不法现象，损害目的地社会治安环境。七是多药耐药菌的传播。发展中国家与卫生保健相关的感染发病率大大高于欧洲和美国，为后者的2至20倍。发展中国家的患者具有结核病、抗生素耐药、乙型肝炎、丙型肝炎和人类免疫缺陷病毒（HIV）的高背景率，可能导致目的地耐药菌传播[③]。八是传染性疾病流行风险。边境地区因其特殊的地理和社会特点，频繁的人口跨境流动，成为传染性疾病如艾滋病、疟疾、登革热等的多发区域[④]。

（三）国际医疗旅游者面临的风险

跨境医疗旅游发展迅猛，但与之匹配的跨境医疗旅游消费者权益保护却仍处于初级阶段，各种跨境医疗旅游纠纷屡见不鲜，跨境医疗旅游者、医疗机构、旅行社及跨境医疗旅游中介机构之间的矛盾日渐白热化，使得跨境医疗旅游者面临各种严峻的风险，需要谨慎防范与应对。

一是境外医疗旅游过程中的医疗风险、旅游风险随时都有可能爆发，而由

---

①Crooks V A, Turner L, Cohen I G, et al. Ethicalandlegal implications of the risks of medical tourism for patients: aqualitative study of Canadian health and safety representatives'perspectives [J]. BMJ Open, 2013, 3（2）: 1-9.

②Gopalan Nishakanth. The pro-medical tourism stance of Malaysia and how it affects stem cell tourism industry [J]. SAGE Open, 2021, 11（2）: 837-837.

③Enas Gewaily. Tropical medicine and infectious diseases 2019: measures to control infections spread associated medical tourism [J]. Malaria Control & Elimination, 2020, 9（3）: 5-5.

④Durham J, Blondell S J. A realist synthesis of cross-border patient movement from low and middle income countries to similar or higher income countries [J]. Globalization and Health, 2017, 13（1）: 68.

于当前大力发展国际医疗旅游的国家很多都是发展中国家，关于医疗事故方面的法律基础相对较为薄弱，本国从事入境医疗旅游的医疗机构缴纳的医疗事故保险往往非常有限，境外医疗旅游者的合法权益难以得到有效保障。二是境外就医时，由于身处异国他乡，地域的限制、语言交流的困难以及获取信息渠道的不畅通，一旦出现医疗、旅游事故，甚至旅游经纪侵犯隐私权等其他事故，跨境医疗旅游者的合法权益受损，在当地维权将会变得异常艰难。医疗纠纷处理时诉讼难、取证难、维权难、成本高、耗时长。出现涉外民事纠纷时，患者面临管辖权选择的困境。鉴于不同的法律管辖权，医疗过程的敏感性质，以及解决问题的艰巨性，大多数医疗旅游者不太可能追究欺诈方的责任①。三是对于需要接受器官移植等医疗技术的入境患者来说，由于信息的不对称，他们对于选择医疗旅游目的地和就医医疗卫生机构缺乏准确的判断，也难以清楚器官的来源、筛选标准以及就医机构器官移植手术的感染率等，知情权和隐私权难以得到有效保障，从而可能面临很大的未知风险。例如，在境外诊疗过程中，由于语言交流障碍，相关医疗机构容易利用患者语言不通而签订免责条款，甚至隐瞒真实病情要求患者在相关手术同意书上签字，从而对于患者的知情权构成极大的侵害；从事出境医疗旅游业务的旅游经纪泄露患者隐私，侵害患者隐私权。四是由于前往异国就医，患者在本国的治疗延续性断裂，回国后缺少针对并发症的康复治疗②。五是患者境外就医，可能会有传染病感染③或抗生素耐药菌感染的风险等。随着抗生素耐药性成为一个严重的健康问题，医疗旅游成为该问题加剧的一个加速因素，如印度尼西亚妇女在韩国接受吸脂手术后感

---

① Jay Parekh, Azain Jaffer, Urvi Bhanushali, et al. Disinter mediation in medical tourism through blockchain technology: an analysis using value-focused thinking approach [J]. Information Technology & Tourism, 2020 (5): 1-28.

② Lunt N, Carrera P. Medical tourism: assessing the evidence on treatment abroad [J]. Maturitas, 2010, 66 (1): 26.

③ Laupland K B, Fisman D N. The accident almedical tourist [J]. The Canadian Journal of Infectious Diseases & Medical Microbiology, 2010, 21 (4): 155.

染万古霉素耐药菌金黄色葡萄球菌（VRSA）①。与美容医疗旅游相关的假体周围分枝杆菌感染（PMIs）的出现，提示了临床医生教育公众相关风险的重要性②。六是患者携带国内尚未上市的药品归国，可能面临因"销售假药罪"而获刑的法律风险。七是由于客源国与目的地国家法律法规和伦理道德的差异，医疗旅游者的权益保障存在一定的局限性③。八是很多跨境医疗旅游中介机构缺乏监管，医疗机构资质良莠不齐，难免会有非法医疗机构涉足其中，甚至可能滋生医疗黑市，这对跨境医疗旅游者构成潜在风险。九是跨境医疗旅游经纪出于利益的考虑，介绍境外医疗机构时往往偏好宣传医疗效果而忽略可能存在的风险，进行误导或虚假宣传，同时往往选择推荐价格高昂且未必适合消费者的旅游产品，损害消费者的合法权益。十是由于一些经营境外医疗旅游机构由于缺乏统一的行业规范和有效监管，以及跨境医疗旅游中各国服务标准参差不齐，入境医疗旅游者可能陷入花费高昂却享受服务水平低下的窘境，消费者的合法权益难以得到有效保障。

出境医疗旅游动机、风险感知和旅游约束以及医疗旅游目的地的属性和特征是发展国际医疗旅游中的重要问题。作出医疗旅游决策的原因更为复杂，这是由患者未得到满足的需求、所寻求服务的性质以及获得治疗的方式决定的。为了有益地利用医疗旅游提供的机会，应对和遏制可能的威胁和危害，明智的决策至关重要④。同时，医疗旅游和公共卫生部门的监管在许多情况下是重叠的，这引发了如何保护患者安全、经济增长和健康公平的问题。由此可见，完善的政策法规和健全的风险管理是推动一个国家和地区国际医疗旅游发展的重要因素和主要手段，因此，需要建立健全相关政策法规和体制机制，加强相应的风险管理，从而推动国际医疗旅游健康有序发展。

---

① Nelwan Erni J, Andayani Dewi, Clarissa Gabriella, et al. Vancomycin - resistant staphylococcus aureus infection post-liposuction in South Korea [J]. Cureus Journal of Medical Science, 2021, 13 (4): 14357–14388.

② Al - Halabi Becher, Viezel - Mathieu Alex, Shulman Zachary, et al. Breast implant mycobacterial infections: an epidemiological review and outcome analysis [J]. Plastic & Reconstructive Surgery, 2018, 25 (1): 139–146.

③雷铭. 医疗旅游研究现状及启示 [J]. 中国卫生政策研究, 2017, 10 (7): 65–70.

④张楠. 我国跨境医疗旅游的法律风险和防范 [J]. 消费导刊, 2017 (1): 48–49.

### 四、国际医疗旅游的风险防范策略

（一）客源国风险防范策略

客源国风险防范策略包括以下几方面。

一是制定和实施与出国就医相关的规章制度和管理细则，化解出境医疗旅游暗藏的风险；建立完善的跨境医疗旅游业监督管理机制，建立健全境外就医患者的安全管理及警示制度和风险防御体系，如美国 *New AMA guidelines on medical tourism* 中第 1 条就明确规定：患者需要在充分地了解长时间活动于境外并进行手术所具有的潜在危险性，再去美国境外进行医疗旅游[①]。二是支持本国保险业金融机构与相关境外机构合作开发跨境医疗旅游保险产品。三是建立健全出境医疗旅游服务行业相关法律法规，成立相应的管理机构，加强对组织境外医疗旅游的中介机构的监督管理，建立和维护良好的出境医疗旅游市场秩序；成立境外医疗旅游中介机构行业协会，统一行业规范，明确行业准入，加强行业自律，塑造良好的行业形象和声誉。四是大力发展本国医疗卫生事业，不断提高本国医疗技术水平，深化医疗管理体制改革，破解看病难、看病贵等难题；提高本国就医的性价比，从而吸引更多的出境医疗旅游者回流境内就医，防止国家财富和外汇储备的过度外流。五是对于部分国内公民出境接受活体器官移植、干细胞疗法、遗传学与生殖医学、精神医学等特殊医疗项目，加强相关法律的制裁和舆论的约束，捍卫本国法律的权威性。六是为了预防医疗旅游患者的发病率和死亡率以及今后的管理和教育，制定相应的公共卫生策略[②]。七是指导医疗旅游者出境前做好目的地国医疗旅游相关信息和知识的搜集准备工作，通过权威医疗平台提供医疗机构和主治医生的相关信息，如医疗机构的医疗资质、就医环境、诊疗程序、行业口碑和主治医生的行医资质、从医年限、学历背景、技术水平、诊疗效果；并引导消费者充分了解跨境医疗旅游可能存在的风险，未雨绸缪，预防可能出现的医疗旅游纠纷。八是出境医疗旅游客源国相关部门通过与目的地国家间的合作，对跨境医疗旅游者提供相关指引和警示，以

---

① Pavli Androula, Maltezou Helena C. Infectious complications related to medical tourism［J］. Journal of Travel Medicine, 2020（11）：123-129.

② Pavli Androula, Maltezou Helena C. Infectious complications related to medical tourism［J］. Journal of Travel Medicine, 2020（11）：123-129.

及开通急症就医的快速入境通道。九是要求从事跨境医疗旅游的中介机构和境外医疗机构订立具体明确的相关协议，明确双方的权利和义务，合理高效地区分违约责任和明确损失分担，以便更好地保护本国出境医疗旅游者的合法权益。

（二）目的地国风险防范策略

目的地国风险防范策略包括以下几方面。

一是由于过度强调入境医疗旅游业提供的经济增长优势，对医疗劳动力、医疗机构准入和医疗服务公平等多方面造成了负面影响，阻碍了全民医疗覆盖目标的实现，损害了实现全民医疗覆盖的发展潜力。发展入境医疗旅游导致医疗技术服务人才资源出现短缺，本地公共医疗卫生服务水平降低，整体公共医疗卫生服务消费价格抬升，由此带来医疗等待时间过长等问题，损害当地居民的合法权益，容易引发本地民众怨愤。因此，需要加强本国公共医疗卫生体系建设，增加公共医疗卫生资源供给，减缓和消除本国看病难、看病贵的难题，减轻和平息本国民众的怨愤情绪；增加公共医疗卫生方面的投资，提高公共医疗卫生机构优质医护人员的待遇。二是建立健全入境医疗旅游行业的监管制度，加强入境医疗旅游市场管理，严格入境医疗旅游市场准入标准。加强入境医疗旅游行业管理，建立健全入境医疗旅游行业规范，成立入境医疗旅游行业协会，加强行业监管与自律，树立良好的行业形象与声誉；制定相关政策法规，加强对各类可能存在的限制因素和风险因素的预防和控制，制定切实可行的医疗事故处理、境外游客入境参保、国际医疗保险合作等方面的政策和法规，切实保障入境医疗游客的合法权益；建立入境医疗旅游者投诉应急处理机构与体制机制，快捷、高效、合理解决相关投诉问题；建立健全入境医疗旅游安全预警系统和危机管理体系，防范医疗纠纷和其他突发事故；完善跨境医疗旅游机构准入、运营流程、评价体系、行业监管、消费者权利保障等方面的政策法规，规范国际医疗旅游服务行业健康有序发展；推动本国从事入境医疗旅游的相关机构通过JCI①等世界通行的质量体系的认证，以优质的医疗旅游服

---

①JCI（Joint Commission International，联合委员会国际部）是美国医疗卫生机构认证联合委员会（Joint Commission on Accreditation of Healthcare Organizations，简称JCAHO）的一个下属分支机构，负责对美国以外的医疗机构进行评审。我国内地通过JCI评审的医院迅速增多，最早一批通过该评审的为杭州邵逸夫医院、北京和睦家医院、上海和睦家医院（外资）和广州祈福医院四家。

务赢得良好的业界口碑和市场前景。三是避免过度迎合西方医疗机构质量认证标准，探索建立符合本国实际情况的医疗标准体系，从而保留本国医疗服务必要的特色与优势。四是协调处理好入境医疗旅游者与当地居民的关系，尽可能减少和避免相应的文化冲突和社会摩擦。旅游业具有"双刃效应"，在促进地方经济社会发展的同时，也不可避免给旅游地带来负面效应，并引起不同利益主体之间的冲突。入境医疗旅游产业发展，必然导致大量的境外医疗旅游患者的涌入，这些人的到来，不同的生活习惯、价值观念、思维方式、行为规范乃至宗教信仰以及对当地居民生活空间的挤占、生活方式的困扰等，势必会让当地居民对旅游者产生反感心理，加剧他们与当地居民和经济社会之间的矛盾和冲突，引发不同文化之间的冲突与摩擦。五是坚决打击人体器官买卖等医疗黑市现象，营造良好的社会治安环境；整治专利药品仿制等相关问题，加强对相关药品专利权利的保护，探索建立药品专利链接制度和补偿制度；建立健全和加强本国医疗机构伦理审查委员会的审查制度与能力建设，加强对活体器官移植、遗传学与生殖医学、干细胞疗法、精神医学、髓骨修整术等特殊医疗服务的医学伦理审查，强化相关科研和治疗的伦理审查与监管，保障各类诊疗手段和医疗技术的规范化使用。六是谨防境外医疗旅游者可能带来的传染性疾病，做好国家卫生防疫工作。患者入境医疗，可能会在入境医疗旅游地传播传染病或抗生素耐药菌，会对目的地的公共健康和传染病控制产生一定的潜在风险。政府应向公众通报与海外相关的潜在传染病风险，并为入境医疗旅游者做好监护。七是注意不同地区病原体的存在或易感性模式，寻求医学科技发达国家的指导，学会控制传染病的感染。八是研究建立由第三方管理的医疗旅游风险解决机制，制订完善的安全防范措施和风险控制计划，引入保险机制，在发生紧急情况时立即启动应急预案，采取防范控制措施，及时妥善处置医疗、保健过程中的过错、治疗水平的不足、医疗纠纷等医疗方面存在的各种风险和旅途突发疾病、意外伤害，旅游行程取消、更改和延误等旅游方面存在的各种风险。九是明确医疗机构对急需进口医疗器械和药品的临床使用承担全部责任。相关器械或药品在临床使用中造成患者人体患者受伤，医疗机构按照国家有关规定承担赔偿责任。如由于产品原因造成伤害的，由医疗机构先行赔偿，再根据法定或约定向境外生产企业追偿。十是加强与目标客源市场的医疗旅游中介公司、医疗机构和保险公司的沟通，促成其把国际医疗旅游治疗列入其医疗保险范围，出台相关国际保险政策和措施。十一是有实力的医疗机构可以成立自己的国际医疗部，开设国际医疗保险定点病房，国际医疗旅游者能够在目的地国治病，回客源国报销。十二是要求经营入境医疗机构建立对于本机构医疗器械、药品和手术不良事件报告工作制度，明确专门机构、人员负责医疗器械、药品和手术不良事件监测相关工作。十三是要求经营入境医疗旅游的有关医疗机构和经营入境医疗旅游的相关中介机构订立明确具体的合同，明确双方之间的权利和义务，合理高效地区分违约责任、明确损失分担。十四是经营入境医疗旅游的相关医疗机构应当妥善书写、保管医疗记录（病历），特别是患者交接时，最好有双方确认的交接记录，明确患者当时的状态，以便为今后万一出现医疗损害提供原始资料。十五是以维护国际医疗旅客的合法权益为核心，引入"国际医疗旅游服务合同"和"国际医疗旅游侵权"等国际私法和国际卫生法学概念及理论，探索国际医疗旅游的法律规制路径，切实保障跨境医疗旅游者举证责任权益及知情权、隐私权。十六是完善入境医疗旅游综合监管体系，加强医疗项目准入和退出机制、创新综合监管模式、强化责任落实和监管问责、加强风险评估和跟踪预警等方面的监管举措，明确了不同主体权责。同时，严格规范与管控入境医疗旅游市场行为，把制定和实施入境医疗旅游的相关法律法规纳入议事日程，卫生和旅游主管部门联合加强对于入境医疗旅游市场的监管，对存在非法违规行为的经营单位依法给予严惩。十七是鼓励发展帮助入境医疗旅游者及其家属处理就诊预约、食宿、购物、观光等事宜的第三方服务组织；建立各级各类国际医疗旅游协会，通过行业组织引导和规范推出相关服务的旅行社机构或者中介机构的经营行为，加强行业自律，杜绝出现给入境医疗旅游消费者构织陷阱的行业丑行。十八是针对入境医疗旅游者制定出台和完善医疗旅游保险相关的政策法规等。要求入境医疗旅游者持有入境医疗旅游保险，将此作为获取入境签证的必要条件。当前许多欧美国家都要求入境者投保入境旅游保险特别是入境医疗保险，只有按规定投保了合格的保险，才能够顺利获得他们国家的签证。如根据欧洲申根国家的规定，所有的短期签证申请者都必须在递交签证申请材料时购买申根保险。根据芬兰驻华使馆规定，中国公民前往芬兰旅游必须在申请签证时到指定的保险机构投保，办妥医疗保险，在芬期间生病或遇险，可根据保险单条款就医并报销相关费用。我国台湾也要求赴台游客必须购买足够医疗保额的旅游保险。十九是对入境医疗旅游相关风险人员持续开展监测预警，严格落实入境医疗旅游游客的进出管理、个人防护、消毒等措施，重点筛查经各口岸入境医疗旅游人员可能存在的各种风险。遇到有关入境医疗旅游的突发公共卫生事件，立即启动应急响应机制。二十是保险业应加强与旅游业的协作联系，努力提升针对入境医疗旅游者的理赔服务质量，提高紧急救援服务时效，有效简化理赔流程，信息透明化，让消费者简单投保、便捷理赔。旅游部门可以利用世界旅游日、中国旅游日等契机大力培养入境医疗旅游消费者的风险保障意识。二十一是结合现有国情，参考借鉴印度、美国、日本等入境医疗旅游先进国家的立法经验，在医疗旅游相关立法中兼顾各方利益，尤其是入境医疗游客的合法权益。二十二是鼓励和推进目的地国符合条件的医疗机构通过JCI国际标准认证，取得国际患者的信任和国际商业保险机构的医疗保险赔付认可，有效提升提高医疗服务管理的标准化、规范化和国际化水平，以及国际知名度和美誉度。借鉴印度等国经验，在当前大多医疗机构尚未具备足够的资本和条件通过JCI认证的情况下，自行出台行业监管规范，对涉及国际医疗旅游的医疗机构根据医疗设施、医护水平等进行统一的等级分类和认证，并按照星级模式进行管理，对于从事国际医疗旅游的医疗机构规定行业准入门槛和相关从业要求；借鉴泰国、印度等国际医疗旅游产业发达的国家和地区的经验，建立健全总揽全局的国际医疗旅游合作和协调机制，用以解决国际医疗旅游资源整合、医疗机构对外开放、入境签证发放以及相关法律保险问题。二十三是积极引进和有效利用境外先进医疗技术、高端医疗设备，引进更多的医疗发达国家的优秀医务工作者到目的地国从事入境医疗旅游服务。二十四是完善入境医疗旅游相关基础设施建设，推进医疗旅游要素国际化标准改造，提升入境医疗旅游的服务与管理水平。配备专门的医疗设备、养生设施和医疗服务和旅游服务的专职人员，以及能对医疗和旅游等方面用语进行准确翻译的随行人员。在保险和生活服务等方面，提供符合国际患者习惯和需求的人性化服务。二十五是建立医疗、旅游、养生、宣传、文化等主要部门参加的定期联席会议制度，加快推进入境医疗旅游产业发展领导小组建设，对入境医疗旅游产业的发展作出统一的统筹安排和组织协调。

（三）医疗旅游者风险防范策略

医疗旅游者风险防范策略主要包括以下几方面。

一是医疗旅游者出境前应当做好境外医疗旅游相关信息和知识的搜集和储备工作①。出境医疗旅游者应该结合自身实际情况进行理性、谨慎消费，同时，充分了解和防范境外医疗旅游的风险，未雨绸缪，预防可能出现的医疗旅游纠纷，提防海外医疗诈骗陷阱，避免身心和财物受到损害。通过海外医疗权威在线平台提前充分搜集和查询就医境外医疗机构和主治医生的相关信息，如医疗机构的医疗资质、就医环境、诊疗程序、行业口碑等和主治医生的行医资质、从医年限、学历背景、技术水平、诊疗效果等；有关官方媒体应该为民众的出境医疗需求和健康管理提供可靠的医疗和健康信息，提供出境医疗旅游潜在风险的充分信息；制定相关行业标准，实施机构行业认证，医疗旅游相关企业接受认证审查，确保出境医疗旅游者能够作出知情选择。二是尽可能选择具有良好行业口碑和合法资质的出境医疗旅游服务中介机构和海外医疗交易平台；医疗旅游者与出境医疗旅游服务中介机构应该签订利于自身隐私权保护的保密协议，明确医疗旅游相关侵权纠纷解决机制；跨境医疗旅游者为防止合法权益受损时国外维权艰难，可在签订合同时明确约定解决侵权纠纷适用对己较为有利的法律；患者在与中介机构签订合同时，应该要求明确中介机构的义务与责任，要求中介机构明确告知患者境外医疗机构的诊疗效果与伴随风险，一旦患者就诊并发生不利后果，双方签订的跨境合同就成为区分责任的重要依据，而是"提供诊疗机会"，还是"保证治疗效果"，是明确中介机构是否为此承担责任的分水岭；三是跨境医疗旅游者应该妥善保管相关境外医疗旅游记录、就诊病历、挂号凭证、档案文书和单据，以及相对应的翻译件等，日后万一出现医疗旅游纠纷，便于启动诉讼程序和取证。四是出境医疗旅游患者携带国内尚未上市的后续用药归国，可以要求中介机构提供相应的合法延伸服务，以免患者遭受刑事指控。五是选择购买相关境外医疗保险需要谨慎，尽可能选

---

①高静，刘春济. 国际医疗旅游产业发展及其对我国的启示 [J]. 旅游学刊，2010，25（7）：88-94.

择对己维权相对有利的相关保险条款①。六是患者应将医疗旅行保险和医疗并发症保险纳入医疗旅行计划。七是跨境医疗旅游仍然面临较大健康安全风险，因此跨境医疗旅游者需要慎重选择海外出行。八是面对境外重症转诊的高风险医疗项目时，医疗旅游者在必要时要委托专业的、资质优良的相关医疗律师，对出境医疗旅游经纪和医疗机构提供的相关服务进行双向监督，确保自身的合法权益免受侵害。

总之，国际医疗旅游产业相关风险方面的研究逐渐滞后于产业发展的步伐，定量分析和实证研究相对较少，整体理论研究略显滞后。因此，对于国际医疗旅游发展风险的形成机理分析与防控机制建设，都有待进行学理上的深入探究。在理论研究方面，需要紧扣时代脉搏，力求使用全球化视野，秉持"健康中国"战略理念，尝试构建国际医疗旅游发展风险的协同防控模式，拓展国际医疗旅游发展风险问题的研究思路，丰富国际医疗旅游发展风险的协同防控体系建设的研究内容。在实践探索方面，需要建立健全相关政策法规和体制机制，加强相应的风险防控管理，从而推动国际医疗旅游健康有序发展；厘清发展国际医疗旅游的风险形成机理和协同防控机制，以资为各级政府相关部门的政策细化和实际操作提供参考依据。

# 第七节　国际医疗旅游游客流向研究

## 一、国外研究综述

国外学者对于国际医疗旅游游客流向主要从宏观和微观两个角度考察。米利卡·Z. B等（2007）认为，国际医疗旅游客流主要由5类构成，即对医疗价格敏感者、医疗保险缺失或承保项目缺失者、不愿在国内长期等待医治者、特殊医疗需求者以及倾向于使用生活方式医学改善自身健康状况的游客

---

①吴之杰，郭清. 国外医疗旅游研究现状及启示［J］. 中国卫生政策研究，2014，7（11）：59-63.

群体。同时，突发性患病的游客也可能会成为医疗旅游者，但这不是医疗旅游产业的核心客户群。国际医疗旅游客流的流向则可以从宏观和微观两个角度考察。就宏观而言，医疗旅游游客从发达国家向发展中国家流动是当前的主要趋势，并且这种流动既包括美国流向墨西哥这种近距离类型，也包括美国流向印度这种远距离类型。并且，就近距离流动而言，边境医疗旅游以贫困的医疗旅游者为主，富有的医疗旅游者则流向了中心城市或度假区或更远的医疗旅游目的地①。奇坎达·A等（2019）研究发现，北半球发达国家患者向南选择目的地的同时（北南现象），南半球的非洲各国跨境医疗人口也向南非聚集（南南现象）②。沃克·T（2006）指出，在一些发达国家，如美国、英国和澳大利亚，医疗保险严格而服务项目有限，使得当地患者开始青睐于到发展中国家体验医疗旅游③。哈米赫·H（2008）认为，就微观而言，国际医疗旅游表现出了一定的趋势性和区域性特征。其中，南非的国际医疗旅游者主要来自亚赤道附近的国家；印度以中东、欧洲、美国，以及部分亚洲国家如中国、巴基斯坦为主要客源国；泰国的医疗旅游者主要来自日本、欧洲和美国，且中东游客数量增长迅猛；新加坡对中东、美国、欧洲游客有很强的吸引力；墨西哥医疗旅游以美国游客为主；古巴的美容和牙科较为发达，吸引了很多拉美国家游客；约旦则是中东地区医疗旅游产业最发达的国际医疗旅游目的地，游客主要来自伊拉克、巴勒斯坦和苏丹，而来自英美和加拿大的的游客仅占1.36%，表现出很强的区域性特征④。霍洛维茨等（2007）认为，在中东地区，迪拜、巴林、黎巴嫩、约旦、阿联酋也在相继发展医疗旅游项目，特别是迪拜正在建造医疗保健城，以便挽留地区内的医疗旅游者———以往这些医疗旅游者多是前往亚洲的。此外，欧洲的德国、匈牙利、立陶宛、波兰也日益受到国

---

①Milica Z B, Karla R B. Medical tourism in developing country [M]. New York: Palgrave Macmillan, 2007: 21-138.

②Chikanda A, Crush J. South-south cross-border patient travel to South Africa [J]. Global Public Health, 2019, 14 (3): 326-339.

③Walker T. Consumers go abroad in pursuit of cost-effective healthcare [J]. Managed Healthcare Execution, 2006 (7): 10.

④Hazaimeh H. Jordan tops region as medical tourism hub [N]. The Jordan Times, 2008-09-08 (3).

际医疗旅游者的关注①。伍德曼（2007）指出，2005年北美和欧洲地区到海外从事医疗旅游的人数至少有15万人，有28个国家在推动医疗旅游，每年有超过100万人次在境外国家的医院或诊所接受治疗②。皮奥特等（2019）指出，墨西哥、黎巴嫩和罗马尼亚等国的医疗旅游者主要目的地是美国、英国和德国③。特纳（2010）关注到美国医疗旅游公司提供"阳光＋手术"服务产品包，安排客户去哥斯达黎加、印度、墨西哥、新加坡、泰国等地接受医疗服务，并将这一现象比喻成医疗业"服务外包"。约翰斯顿等（2012）通过电话访谈、问卷调查、文献分析方法，指出加拿大跨境医疗人口的主要目的地为美国、印度、古巴、德国等④。伦特等（2013）研究发现，英国每年约5万人次跨境医疗人口会选择以医美抗衰、口腔专科为特色的波兰和匈牙利，以心脏专科、外科、器官移植而著名的印度，以辅助生殖为特色的西班牙，作为目的地⑤。卢博维耶茨基-维库克和佳噶拉斯（2019）通过互联网问卷调查方法，研究发现德国主要跨境医疗目的地有波兰、克罗地亚、罗马尼亚等⑥。金姆等（2019）分析了2017年韩国跨境医疗人口输入构成，排名前列的为中国、日本、美国、俄罗斯等⑦。

① Turner L. "Medical tourism" and the global marketplace in health services：U.S. patients, international hospitals, and the search for affordable health care ［J］. Int J Health Serv, 2010, 40 （3）：443-467.

② Woodman J. Patients beyond borders：everybody's guide to affordable, world-class medical tourism ［M］. Chapel Hill, NC：Healthy Travel Media, 2007.

③ Piotr K Kowalewski, T G Rogula, Ariel Ortiz Lagardere, et al. Current practice of global bariatric tourism: survey-based study ［J］. Obesity Surgery, 2019, 29 （11）：3553-3559.

④ Johnston R, Crooks V A, Snyder J. "I didn't even know what I was looking for"：a qualitative study of the decision-making processes of Canadian medical tourists ［J］. Globalization and Health, 2012, 8 （1）：23.

⑤ Lunt N T, Mannion R, Exworthy M. A framework for exploring the policy implications of UK medical tourism and international patient flows ［J］. Social Policy& Administration, 2013, 47 （1）：1-25.

⑥ Lubowiecki-Vikuk A, Dryglas D. Medical tourism services and medical tourism destinations in Central and Eastern Europe：the opinion of Britons and Germans ［J］. Economic Research-Ekonomska Istraživanja, 2019, 32 （1）：1256-1274.

⑦ Kim K-L, Seo B-R. Developmental strategies of the promotion policies in medical tourism industry in South Korea：a 10-year study （2009-2018）［J］. Iran J Public Health, 2019, 48 （9）：1607-1616.

## 二、国内研究综述

国内学者在国际医疗旅游游客流向研究方面，代表观点主要包括如下几种。张文菊等（2007）认为，当前国际医疗旅游客源国主要包括3类国家，一是医疗费用昂贵的国家（如美国），二是国家卫生服务提供效率较低的国家（如英国、加拿大），三是医疗技术水平相对落后的国家（如柬埔寨、缅甸）①。程丽等（2008）指出，早期国际医疗旅游以欧美发达国家为主，它们依靠先进的医疗技术和医疗设施、良好的医疗信誉和医疗服务，吸引了大量发展中国家和地区的富裕患者，前往完成以诊疗为主要目的的旅行活动。但是由于医疗费用高昂（如德国糖尿病治疗之旅，每次4天，总共3次，起价129万；瑞士抗衰老青春之旅也要几十万），医疗等待漫长，前往欧美国家的患者正在日渐减少，主要国际医疗旅游目的地也由发达国家转向少数医疗服务水平较高而费用较低的发展中国家②。高静等（2010）指出，在国际医疗旅游客流体系中，欧洲、中东、美国、加拿大、日本等地区和国家是最主要的国际医疗旅游客源地，南非和亚洲的印度、泰国、新加坡、马来西亚以及美洲的墨西哥、古巴、巴西、阿根廷是最主要的国际医疗旅游目的地③。王红芳（2012）也认为，医疗旅游者主要来自3种国家，一是医疗费用昂贵的国家，如美国；二是医疗社会化和医疗保险有局限的国家，如加拿大、英国、法国和澳大利亚；三是医疗技术水平落后的国家，如柬埔寨、缅甸。其中，欧美发达国家是当今国际医疗旅游的主要客源市场。尽管加拿大的医疗已经社会化，每个公民都可享受政府支持的医疗保险，但也因此僧多粥少，做一般的手术也要排队等几个月才会有床位，导致不少加拿大人加入国际医疗旅游的大军。英国、法国、澳大利亚的医疗费用虽然相对美国要低，但因政府对医疗保险管理严格，不少人感

---

①张文菊，杨晓霞. 国际医疗旅游探析［J］. 桂林旅游高等专科学校学报，2007，18（15）：734-736.

②程丽，杜鹏程，赵捷. 国际医疗旅游的发展现状与启示［J］. 阴山学刊，2008（4）：57-58.

③高静，刘春济. 国际医疗旅游产业发展及其对我国的启示［J］. 旅游学刊，2010，25（7）：88-94.

到选择余地太小，也趋向到发展中国家接受医疗服务[1]。吴芸（2013）则指出，世界医疗旅游的客户从广义来说目前主要分为两种，一种是发达国家游客，例如美国、英国、法国等地的病人由于高额的医疗费用前往墨西哥、巴西、匈牙利、新加坡、马来西亚、泰国等地寻求价格低廉并且医疗技术可靠的医疗服务；另一种是发展中国家的富裕人群到欧美、日本、韩国等地寻求更先进的医疗以及康复服务。从狭义来说，世界医疗旅游是一个国家内部一个地区的人群，到另一个地区寻求更先进的医疗服务，以及旅游环境和医疗环境更好的康复服务[2]。赵林度（2019）研究指出，我国跨境医疗人口的就医需求，已从精密体检、医美抗衰转向重症医疗，重症医疗占跨境医疗人口约40.8%。我国跨境医疗人口选择的服务项目也日趋多样化，例如，日本、新加坡和马来西亚的精密体检，巴西和匈牙利的医美抗衰，泰国和以色列的辅助生殖，英国、美国和德国的重症医疗[3]。

### 三、国际医疗旅游游客流向分析

在跨境医疗的历史中，最初的跨境医疗者主要是医疗水平落后国家中具备支付出境医疗高额费用经济实力的富裕阶层患者。从1997年开始出现发达国家的普通阶层人士到发展中国家以旅游为主、兼治疗疾病的现象。

自21世纪初以来，亚洲的泰国和印度首先推出以国际医疗服务为主，结合疗养、康复、休闲、度假、观光等旅游服务于一体的现代医疗旅游服务模式。美国、英国、加拿大、德国、澳大利亚等一些发达国家出境医疗旅游人数逐年上升，其主要原因是这些国家国内医疗费用高昂（如美国）或等待时间漫长（如英国、加拿大），这些医疗旅游者寻求境外就医，进而带来境外一些国家医疗旅游产业的繁荣。非洲、亚洲、南美洲等一些欠发达国家由于国内医疗技术落后，富人阶层出境医疗旅游的需求也非常旺盛。由此，国际医疗旅游的目的地也逐渐开始由发达国家转向少数医疗服务水平相对较高而费用相对较低的发展中国家。

①王红芳. 医疗旅游发展与国际经验研究［J］. 调研世界，2012（1）：61-64.

②吴芸. E公司医疗旅游项目的战略规划［D］. 上海：上海外国语大学，2013.

③赵林度. 数据—价值—驱动：医疗服务资源均等化［M］. 北京：科学出版社，2019.

医疗旅游客流主要是在国家之间，特别是在发达国家和发展中国家之间医疗费用差异、治疗时效差异、医疗保险覆盖与项目承保差异、医疗质量与服务差异、旅游等额外收益差异、特殊需求满足程度差异以及货币兑换率可观、世界经济一体化程度提高、互联网通讯技术发展等因素作用下产生的，见表2-5。

表2-5　国际医疗旅游客流产生及扩张的动力因素分析表[①]

| 动力因素 | 发达国家的医疗旅游项目 | 发展中国家的医疗旅游项目 |
|---|---|---|
| 医疗费用 | 在劳动力价格、管理费用、医疗事故保险等因素作用下，价格昂贵 | 价格低廉，如在印度进行部分心脏手术费用仅是美国的1/5或1/10 |
| 治疗时效 | 在医疗保险体制等因素制约下，部分患者需要长期等候，特别是在英国和加拿大 | 专业机构及人员会同医疗旅游者设计医疗程序，无须等候 |
| 医疗质量与服务 | 公立和私立医院有很大差异，有时医疗效果比发展中国家部分医院低 | 集中了国内顶级资源，部分医院获得JCI、ISO国际认证 |
| 医疗保险盖与项目承保 | 部分民众无医疗保险；部分保险不承保牙齿、眼睛等部位的病症，且在美国该部分民众约为1.2亿人 | 部分医疗旅游机构与保险机构联手推出特种医疗旅游保险以保障医疗旅游者权益 |
| 旅游等额外收益 | 在本地进行治疗，无旅游等额外收益 | 部分医疗旅游地即旅游胜地，部分医疗旅游项目具有浓郁的民族特色，可获得观光、购物等旅游收益 |
| 特殊需求满足程度 | 禁止使用部分医疗技术和医疗手段 | 部分医疗技术及手段具有合法性 |
| 其他原因 | 货币兑换率可观；世界经济一体化程度提高；互联网通讯技术发展；航空旅行费用降低；专业医疗旅游公司涌现；国家政府部门推动；企业和保险机构不堪保费与医疗费用上升遂合作推行医疗服务外包，如日本一些公司把员工集体送往国外参加医疗旅游 ||

---

①高静，刘春济．国际医疗旅游产业发展及其对我国的启示［J］．旅游学刊，2010，25（7）：88-94．

当前，国际医疗旅游游客流向主要表现在：一是由医疗费用昂贵的国家流向医疗费用低廉的国家；二是由医疗技术落后的国家流向医疗技术先进的国家；三是由医疗供给短缺的国家流向资源倾斜发展国际医疗旅游的国家；四是由医疗服务落后的国家流向医疗服务先进的国家；五是由旅游资源贫乏的国家流向旅游资源丰富的国家；六是由以从发展中国家流向发达国家为主，转变为以从发达中国家流向发展中国家为主；七是由以流向欧美国家为主，转变为以流向亚洲国家为主；八是出现发达国家和发展中国家的跨境医疗人口双向流动，这从侧面反映了各国跨境医疗服务的异质性和相对优势。

跨境医疗人口流向示意图，见图2-2。

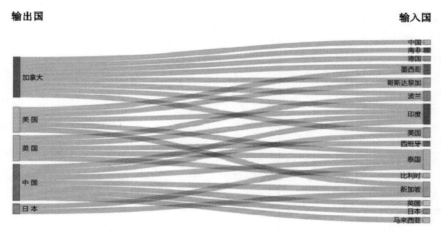

图2-2　跨境医疗人口流向示意图[①]

# 第八节　国际医疗旅游发展研究

## 一、国外研究综述

米利卡（2007）认为，在传统的观光度假旅游活动中，由于旅游产品的非

---

①宫建霞，赵林度. 全球视角下跨境医疗服务研究述评与展望［J］. 管理工程学报，2010，34（03）：1-9.

必须消费属性，以及国际投资漏损和国际旅行商对团费的控制等因素，发展中国家往往处于弱势地位，这也导致一地旅游产业对国民经济的贡献越大，该地面临的潜在风险也越大。但医疗旅游有所不同，其产品往往是必需消费品且客源国又无法以低价形式高效率地加以提供，同时，这种产品立足于高技术、高设备，资源消耗较低，受国际环境变化影响较小。发达国家更有可能依赖发展中国家的医疗旅游，以便减轻自身医疗体系日益增大的压力①。穆姆柏（2007）指出，和旅游产业相比，国际医疗旅游具有更高的技术要求和更高的进入门槛，这些门槛包括：（1）医疗产品价格有竞争力，具体为医疗产品成本低、医疗产品供给者之间竞争充分、汇率较低；（2）人力资源有竞争力，衡量指标有医疗领域人力资源的数量与质量、医护人员受教育或培训的经历、语言的通用性、医护人才流失与引进等；（3）国内医疗研究发展良好；（4）较为发达的基础设施，如水、电、通讯、银行体系；（5）较为完善的政治和法律体系；（6）市场经济发达，允许医疗服务自由贸易；（7）传统医疗技术与现代科技有很好的结合；（8）旅游业有吸引力；（9）出入境管制以及交通发展，特别是客源地与目的地之间是否存在直航航班对发展医疗旅游也非常重要②。洛尼·拉丹等（2017）认为，医疗从业者在跨文化交流领域缺乏专业知识似乎是韩国发展医疗旅游的核心障碍，便利的宣传活动、政策制定和行动规范的需求是其他影响因素③。莫梅尼·哈利勒等（2017）利用MAXQDA-12软件对采访16名关键线人获取的数据进行分析，结果表明营销、国际关系、文化、转让、经纪、管理和政策问题是阻碍伊朗东阿塞拜疆省医疗旅游发展的主要障碍④。

---

① Milica Z B, Karla R B. Medical tourism in developing country ［M］. New York: Palgrave Macmillan, 2007: 21-138.

② Mumbai. Medical visas mark growth of Indian medical tourism ［J］. Bulletin of the World Health Organization, 2007, 85（3）: 164-165.

③ Rokni Ladan, Avci Turgay, Park Sam Hun. Barriers of developing medical tourism in a destination: a case of South Korea ［J］. Iranian Journal of Public Health, 2017, 46（7）: 930-937.

④ Momeni Khalil, Janati Ali, Imani Ali, et al. Barriers to the development of medical tourism in East Azerbaijan province, Iran: a qualitative study ［J］. International Journal of Tourism Management, 2017（69）: 307-316.

阿克马尔等（2019）研究发现，信任和网络建设是缓解医疗旅游新兴市场制度约束带来的不利特征、不稳定性和合法性缺失的必要条件；口碑对吸引新客户和传播有关医疗旅游服务的信息很重要[1]。艾哈迈德·卡玛西等（2020）研究指出，随着伊斯兰医疗旅游市场的发展，建立国际伊斯兰认证机构成为必要，制定统一的伊斯兰医疗旅游标准，协助从业人员和决策者使用标准来改善伊斯兰医疗旅游服务。根据伊斯兰法律和道德规范制定标准评估医疗旅游提供者，可以实现满足穆斯林医疗旅游者需求和期望的有效服务，可能对伊斯兰医疗旅游主体有所贡献和使之增值[2]。加塞米·马蒂纳（2020）认为，医学旅游是一种新兴的全球性现象，强烈依赖于创新和知识管理。医学旅游既要有创新性，又要有系统性[3]。维奈托什·米什拉（2021）认为，影响一个国家医疗旅游的主要因素是成本、质量、语言和旅行的便利性；质量已成为医疗服务提供者选择的重要标准之一，甚至是对价格敏感的顾客[4]。哈迪安·马尔齐耶（2021）研究指出，伊朗面临的主要挑战，包括缺乏技术和基础设施、存在不同的政治和决策机构等。因此，如果伊朗打算采用发展医疗旅游的战略，作为弹性经济的强项之一，应该权衡优势和挑战[5]。布拉托维奇·伊娃（2021）指出，当前阿联酋医疗旅游发展的关键障碍是医疗旅游服务成本高、营销活动短缺、医疗

---

[1] Akmal S, Hyder, Michelle Rydback, et al. Medical tourism in emerging markets: the role of trust, networks, and word-of-mouth [J]. Health Marketing Quarterly, 2019, 36（3）: 203-209.

[2] Ahmed Kamass, Noor Hazilah Abdul Manaf, Azura Omar. The need of international Islamic standards for medical tourism providers: a Malaysian experience [J]. Journal of Islamic Marketing, 2020, 12（1）: 113-123.

[3] Ghasemi Matina. Knowledge management orientation and operational performance relationship in medical tourism (overview of the model performance in the COVID-19 pandemic and post-pandemic era) [J]. Health Services Management Research, 2020（11）: 951484820971438-951484820971442.

[4] Vinaytosh Mishra, Mohita G Sharma. Framework for promotion of medical tourism: a case of India [J]. International Journal of Global Business and Competitiveness, 2021（6）: 1-9.

[5] Hadian Marziye, Jabbari Alireza, Mousavi Seyed Hossein, et al. Medical tourism development: a systematic review of economic aspects [J]. International Journal of Healthcare Management, 2021, 14（2）: 576-582.

与旅游服务提供商缺乏协作等[①]。佩索特·埃琳娜等（2021）认为，自然资源是增进健康，从而促进医疗旅游目的地可持续发展的关键因素[②]。

## 二、国内研究综述

近期国内学术界在国际医疗旅游方面的研究主要集中在如何借鉴外国，尤其是泰国、新加坡、印度等亚洲国家发展国际医疗旅游的经验和措施，再结合自身的实际提出一些简单的解决方案。徐菲（2006）认为，应该从建立完善的管理体制和优化发展环境两方面积极应对，避免其受到消极因素的影响，推进中国医疗旅游业的发展[③]。田广增（2007）认为，中国发展医疗旅游要提高认识，不断挖掘资源内涵，尽快实现资源与市场的有效整合；规范市场，强化对医疗机构和旅游机构的管理，形成规范的服务标准；提高人员素质，尽快培养出一支适应中国医疗旅游发展需要的从业人员队伍；培育足够的品牌；推出规范的医疗旅游线路[④]。孙永平等（2007）对中医药旅游的概念进行了界定和探讨，并通过对中医药旅游资源的分析，提出了发展中医药旅游的建议[⑤]。张文菊（2008）从完善我国医疗旅游技术和服务、丰富医疗旅游活动、做好医疗旅游规划与宣传，以及规范旅游业的发展四个方面对我国医疗旅游的发展提出了对策建议——完善医疗旅游技术与服务，完善医疗设施，并积极加入国际医疗市场，保证本国公民享受医疗卫生资源的公平性；丰富医疗旅游活动，需将多民族特色文化活动、娱乐活动与医疗旅游活动有机结合起来，利用多种疗养机构，开展丰富多样的医疗旅游活动内容；做好医疗旅游规划与宣传，需要国家

①Bulatovic Iva, Iankova Katia. Barriers to medical tourism development in the United Arab Emirates（UAE）[J]. International Journal of Environmental Research and Public Health, 2021, 18（3）: 11365-1365.

②Pessot Elena, Spoladore Daniele, Zangiacomi Andrea, et al. Natural resources in health tourism: a systematic literature review [J]. Sustainability, 2021, 13（5）: 2661-2661.

③徐菲. 迅速发展的印度医疗旅游 [J]. 中国卫生事业管理, 2006（1）: 60-62.

④田广增. 我国医疗保健旅游的发展研究 [J]. 安阳师范学院学报, 2007（5）: 93-96.

⑤孙永平, 刘丹. 中医药旅游研究初探 [J]. 商场现代化, 2007（5）: 357.

权威机构全面统筹我国医疗旅游发展规划，医疗旅游营销方式多样化；规范医疗旅游业的发展，包含完善法律法规、建立医疗旅游行业协会、实行医疗旅游机构准入制度、建设诚信医疗旅游机构、完善医疗旅游服务设施和积极防治传染病等几个方面[1]。梁湘萍等（2008）提出，建立健全的管理体制，规范市场；整合资源，构建专项医疗旅游产品系列；打好中医保健与旅游结合的特色牌；结合中国重振中医的计划，加强宣传，推广中国医疗旅游；等等[2]。程莉等（2008）借鉴欧美发达国家和亚洲发展中国家发展国际医疗旅游的经验，提出中国发展医疗旅游应该发掘医疗资源，整合旅游资源，把握发展国际医疗旅游业的关键点[3]。高静等（2010）指出，医疗机构参与医疗旅游的方式有两种，一种是在国际上独立拓展该业务，如设立企业网站、医疗旅游部，甚至于提供协助签证、代订机票、机场接送等服务项目；另一种则是与医疗旅游中介合作。在旅游目的地开展此项业务的医疗机构大部分为私营，而盈利是其主要的出发点。当地政府无疑也会从国际医疗服务贸易、相关产业链整合与提升、就业等角度获得巨大收益。为此，政府往往也愿意从医疗旅游目的地推广、医疗旅游者出入境手续简化、投资等角度对其予以扶持[4]。李德辉等（2011）探讨了中国发展医疗旅游的意义及资源优势，提出国家相关部门应科学规划、合理开发医疗旅游[5]。吴之杰等（2014）认为，我国具有医疗服务成本低、旅游资源丰富、医疗技术水平较高等众多优势，但与印度、泰国、马来西亚、韩国等周边国家和地区相比，我国医疗旅游业仍处于起步阶段。因此，在对医疗旅游业发达国家的产业模式和成功经验进行研究和分析的基础上，应结合我国的

①张文菊.我国医疗旅游发展对策研究 [D].重庆：西南大学，2008.

②梁湘萍，甘巧林.国际医疗旅游的兴起及其对我国的启示 [J].华南师范大学学报，2008（1）：133-139.

③程莉，杜鹏程，赵捷，等.国际医疗旅游发展现状研究 [J].内蒙古科技与经济，2008（7）：49-50.

④高静，刘春济.国际医疗旅游产业发展及其对我国的启示 [J].旅游学刊，2010，25（7）：88-94.

⑤李德辉，徐城，黄太国，等.后金融危机时代中国医疗旅游事业发展的初步设想 [J].中国社会医学杂志，2011（1）：8-10.

实际情况，构建适合我国医疗旅游业的发展模式，并研究具体的发展战略；以特定地区为对象，研究独具地方特色的个案医疗旅游实践模式；探讨如何聚焦重点医疗项目，利用我国传统的中医药优势，开发特色医疗旅游产品，打造中西结合的国际医疗旅游品牌[①]。胡靖洲（2018）认为，当前世界医疗旅游主要分为政府主导型（政府主导或参与产业发展，如韩国、新加坡、泰国）、行业组织主导型（行业协会主导产业发展，如波兰、匈牙利）、医疗企业主导型（医疗企业主导产业发展）等三种模式[②]。彭婷（2019）通过比较关闭医疗旅游和开放医疗旅游情形下医院（公立和私立）的均衡服务策略和政府的均衡补贴，发现开放医疗服务的情形下公立医院的等待时间可能延长也可能降低。等待时间延长的原因是，当私立医院同时服务国内外高收入患者时，如果外国患者太多，他们的入境就诊挤占了原本用于服务当地患者的医疗资源并拉高了医疗服务的价格；当私立医院只服务国外患者时，这种性质可能与该国医疗支出的比例和人口基数有关。后一种期望的结果出现，需要政府设定更高的医疗福利目标或控制入境就诊的外国患者人数。更多外国患者入境就诊有利于降低政府开支，但不利于降低公立医院的等待时间。研究表明发展经济和改进社会福利的双赢状态是有可能实现的，但是当地患者的医疗福利水平、税率和到达的外国患者人数很难调节[③]。张蓝月（2019）通过研究泰国医疗旅游的发展模式、特点和对赴泰医疗旅游者进行调查后发现，泰国有力的政策支持、尖端的医疗技术、低廉的费用、周到的服务、特色医疗产品等因素，是旅游者选择去泰国进行医疗旅游的重要原因。云南省需要积极借鉴泰国发展医疗旅游的经验，促进医疗旅游的政策体系完善，建设各地医疗旅游产业集群，塑造云南特色医疗旅游品牌，努力提升医疗技术水平，不断完善医疗旅游配套服务，利用

---

①吴之杰，郭清.国外医疗旅游研究现状及启示［J］.中国卫生政策研究，2014，7（11）：59-63.

②胡靖洲.海南医疗旅游发展模式选择及产品开发体系建设研究［J］.黑龙江生态工程职业学院学报，2018，31（6）：22-24+46.

③彭婷.医疗旅游对经济和社会福利的影响：基于博弈模型的竞争分析研究［D］.合肥：中国科学技术大学，2019.

好各种媒体加强对云南省医疗旅游的宣传[①]。杨威等（2019）指出，我国首先不应盲目上马，应注意避免国际医疗服务的弊端，明确基本医疗服务和国际医疗服务的界线，充分分析发展条件，确定发展战略；还要做好政策支持，通过认证、培训等提升服务竞争力，兼以宣传推广，通过综合施措推动国际医疗服务的健康发展[②]。周璞等（2020）认为，在入境医疗旅游领域，非公立医疗机构具有效率优势和国际化优势，但仍需提升医疗技术、服务品质、品牌美誉度等。因此，非公立医疗机构应通过高质量的诊疗水平和优质的国际化服务管理模式不断提升自身的竞争力[③]。曹洋（2020）提出，建立健全医疗旅游相关政策法规、加强医疗旅游配套设施建设、积极发挥医疗旅游利益相关者的作用及打造具有中国特色的医疗旅游品牌等[④]。叶洋洋等（2021）认为，在技术、市场的内拉力及社会、政策的外推力作用下，企业与政府作为医疗旅游产业的重要融合主体，能够使医疗旅游产业在技术、产品或业务以及市场三个融点上实现良好的融合发展。同时，国际医疗旅游在融合发展过程中，由被动的、单向的、点状的发展态势逐步演进为主动的、互动的、集聚的融合发展态势，从而形成当前医疗旅游互动型、附加型及聚集型等三大融合发展模式。因此，应注重融合创新，加强复合型人才培养，强化政策监管与道德自律，夯实地域发展基础，以促进我国医疗旅游产业融合发展[⑤]。卢飞等（2021）基于耦合协调模型视角研究发现，我国医疗旅游的开发潜力不仅取决于当地旅游业发展程度，而且与地方医疗水平密切相关，只有两者达到较高程度的协调时，才具有医疗

①张蓝月.泰国医疗旅游发展模式对云南省医疗旅游的启示［D］.昆明：云南财经大学，2019.

②杨威，马丽平，李娜，等.亚太地区部分医疗机构国际医疗服务开展情况调查［J］.中国医院管理，2019，39（6）：78-80.

③周璞，李薇，顾静文.非公立医疗机构助力入境医疗旅游发展：基于对上海市外籍住院患者的分析［J］.中国卫生资源，2020，23（6）：614-618.

④曹洋.亚洲国家医疗旅游业的发展与启示［J］.三峡大学学报（人文社会科学版），2020，42（5）：46-49.

⑤叶洋洋，唐代剑.产业融合视角下医疗旅游融合发展研究［J］.经济体制改革，2021（2）：116-123.

旅游开发的潜力[①]。

以往相关研究更多使用的是定性研究方法，主要从理论分析和模型构建层面研究国际医疗旅游发展的影响因素，介绍各地国际医疗旅游发展的成功经验和进行市场分析，缺少理论研究框架，研究的理论深度不足，同时缺少实证数据的支持和实证方法的使用。

## 三、国际医疗旅游的发展分析

医疗旅游是近几十年来发展十分迅猛的新兴产业，是医疗与旅游两大产业融合的结晶。由于迎合了当前人们对于健康和休闲的迫切追求主题，国际医疗旅游在世界范围内迅速崛起和发展壮大，并日益成为一些国家的国家战略和支柱产业，被称为最具发展潜力的新兴旅游业态。

国际医疗旅游的发展主要可以分为三个阶段：一是20世纪80年代以前的探索阶段——患者自发式寻求医疗服务，以境外患者需求为导向，以"治"为唯一需求，供求关系不明确，产业体系尚未形成，产业发展还处在自发阶段；二是20世纪80—90年代的起步阶段，以医疗服务提供方为主导，通过医疗服务提供方的医疗资源、技术和服务吸引境外患者，产业体系初步形成，患者的需求以"治"为主，同时延伸到"疗"。三是进入21世纪后的发展阶段，以"医疗服务提供方＋政府"为主导，目的地政府高度重视和大力支持，医疗服务和旅游服务协同提供，产业逐渐规模化和体制化发展，产业体系逐渐完善，患者的需求兼顾"治"和"疗"，同时延伸到"游"。

不同国家医疗技术水平、医疗服务质量、医疗费用、社会治安环境、基础设施条件等方面的差异，都是国际医疗旅游产业在世界各地分工和专业化、特色化、品牌化发展的重要原因。其中，目的地的医疗技术、医疗服务质量、接待能力以及监管力度等是限制国际医疗旅游发展的重要因素。高超的医疗技术水平、优质的医疗旅游服务、低廉的医疗服务费用、完善的相关政

---

[①]卢飞，颜文静．基于耦合协调模型的我国医疗旅游开发潜力研究［J］．中国卫生事业管理，2021，38（7）：556–560.

策法规和健全的医疗风险管理是推动一个国家和地区国际医疗旅游产业发展的主要因素。

当前，我国的医疗旅游产业正处在起步期，存在规模小、发展缓、市场混乱等问题，需要各地政府充分发挥政府职能的主导作用予以解决。国际医疗旅游产业发展过程中，政府应该明确职能定位，扮演好宏观政策调控者、产业发展扶持者、市场秩序监督者、公共服务提供者和利益各方协调者等角色。一些境外医疗旅游发达的国家和地区由于起步较早，产业发展相对成熟和完善，拥有自身的特色和优势，依赖尖端的医疗技术、卓越的医疗服务、完善的配套设施、特色的医疗项目、低廉的医疗价格、丰富的旅游资源等各自确立了自身在全球竞争市场中的领先地位和品牌优势。这些国家和地区因为起步较早，在长期的摸索实践过程中，逐渐积累了丰富的发展经验，值得我们认真借鉴。

一是明确产业战略定位。国际医疗旅游发达国家和地区都有明确的产业战略定位。德国打造"面向全球患者的国际医疗旅游目的地"，韩国把整形美容和医疗观光产业作为21世纪国家战略产业的重要组成部分，日本政府将医疗旅游定为国家支柱产业之一，泰国明确建设世界医疗旅游服务中心的目标定位，印度制定推行医疗旅游产业发展的法规、政策、战略和计划，菲律宾政府制订"医疗观光项目"五年计划，新加坡制订"新加坡国际医疗计划"并打造亚洲医学中心，土耳其政府将入境医疗旅游产业作为国家战略产业、马来西亚政府将医疗旅游业作为重点支柱产业进行扶持，阿联酋将医疗旅游产业视为实现经济多元化的重要支点，等等。正是因为拥有明确的、差异化的产业发展战略定位，使得这些国家在全球医疗旅游竞争市场上产业形象鲜明，品牌效应突出，拥有各自的独特地位和竞争优势。

二是加强政府产业扶持。政府的扶持主要体现在以下两个方面：（1）政策引导。如印度旅游部和卫生部联合制定医疗机构星级标准、与发达国家的保险组织合作、明确医疗保健行业五年的免税期和再后五年的税收优惠政策、大幅度降低医疗设备进口税、放宽部分国家旅游签证并针对国际医疗旅游者推出M类签证、对从事医疗旅游服务的公立和私立医院一视同仁；土耳其、立陶宛、墨西哥、哥斯达黎加等国建立医疗旅游聚集区或产业园区；印度、泰国、韩国、日本、马来西亚等国推出专门的国际医疗旅游签证；马来西亚、日本、德国等国放宽外国医疗专家和技术人员等的移民条件和就业限制；韩国修改移民入境法，允许入境患者及其家属获得长期医疗签证，规定韩裔外国人可以参加国家医疗保险；泰国观光局与泰京银行合作，为入境患者提供医疗和人寿保险服务、延长部分国家患者在泰合法逗留期限、为长期逗留泰国的外籍人士开设专科门诊等；日本一些大医院设有专门服务外籍患者的管理部门；马来西亚移民局在主要入境口设立了入境患者可以快速通关的绿色通道；新加坡为医疗与酒店"2合1"的建筑设施给予优惠政策和相关奖励；土耳其简化境外游客签证手续，开辟新的航线，开设医疗免税区。（2）资金扶持。韩国、泰国等国不断加大对医疗设施建设和医疗技术人员培训的投入；印度、泰国、新加坡、土耳其、波多黎各等国不断增加医疗旅游产业投资；印度允许医疗旅游业优先吸引外资，鼓励私人投资医疗基础设施，对医疗保健企业提供低利率贷款；德国政府出资兴建大量的矿泉浴场与疗养基地；阿联酋不断增加医疗投入，兴建和完善医疗服务设施；波多黎各政府投入巨资打造入境医疗旅游产业。

三是实施医疗旅游品牌战略。纵观全球医疗旅游发达国家，都是各自依赖或尖端的医疗技术、或卓越的医疗服务、或特色的医疗项目、或低廉的医疗价格、或丰富的旅游资源等参与国际竞争，打造属于自己的特色项目和品牌形象，如印度的器官移植手术、泰国的变性手术、日本的基因检测、新加坡的高端体检、韩国的整形美容、匈牙利的牙科、美国的癌症治疗、瑞士的羊胎素抗衰老、以色列的体外受精、土耳其的毛发移植。我国可以以"中医药"为卖点，主打以中医诊疗和中药、少数民族医药康复保健为特色的医疗项目，整合滨海风光、热带雨林、山地森林、温泉度假、历史文化、民族风情等特色养生资源，结合各地的自然和人文旅游资源特色和优势，塑造各具特色的医疗旅游形象，打造特色医疗旅游品牌。同时，加强医疗旅游市场环境治理，改善医疗旅游环境和形象，增强医疗旅游目的地的知名度和美誉度。

四是建立相关领导机构。印度为医疗保健组织建立和实施认证计划，专门成立医院和医疗保健提供者国家认证委员会（NABH）、国际医疗旅游委员会和医疗旅游协会；为了突出医疗安全，马来西亚医疗旅游理事会隶属于卫生部而非旅游部；德国建立医疗旅游官方网站，成立国际医疗旅游机构；马来西亚政府扶持成立医疗旅游理事会；韩国成立了致力于完善相关法律并推动"医疗观光特区"的发展的韩国国际医疗服务协会；新加坡在旅游局下设国际医疗组；马来西亚政府成立了由卫生总干事负责的包括卫生部、旅游部等众多政府部门和相关组织机构的健康旅游全国促进委员会。

五是完善相关政策法规。法规政策的完善可以为医疗旅游产业发展营造良好的营商环境和市场条件，对于一个国家医疗旅游形象的树立至关重要，也是海外患者选择医疗旅游目的地的重要考虑因素。泰国、印度、日本等国家制定相对完善的法规、政策等规范本国医疗旅游产业发展；德国、美国、英国等国政府加强市场监管，维护竞争秩序，实施品牌战略，树立产业形象；韩国出台《旅游振兴法》等多部旅游法规。

六是制订科学营销方案。改变单打独斗的宣传状况，营造整体联动的宣传声势，采用电视、报纸、展会、广告牌、产品宣传、网络宣传、人文宣传等方式，全方位、多层次、多角度、立体化加大医疗旅游的宣传力度，增加医疗旅游产业的影响力；通过举办与健康相关的论坛、研讨会、学术交流会、讲座等活动，为医疗旅游发展谋篇布局，营造声势；利用各种媒体的舆论导向和影响，宣传医疗旅游；依托各种商品交易会、体育摄影赛事、文学艺术采风活动、文艺演出、科技交流活动、商务旅游活动等进行宣传促销；注重利用硬广告投放、新媒体推广等营销手段，通过微信、微博等新兴网络平台和微电影、数字旅游、影视植入等新媒体开展营销推介；印制医疗旅游的宣传册；在政府官方网站上开设"医疗之旅"栏目；统筹宣传营销资金，组织专项促销活动，积极参加国际旅游展、旅游专项推介会、旅游业联谊会，举办医疗旅游文化节、旅游摄影图展、医疗旅游路演等活动；邀请境内外媒体记者、医疗机构、旅游企业、中介机构和政府主管官员等前来进行医疗旅游体验和宣传报道；设立医疗旅游年或者在每年的旅游旺季设立医疗旅游活动日或活动月，集中推出系列本土特色医疗旅游项目。

七是加强境外宣传推广。纵观全球医疗旅游发达国家的发展经验，可以看出这些国家大多高度重视本国医疗旅游的产品宣传和品牌打造。印度利用一年一度的医疗博览会推广本国医疗旅游产品；新加坡在旅游局设立专门负责宣传推广医疗旅游服务业务的"国际医疗组"，开设专门网站以便境外游客查阅、咨询和预订，并派遣专家团奔赴海外宣传，如前往中东、中国、印度等地推介医疗旅游业务；韩国政府倾力支援医疗旅游海外市场营销，颁布《支持海外扩展卫生保健体系和吸引国际病人法案》，成立首尔美丽医疗旅游综合支援中心，积极为整容外科医院联系国外游客，印制和散发英、中、日等国文字的医疗旅游服务宣传材料，在主要医疗旅游客源国家或地区大都拥有代理人；釜山建有专为提供各种有关医疗旅游方面的信息服务的医疗旅游服务咨询中心和医疗旅游信息中心；泰国观光局成立专门医疗旅游服务网站，并对相关医疗机构和医生信息进行标示；德国国家旅游局积极搭建平台加强医疗旅游的宣传推广，印制《医疗旅游——在德国感受妙手仁心》宣传册，在其官网上开设"医疗之旅"栏目，在国际博览会上设立医疗旅游展台，向从事入境旅游服务的旅行社提供丰富及时的医疗旅游资讯；阿联酋迪拜卫生局专门开设"迪拜健康体验"网站，通过阿拉伯语、英语、汉语、俄语等多语种，及时为海外游客提供医疗旅游服务相关信息；瑞士成立负责医疗旅游海外推广的的瑞士医疗协会；匈牙利将2003年的旅游主题定为"健康旅游年"。

八是推动产业协调发展。国际医疗旅游发达国家和地区大都高度重视医疗与旅游的两大产业深度交融、协作发展和合作共赢，形成举国一致的协调机制，共同推动本国入境医疗旅游产业健康、快速发展。相关部门应积极配合，协调解决入境医疗旅游发展中出现的各种问题，比如：成立多个政府和行业机构联手解决医疗旅游中的具体问题；以立法手段促使旅行社、医院等有关行业服务标准化；主动减少医疗设备的进口税和消费税、提供低利率贷款，使得私立医院进口医疗设备日益便利；鼓励在医疗保健领域的外国直接投资；对国际医疗旅游者和外国医药专家、医疗师放宽入境政策；积极与发达国家的保险组织合作；支持私营企业制定自身市场战略，鼓励医院进行国际认证，设立跨国保健公司，推出丰富而又各具特色的医疗旅游产品体系①。

　　总之，纵观当前世界国际医疗旅游发达国家，其国际医疗旅游产业的发展无不得益于政府的扶持和监管。政府以行政力量推动本国国际医疗旅游产业健康运行，统筹协调政府部门、旅游企业、医疗机构及其他相关利益群体密切协作，共同推动国际医疗旅游产业发展。

---

　　①王红芳．医疗旅游发展与国际经验研究［J］．调研世界，2012（1）：61-64．

# 第三章 世界国际医疗旅游发展现状、模式与经验

## 第一节 世界国际医疗旅游发展历史与现状

### 一、世界国际医疗旅游的发展历史

（一）起源阶段

欧洲是跨境医疗旅游发祥地，以医疗保健为目的的跨境旅行或可以追溯到古代苏美尔、希腊的富裕阶层外出地中海沿岸的疗养胜地体验温泉和矿泉浴以洗涤罪恶和治疗心灵，以及古希腊病人等从地中海周边各地聚集到埃及道鲁斯的医神爱斯累普的圣殿。1326年，第一个温泉疗养地"斯巴"在比利时南部一个小镇兴起，吸引了众多的境外游客。跨境温泉疗养活动于14世纪在欧洲逐渐兴起。罗马统治时期的英国，一些病患从神殿里取温泉水喝，在尼斯温泉城中洗浴，这种行为一直延续到20世纪末，至今依然盛行。从18世纪开始，一些富有的欧洲人旅行到埃及尼罗河进行温泉疗养。国际医疗旅游在起源阶段为"自发式"发展，以"治"为唯一形式，"疗"和"游"尚未提上日程，产品供求关系较为模糊。

（二）产业化阶段

20世纪中叶，一些西方发达国家如美国、英国、法国、德国等地的公民因为本国医疗费用昂贵、手术等待时间过长，转而选择前往一些医疗费用价格低廉但医疗服务水平高超的亚洲国家医疗旅行。20世纪七八十年代，一些西方发达国家依赖其先进的医疗技术和优质的医疗服务吸引众多其他国家的病

患，从而开启了医疗旅游产业化时代。逐渐地，目的地由以前主要提供医疗服务到也会适当安排配套的旅游活动。20世纪80年代，国际医疗旅游产业在哥斯达黎加、巴西等拉美国家蓬勃发展，价廉质优的医疗服务吸引欧美病人前往。1989年，将近3万的英国、意大利、西班牙等欧洲国家病患出于医疗目的前往法国，被认为开启了人类历史上真正意义上的现代国际医疗旅游新篇章。国际医疗旅游在产业化阶段为"自主式"发展，以"治"为主，"疗"逐步进入消费者的视线，但"游"依然缺位。

（三）度假医疗阶段

进入21世纪，更多"游"因素融入医疗旅游中，"游"的比重开始增加，"治"和"疗"的比重相对减少，出现"治""疗"和"游"三者融合发展的趋势，国际医疗旅游开始呈现度假医疗特征，从而进入到度假医疗阶段。度假医疗阶段的显著特征是医疗资源与旅游资源同时开发，同时吸引"治""疗"和"游"三类人群，出境目的不再单纯是"治""疗"和"游"中某一种，而是兼具其他两个或者一个目的，有的以"治"为主要目的，兼具"疗"和"游"；有的以"疗"为主要目的，兼具"治"和"游"；有的以"游"为主要目的，兼具"治"和"疗"。在度假医疗阶段，国际医疗旅游产业慢慢进入规模化、体制化、全球化、信息化发展。

## 二、世界国际医疗旅游的发展现状

虽然诞生不过才三四十年，但现代国际医疗旅游已经被一些国家视为支柱产业和国家战略而在世界范围内获得了快速发展。有关机构统计数据显示，全球已有100多个国家和地区发展跨境医疗旅游产业，并且使之逐渐发展成为当地具有显著经济和社会效益的现代时尚型旅游产业，同时也纷纷推出各具特色的医疗旅游服务吸引全球客户。医疗旅游甚至被称为"医疗服务的第六产业"，是一个日益发展的利基市场。

国际医疗旅游业是具有高消费性和高成长性的新兴产业，全球医疗旅游人数已经上升到每年数百万以上。据麦肯锡公司预测，国际医疗旅游产值将保持

20%以上的年增长速度[①]。国际医疗旅游这一市场不可小觑，其发展势头十分惊人。当前，全球医疗旅游市场总体约为600亿美元，每年市场消费约为210亿美元，年增长率为20%至30%。预计2022年世界医疗旅游市场将达到1438亿美元的规模，从2015年到2022年的年复合增长率为15.7%。另，全球水疗与健康峰会与国际著名斯坦福研究机构（SRI）联合发布的研究报告显示，2013年度全球医疗健康旅游产业规模约为4386亿美元，约占全球旅游产业经济总体规模的14%。医疗旅游已成长为全球增长最快的一个新产业。

当前，国际医疗旅游业在世界范围内蓬勃发展，从起初的疗养旅行活动逐渐发展成为包含治疗、度假、疗养、健身等的医疗旅游系统，旅游市场范围更加广阔。据统计，该行业人均消费为1万美元，对带动一个国家和地区的酒店、餐饮、航空、医疗服务、会展等行业发展和就业产生积极的作用。

随着当前全球经济的全面放缓、有些国家医疗费用的大幅攀升和医疗资源的日益紧缺，越来越多的人开始通过选择既经济又有效的异地医疗来实现医疗和旅游两者兼得的休闲康体目的，医疗旅游由此获得迅猛发展，而且可以预计具有广阔的发展前景。国际医疗旅游因其高附加值日益成为全球范围内具有巨大经济利益的行业之一，越来越多具备医疗旅游发展潜质的国家都已逐渐开始把国际医疗旅游作为一种高产出、高效益的旅游项目给予积极扶持，争抢旅游市场中这块"大蛋糕"。一些国家的政府对发展国际医疗旅游投入了巨大的热情，积极推动本国国际医疗旅游产业的发展。

当前，在全球范围内涌现出多种类型的医疗旅游目的地，如瑞士、迪拜等高档奢华服务型的医疗旅游目的地，毛里求斯、匈牙利、古巴、约旦、韩国等特色医疗资源型的医疗旅游目的地，新加坡、日本、德国、美国、南非等优质医疗系统型的医疗旅游目的地，泰国、印度、马来西亚、菲律宾等低成本型的医疗旅游目的地[②]。

从全球国际医疗旅游游客流向来看，美国、欧洲、中东、加拿大、日本等

---

①彭薇. 发展医疗旅游，还要跨过多道坎［N］. 解放日报，2014-03-16（06）.
②张广海，王佳. 中国医疗旅游资源及功能区划研究［J］. 资源科学，2012（7）：1329.

国家和地区是最主要的国际医疗旅游客源地，南非和亚洲的泰国、印度、新加坡、马来西亚以及美洲的巴西、古巴、墨西哥、阿根廷等发展中国家是最主要的国际医疗旅游目的地。目前美国、西欧、日本、新加坡、泰国等地医疗旅游均为国际领先水平，特别是在心脏手术、腔镜手术、肿瘤治疗等领域。

它们各具特色，已经成为当地具有显著经济和社会效益的现代时尚型旅游产业，同时也纷纷推出高端和特色国际医疗旅游服务吸引全球客户。

不同国家医疗技术水平、医疗服务质量、医疗费用、社会治安环境、基础设施条件等方面的差异，是国际医疗旅游产业在世界各地分工和专业化、特色化、品牌化发展的重要原因。其中，目的地的医疗技术、医疗服务质量、接待能力以及监管力度等是限制国际医疗旅游发展的重要因素。高超的医疗技术水平、优质的医疗旅游服务、低廉的医疗服务费用、完善的相关政策法规和健全的医疗风险管理是推动一个国家和地区国际医疗旅游产业发展的主要因素。一些国际医疗旅游发达的国家和地区起步较早，产业发展相对成熟和完善，它们结合自身的特色和优势，依赖尖端的医疗技术、卓越的医疗服务、完善的配套设施、特色的医疗项目、低廉的医疗价格、丰富的旅游资源等各自确立了自身在全球竞争市场中的领先地位和品牌优势，如印度的器官移植手术、泰国的变性手术、日本的基因检测、新加坡的高端体检、韩国的整形美容、匈牙利的牙科、美国的癌症治疗、以色列的体外受精、土耳其的毛发移植等。

由于COVID-19的爆发，世界面临重大危机，大部分行业受到严重影响，医疗旅游是其中受冲击最严重的行业之一。出国旅行变得不确定和冒险，成千上万的旅行者因疫情被迫取消行程或推迟行程，医疗旅游发展趋势放缓，医疗提供者、旅游业以及寻求医疗的个人深受影响[①]。

---

①Jurkowski E T, Agbeh A O. Medical tourism: an emerging terrain with COVID-19 [J]. Journal of Tourism & Hospitality, 2020, 9 (7): 1-10.

# 第二节　世界国际医疗旅游发展概况

## 一、亚洲

由于欧美等传统医疗旅游大国医疗费用昂贵，亚洲医疗旅游得到了广泛的关注和良好的发展，世界国际医疗旅游产业重心开始逐渐移步亚太地区。近十几年来，亚太地区以其医疗专长、科技创新、安全、旅游吸引、成本优势，被誉为全球医疗旅行者最喜爱的目的地，国际医疗旅游业发展势头强劲，逐渐成为全球最富有潜力的跨境医疗旅游服务市场，世界上最大、最发达的国际医疗旅游目的地。旅游资源和医疗基础设施在促进医疗旅游产业发展中发挥着重要作用。绩效分析表明，泰国的绩效较好，排名第一；其次是马来西亚、印度、新加坡、韩国和中国台湾。近6年来，中国台湾财政收入增长缓慢，市值约20.5亿新台币，预计到2025年医疗出行者将增至7775.23人[①]。在这一市场上，印度、新加坡、泰国、马来西亚、约旦、阿联酋、以色列等国均建立了较好的国际医疗旅游产业竞争优势[②]。医疗旅游指数统计显示，当前已有41个国家参与医疗旅游市场，使得医疗旅游的专业性愈加凸显。例如，印度以专业的心脏手术排名第一；以色列在服务、设施质量方面排名第一；新加坡因在复杂手术流程中具备专业水平成为最受欢迎的医疗旅游目的地；泰国作为全球顶级美容外科中心而成为最热门的医疗旅游目的地；马来西亚因具备一流的医疗基础设

---

①Dang Hoang‐Sa，Nguyen Thuy‐Mai‐Trinh，Wang Chia‐Nan，et al. Grey system theory in the study of medical tourism industry and its economic impact［J］. International Journal of Environmental Research and Public Health，2020，17（3）：123–128.

②高静，刘春济. 国际医疗旅游产业发展及其对我国的启示［J］. 旅游学刊，2010，25（7）：88–94.

施与高技能的医疗专业人员而备受消费者青睐①。新加坡的差异化战略促成了其先进的医疗旅游体系，泰国的最佳成本提供商战略塑造了其医疗旅游吸引力，而印度的多元化战略和成本领先原则则带动了其长期存在的市场。复杂的战略资源和能力是导致这些目的地医疗旅游竞争力不断增强的原因。这些资源包括医学技术水平、获得的国际认证、医疗旅游部门的基础设施和声誉。驱动竞争优势的核心能力包括提供全面、广泛的医疗服务的能力，以及创建高效、相互关联的健康和旅游部门的能力②。

从世界范围看，国际医疗旅游开展较好的国家和地区主要集中在热带和亚热带。泰国、印度、新加坡、马来西亚、菲律宾是世界排名前列的著名国际医疗旅游目的地。据相关数据资料统计，截至2018年年底，泰国、印度、新加坡三国的国际医疗旅游服务，已占整个亚洲医疗旅游服务市场份额的大约85%。

在遭遇东南亚金融危机后经济总体下滑的情况下，印度、泰国、马来西亚等亚洲国家的国际医疗旅游产业却能逆势上扬，成为当时国内重要的新的经济增长点。国际医疗旅游产业不仅给这些国家带来了丰厚收入，也带动了相关产业的发展，促进了当地经济社会的发展。其中，低廉的治疗费用、优质的医疗服务和贴心的旅游配套项目，成为这些国家吸引全球医疗旅游大军的主要原因。

（一）泰国

早在20世纪50年代，泰国的大型佛教寺庙探克拉布寺就建立戒毒中心，使用天然药物康复计划对戒毒者进行多阶段治疗。从1959年起，这里独有的秘制药方和独特的精神疗法，已经累计吸引了来自世界各地的数十万名瘾君子来此摆脱毒瘾。这个可以称之为泰国最早的国际医疗旅游项目。1997年亚洲

---

① 张颖. 国外医疗旅游业发展的经验及对我国的启示 [J]. 对外经贸实务，2019（7）：34-37.

② Ebrahim Ahmed Husain, Ganguli Subhadra. A comparative analysis of medical tourism competitiveness of India, Thailand and Singapore [J]. Tourism: An International Interdisciplinary Journal, 2019, 6（7）：276-288.

经济危机爆发后，医疗旅游业成为被泰国政府指定为促进经济的几个优先行业之一①。

目前，国际医疗旅游产业已经成为泰国经济发展的重要推动力量，得到了泰国政府的积极鼓励和大力扶持。由于泰国医疗水平高、医院收费合理，而且对病人在病中和康复期间的照顾服务周全、细致，海外患者乐于前往。目前，泰国医疗旅游产业是由医院与酒店、SPA 中心、旅行社、救护运作中心、翻译协会等众多合作单位共同联合经营。

医疗旅游产业已经成为泰国的特色产业。凭借低廉的医疗服务价格和优质的医疗服务质量，泰国成为当前世界国际医疗旅游业最发达的国家之一，俨然是当今世界国际医疗旅游业的"领头羊"。品质、承受能力、便利、隐私性和低廉的医疗费用，是境外游客选择去泰国医疗旅行的主要原因。

泰国国际医疗旅游近些年来创收一直保持两位数的年增长速度。目前，泰国旅游业收入占国民生产总值的6%～7%，其中医疗旅游已占0.4%。2008年，泰国曼谷就已经成为仅次于伦敦和纽约的全球第三大旅游城市，这个璀璨光环背后，国际医疗旅游功不可没。

随着泰国国际医疗旅游的发展，各项扶持政策的落地，其医疗服务水平近年来进步明显，涌现出数家国际一流的医疗机构。泰国现有400多所医院提供医疗和保健服务，覆盖多个医疗学科，服务项目齐全。曼谷许多医院的医疗服务水平已然达到世界顶尖水平，和欧美等发达国家和地区不相上下，甚至更胜一筹。

现在，每年有超过300万人，主要来自美国、英国、日本、中东及澳大利亚等经济发达国家和地区，奔赴泰国，接受心脏移植手术、整容、牙科手术等各种手术治疗和健康护理，顺道领略当地的名胜古迹和风土人情。随着中国中产阶级的日益壮大，越来越多的人选择到泰国医疗旅游。每年旅游旺季，瑞典斯德哥尔摩每天都有两到三个国际航班直飞泰国，几乎每个航班都是爆满，而

---

①Pitakdumrongkit Kaewkamo, Lim Guanie. Neo-Liberalism, the rise of the unelected and policymaking in Thailand: the case of the medical tourism industry [J]. Journal of Contemporary Asia, 2021, 23 (5): 447-468.

且很多游客在泰国一住就是几个月。2006年，时任尼泊尔首相的柯伊拉腊就选择到泰国康民医院寻医问诊。

（二）印度

在过去十年中，印度的医疗保健部门取得了重大进展。就收入和就业规模而言，它目前是印度最大的部门之一，并在快速扩张。

印度国际医疗旅游业的快速发展与其采取的低成本竞争战略密切相关。虽然备受争议，但凭借接受过良好高等教育的、训练有素的医疗专业人员和高尖端的医疗技术，并以可承受的成本提供高质量的医疗服务，印度的确是所有医疗旅游目的地中价格最低、质量最好的国家之一。近年来，印度医疗旅游产业蓬勃发展，被舆论称为印度优质产业群中的一朵奇葩。也有舆论认为，这是继印度软件业后的又一个"印度辉煌"[①]。

印度医疗旅游开始于1995年左右，虽然起步较晚，但是发展迅速，现已成为全球重要的医疗旅游目的地。与亚洲其他医疗旅游国家相比，印度的医护人员在医疗、护理水平及语言沟通方面均占有绝对优势，这也使得印度成长为近年来世界上医疗旅游发展最好的国家之一。印度主要是以低廉的价格、良好的医疗条件参与国际竞争，并以本国的特色优势发展国际医疗旅游。印度的医学院校所选用的教材大多来自英美等发达国家。印度医学生毕业后，也有很多到西方国家实习，积累临床经验[②]。

印度医疗旅游业一直给人价廉物美性价比高的印象，一些顶级医院的医疗人才和设备水平比起欧美同行不遑多让，同时医疗、药物和旅游价格又相对低廉，这些鲜明优势成为印度医疗旅游业发展的资本。文尼特·詹恩和普涅塔·阿杰梅拉（2018）为了评估使得印度成为平价医疗旅游目的地的重要因素，通过文献综述对影响印度医疗旅游业的因素进行了探讨，根据问卷调查结果对其进行了排名，并采用解释结构模型（ISM）方法进行了进一步分析，调查结果和模型显示：医疗程序的便利性、低廉的护理成本、医院齐全的基础设

①吴永年. 除了瑜伽、软件业之外，医疗旅游：又一个"印度辉煌"[N]. 文汇报，2015-07-22（08）.

②罗丽娟. 印度医疗旅游业发展对海南的启示 [J]. 企业研究，2010（10）：67-69.

施、临床卓越性，以及医生和其他工作人员优秀的工作能力是印度成为廉价医疗旅游目的地的重要影响因素①。

优良的私立医院设施、低廉优惠的价格、良好的医疗质量、独特的传统疗法和鲜明的语言优势为其医疗旅游产业的发展奠定了良好的基础，越来越多的海外游客选择印度作为医疗旅游目的地，在印度旅游并获得各种健康护理或接受各种手术治疗。国外医疗旅游者乐于到印度接受治疗、康复和保健等服务的同时，享受医疗机构安排的特色旅游服务。印度逐渐成为发达国家游客进行医疗旅游的首选之地之一，在全球医疗旅游市场中具有举足轻重的地位。印度计划通过未来几年努力，使得国际医疗旅游产业一举超越泰国，成为全球医疗旅游产业的新龙头。

印度南部城市钦奈被称为"印度医疗旅游之都"。近年来，印度以阿波罗连锁医院、麦克斯保健服务和福蒂斯连锁医院等医疗服务机构为代表开展医疗和旅游结合的运营方式，引起了国际媒体的广泛关注。

印度最著名的医疗服务有心脏手术和矫形。印度医疗旅游费用低廉，如心脏病治疗费、来回机票和顺道游览泰姬陵的全部费用为1万美元左右，仅为美国的1/20。正因为如此，吸引无数境外游客不远万里前来印度医疗旅游。当前，印度医疗机构每年接收的外国患者中，欧美国家的工薪阶层占了相当比例。

（三）韩国

韩国政府积极地推动本国医疗旅游产业的发展，其医疗旅游，尤其是整形美容旅游在国际上已经拥有一定口碑和声誉。2008年8月，韩国国会通过了吸引外国患者的法案。2009年5月，韩国通过法令批准实施医疗观光。为了进一步吸引日本和中国等亚洲各国的女性旅客前去整容，韩国首尔市政府从2008年起就全面推出"整容旅游配套"宣传项目，并正式启动首尔美丽医疗旅游综合支援中心，向外国旅客介绍整容外科和皮肤科医院。为了更好地推广国际医

---

①Vineet Jain, Puneeta Ajmera. Modelling the factors affecting Indian medical tourism sector using interpretive structural modeling [J]. Benchmarking: An International Journal, 2018, 25（5）: 1461-1479.

疗旅游，韩国还加强了旅游业与医疗业之间的协调人员的培养。韩国采用聚焦战略发展医疗旅游产业，其推出的医疗旅游服务集中于具有显著优势的美容行业，将医疗旅游产品的销售市场定位在日本、中国、美国和俄罗斯远东地区。此外，在设施方面，韩国准备以釜山市为据点，打造医疗旅游中心城市①。釜山建有专为医疗旅游者服务的医疗旅游服务咨询中心，另外，设在仁川机场的医疗旅游服务中心和韩国观光公社楼下的医疗旅游信息中心，也提供各种有关韩国医疗旅游的信息服务。

2007年，韩国成立了韩国国际医疗服务协会，致力于完善相关法律并推动"医疗观光特区"的发展。韩国跻身世界医疗旅游强国以来，一直以其高超的整形美容、皮肤管理、牙科与健康体检技术享誉国际，与亚洲其他医疗旅游产业发达国家形成差异化竞争格局。韩国拥有一流的整容设备和技术，价格却相较其他国家便宜，加上便利的交通，自然成了中国、日本等周边国家爱美女性的不二选择，还有一些西方国家游客也到韩国接受整形手术。尤其是在美容、整形领域，每年外籍患者增幅最大，其中，中国人以约占40%的比重成为其最大客源地。2016年，韩国政府颁布了《支持海外扩展卫生保健体系和吸引国际病人法案》，试图加速韩国医疗旅游业的发展②。

陪伴旅游活动和对患者便利性的额外支持、先进韩国品牌力量的推动，被确定为韩国医疗旅游的重要成功因素，这说明医疗旅游产业不仅包括医疗服务，还涉及旅游服务，包括支持患者及陪伴其在舒适愉悦的环境中生活③。

（四）新加坡

新加坡号称"花园城市"，被世界卫生组织列为"亚洲拥有最佳医疗系统

①侯胜田，刘华云，张永康. 国际医疗旅游主要东道国战略定位比较分析 [J]. 中国医院，2013，17（12）：25-27.

②Xu Qing, Purushothaman Vidya, Cuomo Raphael E, et al. A bilingual systematic review of South Korean medical tourism: a need to rethink policy and priorities for public health? [J]. BMC Public Health, 2021, 21 (1): 658-658.

③Soojung Kim, Charles Arcodia, Insin Kim. Critical success factors of medical tourism: the case of South Korea [J]. International Journal of Environmental Research and Public Health, 2019, 16 (24): 73-87.

国家"，近年来成为周边国家富人喜欢前往看病的地方。新加坡积极发展医疗旅游产业，将"亚洲医学中心"列为发展目标，并开设专门网站以便外地游客查阅、咨询和预订。为了让病人享受到亚洲最顶尖的医疗服务，有关机构将为患者到新加坡看病开展"一站式"服务，并打出了"医疗＋旅游"的旗号。经过这么多年的努力，新加坡已经逐渐形成以健康检查为主的医疗旅游品牌。其医疗旅游项目主推健康检查，重点涵盖了基本健康检查、尖端手术疗程、癌症治疗与各种专业护理。新加坡医疗机构擅长高难度的复杂医疗项目，除了一般的全科项目外，对于急症或者疑难杂症的治疗颇见成效。

导医机构根据被诊断出某种疾病的患者的求助，为患者量身定做一套在新加坡的完整的治疗方案，包括根据患者的病史资料，选择适合的权威医生等。此外，还将提供为患者及其家属办理签证、预订酒店、配备秘书，甚至安排一些游览计划等一系列配套服务。

新加坡拥有十几家通过JCI评审的医院和保健中心，其医疗保健系统居亚洲领先地位。干净整洁的城市，也使其获得美国和英国等发达国家患者的青睐。上佳的医疗系统、强大的医疗机构、先进的医疗技术、完善的医疗方案、配套的医疗服务、深厚的科研能力、丰富的专业人才等完善合理的医疗资源整合体系，是新加坡参与全球医疗旅游产业竞争的重要法宝。每年有几十万名国际求医者到新加坡寻求高质量的医疗服务，其中有不少上海的病人通过朋友或亲戚的帮助到新加坡看病。英语是新加坡官方语言，从而实现了与西方人士的沟通无障碍；华语使用人口约占新加坡总人口的75%，有利于华人市场的开发。新加坡的私立医院通常由一家大的医疗集团建立完善的病房、手术室、放射室等硬件设施，再将各个门诊室租给那些自立门户、经验丰富、有足够威望的医生，然后病人在医生的私人诊所就诊，利用医院整合的硬件资源接受检查和治疗。到新加坡医疗旅行已是中国不少游客的首选，这里尤以癌症治疗闻名，其中，百汇癌症治疗中心是新加坡最著名的私人癌症医院。除此之外，新生儿脐带血贮存也是新加坡医疗旅行具有特色和优势的项目。

虽然和亚洲其他国家相比，新加坡医疗旅游已经没有多少价格优势，但对中东、美国、欧洲仍有很强的吸引力。在新加坡治疗疾病价格不菲，从已知的一些门诊手术费用来看，治疗费用要比中国高出几倍。因此，其针对人群主要是收入水平较高的中产阶层。尽管如此，新加坡仍能以优质医疗服务让人觉得物有所值。

（五）马来西亚

为了能够吸引更多的游客，马来西亚政府积极推动医疗旅游，将医疗、健康检查与旅游观光结合起来，雄心勃勃地欲打造"下一个顶尖亚洲医疗旅游目的地"，这是继成功推出"生态旅游"和"农艺旅游"之后马来西亚政府的又一重要举措。有趣的是，马来西亚推广"医疗旅游"的口号是："放松的时候就是做健康检查的最佳时机。"①这一口号将马来西亚把旅游与健康医疗相结合的理念完美表现了出来。目前政府已指定44家私人医院和7000余张病床参与这一计划，使得88.5%的民众能够享受到离家3英里以内的医疗服务。医疗费用低廉是马来西亚推动医疗旅游发展的最大优势，其健康检查费用仅大约为英国同类检查的1/5。与其他国家区别收费不同，马来西亚医疗统一收费，游客和当地居民都是一样的收费标准。马来西亚提供的医疗服务主要包括牙科、整容、心脏手术等，医疗费用远远低于美国，却能提供更为人性化的服务。马来西亚为支持医疗旅游业发展，成立医疗旅游理事会，并在吉隆坡国际机场设立医疗旅游专柜，专门接待入境医疗旅游游客。此外，马来西亚吸引外地医疗游客的还有有利的汇率，旅游入境手续简便，生活成本经济实惠，有利的政策鼓励外资投入和当地稳定的经济、政治局势，以及完备的医疗服务体系，这些都为其发展国际医疗旅游业增色不少。

赴马来西亚旅游的保健游客超过一半来自印度尼西亚，其次是印度、日本、中国、利比亚、英国、澳大利亚、美国、孟加拉国和菲律宾②。

（六）其他国家和地区

（1）日本。2019年，世界卫生组织发布的一份全球医疗评估报告显示，

---

①罗磊. 焕发青春重塑好心态 ［N］. 广州日报，2013-05-07（15）.

② Harriman Samuel Saragih, Peter Jonathan. Views of Indonesian consumer towards medical tourism experience in Malaysia ［J］. Journal of Asia Business Studies，2019，13（4）：507-524.

日本以高品质医疗服务、平等的医疗负担和国民平均寿命高等原因排名第一①。日本医疗服务在世界领先，其锁定富裕阶层，力推医疗观光业。日本体检水平尤其是癌症早筛产品水准，以及治疗癫痫效果等都位居世界前列。凭借先进的医疗设施、高超的医疗水平和优良的医疗服务，日本主推以癌症检查为主的医疗旅游项目，吸引众多国外患者前往日本进行健康检查。其中，最为人所知的是正电子发射型计算机断层显像（PET）健康检查，可发现和排除已知的300多种早、初期癌症。

（2）菲律宾。菲律宾国际医疗旅游已经成为本国旅游业发展中的一个新亮点。早期菲律宾政府将医疗旅游和SPA服务结合起来，作为最为主要的医疗旅游项目吸引西方国家游客。早在2006年，菲律宾政府就制订"医疗观光项目"五年计划，以行政力量推动本国医疗旅游产业发展。菲律宾认为，发展国际医疗旅游业不仅能够促进本国医疗行业的发展，部分解决医疗护理人员的外流问题，而且能够吸引一些菲律宾医生和护士回国工作。菲律宾拥有低廉的医疗服务费用、高水平的医学教育服务质量优势，是少数几个为美国提供合格护士、医生和牙医的国家之一，这也使其成为国际医疗旅行者的首选目的地之一。

（3）土耳其。因其拥有便捷良好的医疗服务、相对低廉的医疗价格、优越的温泉疗养资源、丰富的旅游资源，近年来取得了很大的发展，赢得了很好的声誉，成为许多国外医疗旅游者的优先选择。随着医疗基础设施的不断完善和政府相关激励政策的相继出台，土耳其医疗旅游业蓬勃发展，已经成为全球十大医疗旅游热点国家之一。土耳其政府将发展医疗旅游产业视为提高国内医疗水平与吸引国际游客的重要举措。土耳其政府简化境外游客签证手续，开辟新的航线，鼓励私人部门加大对医疗领域的投资，开辟医疗免税区，大力发展温泉和浴室的旅游市场，以此吸引更多国外医疗游客和国外投资，希望2023年前往土耳其的医疗旅游者能够达到200万人次。土耳其已经建立包含医院、旅馆、旅行机构和基础设施的医疗旅游聚集区。土耳其通过国际医疗卫生机构认

---

① World Health Organization. World health statistics 2019: monitoring health for the SDGs, sustainable development goals ［R］. World Health Organization （WHO）, 2019: 1–120.

证标准的医疗机构数量位居全球第四，成为毛发移植手术的全球首选目的地。土耳其吸引游客最多的医疗项目是眼科、植发、牙科、心脏科和美容，最受欢迎的目的地是伊斯坦布尔、安卡拉和安塔利亚。土耳其的主要客源来自欧洲、中东地区等。另外，大量旅居德国、法国的土耳其人后裔也将土耳其视为医疗旅游的首选目的地。在土耳其，90%的医疗旅游游客选择前往私立医院接受服务。

（4）以色列。以色列凭借奢华的住宿条件、地中海海岸优美风光和宁静氛围以及遍布全国各地的众多名胜古迹，成为全球医疗旅游最具吸引力的地方之一。每年都有来自50多个国家的医疗旅游者慕名前往以色列顶级医疗中心进行治疗，其中大多数来自俄罗斯和其他东欧国家，部分来自美国、澳大利亚和南非等其他国家或地区。以色列是全球进行体外受精术成功率最高的国家之一，专注推出体外受精等特色和优势医疗旅游项目。与欧美发达国家相比，以色列医疗价格低30%～50%，但医疗技术和服务质量世界一流。在国际医疗研究中心一项针对全球25个最热门医疗旅游地的调查中，以色列在医疗保健、医疗服务和疗养体验方面的医疗旅游指数排名最高。

（5）阿联酋。阿联酋近来也在大力发展国际医疗旅游产业，不断增加医疗投入，完善医疗服务设施，将医疗旅游产业视为实现经济多元化的重要支点。迪拜、阿布扎比、沙迦等酋长国也都作出了相应规划，稳步推进医疗产业发展。迪拜政府2016年启动"迪拜健康战略2021"，规划了未来5年健康医疗行业发展蓝图，鼓励公共部门与私营部门合作，共同推动医疗行业发展，致力于将迪拜打造为医疗旅游目的地。2019年的数据显示，迪拜医疗游客已达35万人次，其中牙科、皮肤科和整形外科最受欢迎[①]。迪拜卫生局专门开设了"迪拜健康体验"网站，通过阿拉伯语、英语、汉语、俄语等多语种，为游客提供医疗套餐和医疗项目介绍及签证、机票等信息。迪拜还推出了"健康城"项目，将医疗护理与度假疗养相结合，带动周边商业、娱乐业等产业发展。疫情防控期间，政府采取的有效措施提振了游客的信心，医疗旅游业成为率先复苏

---

①周辋. 阿联酋努力发展医疗旅游［N］. 人民日报，2020-10-13（17）.

的产业之一。在国际医疗研究中心发布的"2020年至2021年全球医疗旅游指数"中，迪拜和阿布扎比在阿拉伯地区居前两位，在全球46个医疗旅游目的地中的排名分别上升10位和16位，位列第6和第9。相对较高的性价比、便利的交通和便捷的签证程序是阿联酋吸引医疗游客的重要因素。

## 二、欧洲

### （一）瑞士

尖端和隐蔽堪称瑞士医疗体系的名片，吸引全球不少政商名流前来就医，苹果公司创始人史蒂夫·乔布斯生前就曾秘密到此寻求治疗。不少先进的医疗手段推出之时，在不少国家尚未得到批准、认可，在瑞士却已投入商业使用。赴瑞就医的人主要接受美容、减肥、排毒、儿科、骨科、肿瘤治疗等医疗服务项目。

### （二）德国

德国将自身定位为向全球患者提供专业治疗服务的医疗目的地，通过放宽入境政策、提高服务品质、扶持成立国际医疗旅游机构、建立官方医疗旅游网站、政府搭建平台加强宣传推广、向陪同患者前来的家人提供高品质的旅游服务等招揽客源，促进国际医疗旅游的发展。德国国家旅游局将2011年设为"德国健康与健美之旅"主题年，相继推出健身健美、美体SPA、医疗健身、健康食品、矿泉浴场和疗养胜地等系列医疗旅游产品，并实施配套的宣传推广策略，成果显著①。

德国的医生们凭借着本国医疗质量好和效率高的良好口碑，打出了"来德国进行医疗保健"的广告，吸引来自中东和东欧的富裕病人。为了给患者提供方便，旅行社提供包价业务，负责安排签证、交通和翻译。此外，旅行社还与医生们进行会面，帮助患者办理住院手续。这些举措为德国吸引来大批境外医疗旅游者，使得德国成为世界重要医疗旅游目的地。德国医疗旅游主要接待来自石油生产国的、富有的，因污染造成肺病、支气管病的海湾国家的患者，其

---

① 王红芳. 医疗旅游发展与国际经验研究 [J]. 调研世界，2012（1）：61-64.

中又以沙特阿拉伯和阿联酋的患者居多，这些海湾国家患者专程到德国进行肝移植等疑难手术。

（三）匈牙利

依靠优美的环境、地理上的优势以及良好的医疗设施，欧美发达国家的人们前往东欧一些国家，如匈牙利进行牙科治疗，医疗旅游客源市场得到不断拓展，医疗旅游产业呈现蓬勃发展态势。匈牙利以其丰富且独具医疗效果的温泉地热资源和完备的医疗保健服务设施吸引大量国外游客前往，进行治疗和养生保健。每年都有数十万来自东欧的退休老人到匈牙利接受治疗和康复保健。匈牙利大力发展以专科治疗为主的医疗旅游，凭借特色的牙科优势吸引众多国外医疗旅游者，给匈牙利带来大量稳定的收入。

（四）其他国家和地区

英国有着全球最大、最全面的肝脏疾病治疗中心，出入境患者呈上升趋势，出境患者季节性较强，2005年以来海外居民在英支出水平显著提高。英国居民出境多选择波兰、法国、匈牙利和印度，而爱尔兰共和国、西班牙、法国、直布罗陀和阿拉伯联合酋长国是提供入境患者的主要国家[①]。自2019年1月1日起，由于被批准的联邦项目"发展医疗服务出口"，俄罗斯联邦进入全球医疗旅游市场。2020年1月—5月新冠疫情大流行期间，在俄罗斯联邦各区接受医疗服务的外籍患者达729000人[②]。立陶宛也在企业经济部的支持下建立医疗旅游聚集区。很多欧美游客前往捷克和波兰进行温泉疗养及生物医学治疗。布达佩斯和布拉格都有温泉疗养度假地，能为医疗旅游者提供水治疗、水按摩和整容外科手术。在欧洲，牙科旅游者占所有医疗旅游者的30%以上。克罗地亚的市场认同主要基于牙科护理产品和服务的优质价格比、工作人员过硬的能力、高专业标准、较低的价格等，其牙科旅游发展的主要局限是缺乏欧

① Ricardo Pagán, Daniel Horsfall. Medical tourism trends in the United Kingdom 2000–2016: global economic crisis, migration and UK expats under consideration [J]. Journal of Tourism Analysis, 2019, 27 (1): 20–40.

② Aksenova E I, Petrova G D, Chernyshev E V, et al. Recreational potential of medical tourism of Russia [J]. Problemy sotsial'noǐ gigieny, zdravookhraneniia i istorii meditsin, 2020 (28): 1180–1185.

盟医疗旅游发展的资金支持和激励措施，牙科旅游的推广力度不够，缺乏国家层面的战略规划和发展愿景。因此，开展诊所认证和国际认证，持续投资于员工能力、医疗技术、服务、配套旅游设施质量的提升至关重要，并结合以旅游体验为产品，在牙科治疗方面建立竞争优势[①]。

## 三、美洲

美洲医疗旅游发展以美国、巴西、墨西哥、巴拿马、古巴和阿根廷为主要代表。

### （一）美国

美国曾经是国际医疗旅游的主要目的地之一，美国的癌症治疗等医疗旅游项目备受中高端游客的青睐，发展中国家的有钱人甚至加拿大人都愿意花钱到美国接受高质量的医疗服务。但随着发展中国家医疗技术水平的提高，美国医疗费用的飞涨，"9·11"事件后美国的限制入境措施也使许多病人转向他国就医，国际医疗旅游的天平开始向不利于美国的方向倾斜。而美国国内，昂贵的保险费用、医疗保险不小的自费比例，使得不加入医疗保险的美国人不断增加，很多美国人没有基本医疗保障。再加上很多公司提供给雇员的医疗保险不包括牙科以及有美容嫌疑的眼睛整形等手术，很多美国人为了获得廉价而全面的医疗服务，最终选择通过国际医疗旅游机构去境外就医，美国如今已经成为全球最大的医疗旅游客源地。

斯托尼·瑞德·J等（2021）从2016年1月1日至2016年12月31日收集美国11个州和地区居民医疗旅游，包括被调查者是否进行国际旅行、旅行原因和目的地、接受的程序、并发症的发生和处理的数据，对人口统计学、社会经济状况和健康获取变量进行描述性分析，并采用log-link函数和Poisson分布回归模型估计医疗旅游的患病率比（PR）：在93492名被调查者中，有517人（0.55%）在上一年度进行国际医疗旅行。墨西哥是最常见的目的地（41%）。牙

---

① Peručić, Doris. Limitations and development opportunities of dental tourism: the case of Croatia [J]. Econviews: Review of Contemporary Entrepreneurship, Business, nd Economic issues, 2019, 16（7）: 113-128.

科占治疗项目总数的55%。报告护理并发症的有5%。67%的人在返回美国后寻求照顾。医疗旅游患病率为1.32%（95%CI，1.00～1.64），其中，非白人人群的医疗旅游患病率较高（PR，3.97；95%CI，2.48～6.32），且高于无现行医保者（PR，2.70；95%CI，1.69～4.34）[①]。

斯塔克波尔·欧文等（2021）认为，疫情几乎冻结了医疗服务的跨境买卖，简称医疗旅游。未来赴美医疗旅行还可能受到对大流行病最初不协调的公共卫生应对、因广泛宣传的种族紧张局势和医疗服务提供者之间与大流行病相关的扰乱而产生的整体问题氛围等因素的影响。美国医院已将注意力转向国内医疗需求和风险缓解，以减少和挽回经济损失。尽管美国在拜登总统任期内对医疗保健制度的改革和《可负担医疗法案》的扩大都会对本国的出入境医疗旅游产生影响，但新的国际竞争对手也有可能对医疗旅游市场产生影响[②]。

（二）巴西

优质的医疗服务、低廉的服务价格、丰富的旅游资源是促进巴西医疗旅游迅速发展的重要因素。巴西结合自身优势主推整形美容，大约一半来巴西医疗旅游的外国人是到里约热内卢和圣保罗的医院诊所或巴西东北部的浴场疗养院做整容手术。巴西已经成为美容手术的中心之一，在全球的整容市场占有举足轻重的地位。里约热内卢和圣保罗是巴西最受欢迎的疗养胜地。

（三）墨西哥

墨西哥比邻美国，占据地理优势，因此，其医疗游客以美国为主，为许多不愿长途旅行又渴望节省医疗费用的美国公民提供了便利。质优价廉的医疗服务，再加上与美国邻近的地理优势，墨西哥吸引了大量的美国游客前来接受医疗服务，尤其是许多在美国没有医疗保险的西班牙语裔移民。墨西哥已经建立

---

① Stoney Rhett J，Kozarsky Phyllis E，Walker Allison T，et al. Population - based surveillance of medical tourism among US residents from 11 states and territories：findings from the behavioral risk factor surveillance system ［J］. Infection Control & Hospital Epidemiology，2021（7）：1-6.

② Stackpole Irving，Ziemba Elizabeth，Johnson Tricia. Looking around the corner：COVID-19 shocks and market dynamics in US medical tourism ［J］. The International Journal of Health Planning and Management，2021（6）：112-116.

起医疗旅游聚集区，定位为拉美地区的医疗旅游集散中心。蒙特雷、瓜达拉哈拉、墨西哥城和巴亚尔塔港是墨西哥主要的医疗旅游目的地，拥有充足的医疗基础设施和优质的医疗专业人才。

（四）古巴

拥有声誉显赫的医生和低廉实惠的医疗服务价格的古巴，已经发展为广受欢迎的医疗旅游目的地之一。根据国家政策分析中心的报告，同等手术的费用，巴拿马比美国低约40%到70%。服务业是巴拿马的支柱产业，医疗旅游产业的繁荣由此大大促进了巴拿马经济发展，也带动了当地劳动力市场的发展，为上千万人解决了就业问题。

古巴的美容业和牙科较为发达，吸引了众多的拉美国家游客。古巴的医疗旅游产业主要采取聚焦战略，定位在特种病症医疗旅游市场，许多医疗旅游者来古巴接受高水平的神经系统疾病（如多发性硬化症和帕金森氏病）治疗、骨科治疗、整容手术以及药物、酒精上瘾康复。此外，古巴医疗业在特殊体检、早期癌症检测、心脏手术、神经移植、微型眼外科技术、减肥等方面均取得显著成效[①]。

（五）阿根廷

素有"南美小巴黎"美誉的阿根廷首都布宜诺斯艾利斯深受欧洲影响，拥有无数的博物馆、艺术画廊、剧院和商务会议中心，加之其多元化的文化、优美的景致和宁静的氛围，使其成为境外医疗旅游游客的乐土。伴随着比索贬值，加之从美国大多数城市到达阿根廷只需10~14个小时，以及布宜诺斯艾利斯优质完善的医疗系统和各个领域技艺高超的医生，患者只需最低仅占美国1/10的费用，即可在布宜诺斯艾利斯接受从胃瓣膜手术到超声波皮下脂肪切除术等各种世界级医疗服务，布宜诺斯艾利斯自然成为美国医疗旅游者理想的医疗旅游目的地。

（六）波多黎各

为了挽救萧条经济，位于加勒比海的波多黎各投入巨资打造医疗旅游产

---

① 吴必虎. 区域旅游规划原理［M］. 北京：中国旅游出版社，2001：282-284.

业。费用低廉是波多黎各吸引国外患者的关键因素，以移植器官为例，其花费比美国本土低约60%。由于美国器官共享系统包括波多黎各的器官移植中心，因此只要获得医生认可，美国患者即可来此进行器官移植。另外，波多黎各器官移植等待时间相对较短，如心脏移植患者平均等待时间为1.3个月，而其在美国平均等待时间为8.1个月。肝移植也是如此，美国平均需要等待1年多，在波多黎各则仅需等待3周即可。

（七）巴拿马

巴拿马则因其独特的旅游魅力、廉价的医疗费用、美元为官方货币和接受美国教育培训的双语医生，吸引了大量的国外旅游者。

## 四、非洲

（一）毛里求斯

被誉为"印度洋的珍珠"的毛里求斯大力发展国际医疗旅游业，并期待其成为传统旅游业的有力支撑和新增长点。毛里求斯卫生体制健全、医疗资源丰富，有多家条件优良、水平先进的私立医院。

（二）南非

由于南非货币兰特在外汇市场上一直汇率很低，使得其提供的医疗旅游产品价格低廉，这对各国医疗旅游者都具有极大吸引力，尤其是吸引了很多来自欧美发达国家的整容医疗旅游者。很多南非诊所能为医疗旅游游客提供包价服务，包括同医学专家共同观光、提供私人助理、参加顶级沙龙、在豪华酒店里进行术后调养和狩猎旅游等。

## 五、大洋洲

（一）澳大利亚

澳大利亚的某些医院为了吸引国际医疗旅游者，将医疗服务高度专业化，甚至专注到"皮肤癌"这样的细分领域，某些护士甚至被培训成为所谓的"肿瘤护士"。

（二）新西兰

新西兰的国际医疗旅游主要受北美患者青睐，其全面的医疗制度、低成本、优秀的医生培训体系（主要在北美或西欧培训）和良好的自然环境，使其成为新兴的医疗旅游目的地。

国际医疗旅游发达国家或地区一览表，见表3-1。

表3-1　国际医疗旅游发达国家或地区一览表

| 国家 | 产业优势 | 特色产品 | 战略定位 | 主要客源地 |
|---|---|---|---|---|
| 泰国 | 强势的国际品牌、低廉的手术价格、贴心周到的医疗服务、丰富的旅游资源 | 热带地区传染疾病治疗、心脏手术、丰胸手术、变性手术、整形美容手术、激光手术、牙科、骨科疾病治疗、白内障治疗、泰式按摩理疗和SPA等 | 采用低成本战略，打造亚洲健康旅游中心 | 日本、美国、英国、中东及澳大利亚 |
| 印度 | 优质的医疗服务、神秘的民族传统医学、低廉的医疗服务、丰富的旅游资源、语言交流优势、政府的强力支持 | 心内外科、牙科、整形整容外科、脊椎接骨手术、减压手术、关节造型术、外科移植手术、印度草药疗法、物理疗法、印度瑜伽、豪华SPA等 | 主推民族传统医学治疗项目 | 中东、欧洲、美国和部分亚洲国家，如中国、巴基斯坦 |
| 韩国 | 医疗系统完善、医疗技术先进、配套服务优质、设立整容美容支援中心 | 整形美容手术、干细胞疗法、自体脂肪丰胸手术、眼周回春术、脸部轮廓手术、香水美人疗程等 | 采用聚焦战略，发展具有显著优势的美容行业 | 日本、中国、美国和俄罗斯远东地区 |
| 日本 | 医疗技术非常先进、配套服务齐全优质、世界防癌技术世界最为先进 | PET健康检查、SPA等 | 世界防癌体检中心 | 中国、韩国、俄罗斯远东地区和美国 |

**续表**

| 国家 | 产业优势 | 特色产品 | 战略定位 | 主要客源地 |
|---|---|---|---|---|
| 新加坡 | 优秀的医疗系统、高超的医疗技术、精密的医疗服务、完善的配套服务、政府大力扶持、中西文化荟萃、英语交流顺畅 | 基本健康检查、癌症治疗、各种专业护理、整形美容手术、减重手术、肠胃内科、眼科、抗老化、心脏科等 | 采用差异化战略，主推以健康检查为主的医疗旅游项目，打造亚洲医学中心 | 世界各地 |
| 马来西亚 | 医疗费用十分低廉，人性化的服务，社会、政治稳定，旅游入境手续简便，生活成本经济实惠等 | 胸部透视、血压测试、肝脏扫描等健康检查，世界顶级SPA | 继成功推出"生态旅游"和"农艺旅游"之后的又一重要战略举措 | 日本、韩国、中东及欧美发达国家 |
| 以色列 | 试管婴儿比例高，约4%孩童人工受孕产出 | 试管婴儿胚胎植入手术 | 打造"世界试管婴儿之都" | 世界各地 |
| 德国 | 发达的医疗技术、一流的医疗设施、密集的医院布局、优质的医疗服务和良好的医疗信誉 | 肝移植等疑难手术 | 面向全球患者提供专业优质医疗服务 | 沙特阿拉伯和阿联酋等阿拉伯国家、欧洲国家 |
| 瑞士 | 顶级品质的医疗服务、卓越的基础设施、私密性强、高水平私人医护服务 | 羊胚胎素治疗、整容外科手术、医疗温泉、个性化护理 | 面向全球患者，主推羊胚胎素治疗，打造世界抗衰老治疗中心 | 世界各地 |
| 匈牙利 | 自然风景优美、建筑富有特色、医疗费用低廉、丰富且独具医疗效果的温泉地热资源及旅游地完备的医疗保健服务设施等 | 牙科、妇科、泌尿系统疾病治疗 | 结合自身优势资源，发展牙科和温泉医疗保健 | 法国等欧洲国家 |

**续表**

| 国家 | 产业优势 | 特色产品 | 战略定位 | 主要客源地 |
|------|---------|---------|---------|-----------|
| 巴西 | 医疗费用低廉、整体医疗水平较高、优质的医疗服务、丰富的旅游资源 | 美容整形手术 | 聚焦美容、整形手术发展战略 | 美洲和欧洲 |
| 哥斯达黎加 | 高水平的医疗技术、良好的医疗服务、低廉的价格、稳定的政治局势、良好的教育水平、有利的政策鼓励外资投入 | 牙科、整容手术 | 聚焦牙科和整容手术发展战略 | 美国和加拿大 |
| 古巴 | 声誉显赫的医生、实惠的医疗价格、贴心周到的优质服务 | 神经系统疾病治疗、骨科、早期癌症检测、心脏手术、神经移植手术、微型眼外科技术 | 采取聚焦战略，定位在特种病症医疗旅游市场 | 拉丁美洲和欧洲 |
| 中国香港 | 发达的医疗技术、一流的医疗设施、优质的医疗服务 | 生育辅助技术及癌症、糖尿病治疗等 | 聚焦生育服务，采取特色和优势医疗手术发展战略 | 中国内地、韩国、日本、俄罗斯、东南亚、英国、美国等 |
| 中国台湾 | 设备先进、医疗技术高超、服务周到、收费低廉 | 洗肾技术、整形美容手术、健康体检等 | 结合自身整形美容、健康体验方面的优势的发展战略 | 中国内地、韩国、日本、俄罗斯、东南亚、英国、美国等 |

# 第三节 世界国际医疗旅游典型发展模式

国外发展国际医疗旅游已有上百年的历史。随着20世纪90年代以后国际医疗旅游产业发展开始由西方欧美发达国家逐渐向亚洲国家迅速蔓延并蓬勃兴起，国际医疗旅游产业发展的主要阵地开始正在逐渐移步亚太地区，并逐渐走上了规范化、制度化、产业化、特色化的发展轨道，产业发展体系日臻成熟并初具规模。由于各个国家发展国际医疗旅游产业的时代背景、资源禀赋、产业基础和政策条件等不尽相同，它们的国际医疗旅游产业在发展战略、经营模式、政策制度、体制机制、技术水平、服务质量、管理方式等方面表现出各自不同的特点，形成了各具特色的国际医疗旅游发展模式。概括起来，具有代表意义的典型发展模式主要有以下几种。

## 一、"治＋游"发展模式

"治＋游"发展模式包括优质医疗发展模式、廉价医疗发展模式、特色医疗发展模式、产业集群发展模式。

（一）优质医疗发展模式——美国、德国等

优质医疗发展模式主要通过先进的医疗技术和优质的医疗服务吸引境外游客。美国国内医疗保险审查严格、医疗费用昂贵而医疗服务项目有限，导致很多本国居民转而寻求境外就医，美国也因此成为世界最大的医疗旅游客源国。但美国依靠先进的医疗技术、一流的医疗设施、优质的医疗服务和良好的医疗信誉吸引了大量发展中国家的富裕患者，癌症治疗等尖端医疗技术备受全球中高端游客的青睐。德国主要凭借先进的医疗技术、一流的医疗设施、优良的医疗服务吸引境外中高端游客。德国的医院研究所、医疗研发中心和高校等科研机构高度重视医疗研究，注重对高端医疗人才的培养和引进，各医疗领域协同发展，并主推若干个特色医疗项目。如德国慕尼黑心脏中心是世界领先的心脏中心之一，并且以其艺术殿堂级的心血管医疗设备著称于世。自其1974年创立起，该中心就为医学界作出了诸多贡献，包括1981年具有里程碑意义的德国第一例心脏移植手术、世界上第一例遥控辅助二尖瓣内窥镜重建手术、世界首例主动脉瓣反置锥形阀手术。

（二）廉价医疗发展模式——印度、泰国等

廉价医疗发展模式大多位于发展中国家，主要以优质的服务和低廉的价格参与国际竞争。印度、泰国、马来西亚、墨西哥、哥斯达黎加等国家发展国际医疗旅游就采取低成本战略，推出一些质优价廉的医疗旅游项目吸引境外医疗旅游者，如印度骨髓移植、肝移植、心脏搭桥和膝关节置换等手术的费用为亚洲最低，仅相当于美英等西方发达国家的20%甚至10%左右；马来西亚的健康检查费用仅为英国的1/5左右。这些国家的共同特征就是不仅医疗价格低廉，而且硬件设施齐全、医疗技术一流、服务水平卓越，大多提供综合性医疗服务，多以医院或者集团形式出现，医护人员大多具有海外学习工作经历，医护水平高。这种廉价医疗发展模式主要以优质价廉的医疗技术和医护服务为竞争法宝，如位于新德里亚穆纳河畔的印度阿波罗集团拥有41家连锁医院和超过8000张的床位，以一流的医疗技术、卓越的医疗服务、先进的硬件设施、无微不至的服务、低廉的医疗服务价格提供综合医疗服务，参与国际竞争。

（三）特色医疗发展模式——以色列、匈牙利等

特色医疗发展模式采取产业发展聚焦战略，注重单项医疗技术的集中发展，如以色列的体外受精技术、匈牙利的牙科、泰国的变性手术、加拿大的肥胖症治疗手术、伊朗的生殖辅助技术。凭借卓越的医疗技术、特色的医疗项目、低廉的医疗价格、良好的就医环境、地中海海岸优美风光以及遍布全国的名胜古迹，以色列成为国际医疗旅游最具吸引力的目的地之一。以色列主推体外受精等特色和优势医疗旅游项目，体外受精术成功率全球最高。匈牙利牙科手术誉满全球，目前匈牙利规模较大的保健中心都拥有现代化的治疗手段和技术，可以提供残齿修复、新牙种植、牙齿保健等特色医疗保健服务项目，其极具国际竞争力的、质优价廉的特色牙科医疗服务吸引了大量的境外游客。如匈牙利肖普朗拥有230多家诊所、500多名牙医，凭借精湛的医牙技术、相对低廉的价格、较高的性价比和丰富的旅游资源等参与国际医疗旅游的全球竞争。

（四）产业集群发展模式——新加坡、墨西哥、日本等

产业集群发展模式主要特征为政府高度重视，政府主导产业发展，注重医疗科研和产学研一体化，医疗研发中心遍布，公私协同发展，综合性医院和专科性医院共同开发，注重高端医疗技术和管理人才的培养和引进。新加坡是拥有全世界最为优质的医疗保健制度的国家之一，总体医疗保健水平位列亚洲第一，拥有众多高端医疗设备，其健康检查闻名全球，是亚洲首屈一指的生物医

学研发中心、医学学术交流和培训中心、健康顾问和健康管理的基地等。完善的医疗设施、优质的医疗专业人才、质优价廉的医疗服务，再加上邻近美国的地理优势，墨西哥吸引了大量的美国游客入境接受医疗服务。墨西哥采取产业集群发展模式，打造国际医疗旅游聚集区，定位为整个拉美地区的国际医疗旅游集散中心。另外，日本、立陶宛、土耳其、古巴等国家建立医疗旅游产业园区。如：日本静冈2001年启动"富士医药谷"计划，建立以健康、医疗、生物试验、保养、度假为一体的新型健康基地，实施建设卫生基础设施——建立卫生产业——人力资源开发——建立健康社区——全球发展计划的五步发展战略，设立一站式服务中心（one-stop center）、实施建设租赁费资助和土地优惠政策、成立先进医学研究集群，实施医学研究——药品开发——门诊治疗——康疗保健的产业链整合开发模式，确立以国际会议和国际节庆为龙头的全球化营销战略，以"羊水保健"创新世界水疗保健新模式。

## 二、"疗＋游"发展模式

"疗＋游"发展模式包括"理疗＋旅游"发展模式和"美容＋旅游"发展模式。

### （一）"理疗＋旅游"发展模式——匈牙利、印度等

这种模式主要以特色医疗保健资源、传统理疗技法为核心，以理疗为主，主要针对境外亚健康、有保健需求的游客群体。匈牙利凭借其丰富的、独具疗效的温泉地热资源、温泉医疗传统、优越的区位优势等大力发展国际医疗保健旅游。印度通过印度草药疗法、物理疗法、印度瑜伽、豪华SPA等理疗保健服务[①]。泰国的特色草药医学和SPA水疗闻名于世，曼谷以"亚洲SPA之都"之名享誉世界。日本凭借先进的医疗设施、高超的医疗水平、卓越的医疗服务和丰富的温泉资源，大力发展温泉理疗旅游。瑞士抗衰老医疗旅游举世闻名，吸引无数境外游客慕名而来。毛里求斯极富岛屿文化和地方特色的温泉水疗让境外游客难以忘怀。

---

①侯胜田，刘华云，张永康. 国际医疗旅游主要东道国战略定位比较分析 [J]. 中国医院，2013，17（12）：25-27.

（二）"美容＋旅游"发展模式——韩国、巴西、阿联酋等

这种模式主要以特色医疗服务为核心，主打整形美容医疗旅游项目。韩国实施特色医疗发展模式，主推优势显著的隆胸和吸脂等整形美容特色医疗旅游项目且享誉世界，成为其国际医疗旅游的金字招牌。韩国把整形美容保健产业作为21世纪本国战略产业的重要组成部分，从2008年起首尔市政府全面推出"整容旅游配套"宣传项目，并正式启动首尔美丽医疗旅游综合支援中心，打造特区整形街区。韩国很多城市都设有"整容一条街"，形成完整而富有特色的整容医疗服务产品体系①。巴西结合自身优势主推整形美容手术，巴西将近一半的境外游客接受了该类服务。巴西已经成为世界美容手术的中心之一，在全球整容市场的地位举足轻重。阿联酋将入境医疗旅游产业视为实现经济多元化发展的重要支点，其中，牙科、皮肤科和整形外科最受欢迎②。

# 第四节　世界国际医疗旅游发展经验总结

一些国家由于医疗旅游起步较早，如今已经迈入产业相对较为成熟的发展阶段。以泰国、印度、韩国、美国等为代表的世界主要医疗旅游目的地紧密结合本国的特色和优势，以优越的医疗条件、特色的医疗产品、丰富的旅游资源、良好的服务环境、低廉的服务价格、完善的配套措施等参与国际医疗旅游产业竞争，取得了良好的经济效益和社会效益。在长期发展过程中，各地积累了大量的国际医疗旅游产业的发展经验。

## 一、注重产业战略定位

当前，国际医疗旅游产业起步较早的国家和地区都凭借各自的优势和特色

①刘世权. 韩国医疗旅游的发展对亳州养生旅游发展的启示［J］. 湖北经济学院学报（人文社会科学版），2015，12（8）：51-52.

②周辑. 阿联酋努力发展医疗旅游［N］. 人民日报，2020-10-13.

项目形成了比较明确的发展定位，产业竞争优势明显。德国国家旅游局将德国打造成为面向全球患者的国际医疗旅游目的地。韩国适时地利用当前世界医疗旅游市场的发展趋势和韩国医疗旅游的发展潜质，把整形美容保健产业和医疗观光旅游业作为21世纪本国战略产业的重要组成部分。2008年，韩国国会正式通过吸引外国患者的法案，并通过法令批准实施国际医疗旅游；2009年1月，韩国政府发表的第17代新兴动力产业中，环球健康管理产业被划分为高附加值服务产业的五个领域之一。2010年，日本政府正式颁布"新成长战略———活力日本复苏计划"，将医疗旅游定为国家支柱产业之一。2004年，泰国卫生部门牵头制定实施了第一个医疗旅游发展五年规划，明确了建设亚洲医疗旅游中心的目标定位，确定了医疗服务、健康保健服务、泰国药草产品三个发展重点。2002年印度国务院贸易产业部推出2002年国家健康政策，推行一整套发展医疗旅游的法规、政策、战略和计划。2006年，菲律宾政府制订"医疗观光项目"五年计划。中国台湾于2007年推出"医疗服务国际化旗舰计划"，并成立"医疗服务国际化项目办公室"，于2010年更是积极地提出了"台湾医疗服务国际化行动计划"。新加坡制定"新加坡国际医疗计划"，打造亚洲医学中心。土耳其政府将入境医疗旅游产业作为提高国内医疗水平与吸引境外游客的重要举措。长期以来一直是穆斯林休闲游客的大本营的马来西亚将自己定位为穆斯林首选的清真医疗中心。据东南亚媒体报道，2018年，马来西亚政府宣称，以后每年都会投入超过50亿美元，用于发展医疗旅游事业，并且将医疗旅游业作为重点支柱产业进行扶持。乌兹别克斯坦则希望在医疗旅游方面成为中亚的"领头羊"，成为中亚医疗旅游的枢纽。

　　仔细分析各个国家的战略定位，不难发现差异化定位是普遍特征。有的国家采取低成本战略，如印度、泰国推出的医疗旅游项目以较低的价格吸引医疗旅游者。有的国家采取聚焦战略，如韩国的美容业、匈牙利的牙科和温泉业、新加坡的健康检查服务、古巴的特种病治疗[①]。正是因为拥有明确的战略定位，所以上述医疗旅游目的地在医疗旅游市场上产业形象鲜明、品牌效应突出，奠定了各自在全球国际医疗旅游市场中的独特地位和竞争优势。

---

①侯胜田，刘华云，张永康. 国际医疗旅游主要东道国战略定位比较分析［J］. 中国医院，2013，17（12）：25-27.

## 二、注重政府扶持监管

纵观全球入境医疗旅游强国的发展历程，其医疗旅游业的繁荣无不得益于政府的大力扶持和积极监管。政府指导和监督国际医疗旅游企业的运行，政府部门、医疗保健机构、旅游企业以及其他相关部门紧密配合、相互协作，为产业的健康发展营造了良好的发展条件和发展环境。政府的扶持和监管主要体现在以下5个方面：（1）组织领导。印度为医疗保健组织建立和实施认证计划，建立国际医疗旅游委员会、国家国际医疗旅游局和国际医疗旅游协会，专门成立医院和医疗保健提供者国家认证委员会；为了保障医疗安全，马来西亚医疗旅游理事会隶属于卫生部而非旅游部；德国建立医疗旅游官方网站，成立国际医疗旅游机构；马来西亚政府扶持成立医疗旅游理事会；韩国成立了致力于完善相关法律并推动"医疗观光特区"发展的韩国国际医疗服务协会；新加坡在旅游局下设国际医疗组；马来西亚政府成立了由卫生总干事负责的包括卫生部、旅游部等众多政府部门和相关组织机构的健康旅游全国促进委员会。（2）政策引领。通过优惠政策扶持入境医疗旅游的发展。例如，马来西亚、印度、日本等国制定和完善相关法律和政策，推出退税、减税等优惠政策；印度旅游部和卫生部联合制定医疗机构星级标准、加强与发达国家的保险组织合作、明确医疗保健行业五年的免税期和再后五年的税收优惠政策、大幅度降低医疗设备进口税、放宽部分国家旅游签证并针对国际医疗旅游者推出M类签证、对从事医疗旅游服务的公立和私立医院一视同仁；土耳其、立陶宛、墨西哥、哥斯达黎加等国建立医疗旅游聚集区或产业园区；印度、泰国、韩国、日本、马来西亚等国推出专门的国际医疗旅游签证；韩国修改移民入境法，允许入境患者及其家属获得长期医疗签证，规定韩裔外国人可以参加国家医疗保险；泰国观光局与泰京银行合作，为入境患者提供医疗和人寿保险服务、延长部分国家患者在泰合法逗留期限，为长期逗留泰国的外籍人士开设专科门诊等；日本一些大医院设有专门服务外籍患者的管理部门；马来西亚移民局在主要入境口设立了入境患者可以快速通关的绿色通道；新加坡给予医疗与酒店"2合1"的建筑设施优惠政策和相关奖励；土耳其简化境外游客签证手续，开辟新的航线，开设医疗免税区；韩国和印度等国成立国家级医疗旅游协会；日本、马来西亚等国家放宽外国医药专家、医生、护士等的移民条件和就业限制[①]；匈牙利则宣布2003年为该国的"医疗旅游年"。（3）资金扶持。韩国、泰国等国不断加大医疗设施建设和医疗技术人员培训的投入；印度、泰国、新加坡、土耳其、波多黎各等国不断增加医疗旅游产业投资；印度允许医疗旅游业优先吸引外资、鼓励私人投资医疗基础设施、对医疗保健企业提供低利率贷款；德国政府出资建立大量的矿泉浴场与疗养基地；阿联酋不断增加医疗投入，兴建和完善医疗服务设施；波多黎各投入巨资打造国际医疗旅游产业。（4）营销支持。印度利用一年一度的医疗博览会推广本国医疗旅游产品；新加坡开设专门网站以便境外游客查阅、咨询和预订医疗旅游服务；派遣专家团奔赴中东、中国、印度等地推介医疗旅游业务；韩国政府倾力支援医疗旅游海外市场营销，颁布《支持海外扩展卫生保健体系和吸引国际病人法案》，成立首尔美丽医疗旅游综合支援中心，积极为整容外科医院联系国外游客，印制和散发英、中、日等国文字的医疗旅游服务宣传材料，在主要医疗旅游客源国家或地区大都设有代理人，釜山建有专为提供各种有关医疗旅游方面的信息服务的医疗旅游服务咨询中心和医疗旅游信息中心；泰国观光局成立医疗旅游服务专门网站，并对相关医疗机构和医生信息进行标示；新加坡在旅游局设立专门负责宣传推广医疗旅游服务业务的国际医疗组；德国国家旅游局积极搭建平台加强医疗旅游的宣传推广，印制《医疗旅游——在德国感受妙手仁心》的宣传册，在其官网上开设"医疗之旅"栏目、在国际博览会上设立医疗旅游展台、向从事入境旅游服务的旅行社提供丰富及时的医疗旅游资讯；迪拜卫生局专门开设"迪拜健康体验"网站，通过阿拉伯语、英语、汉语、俄语等多语种，及时为海外游客提供医疗旅游服务相关信息；瑞士成立负责医疗旅游海外推广的的瑞士医疗协会。（5）监管保障。泰国、印度、韩国、日本等国家制定一整套监管法规、政策、战略和计划以推动和规范本国国际医疗旅游产业的发展；德国、美国、英国等国政府加强市场监管，维护竞争秩序，实施品牌战略，树立良好的国际医疗旅游目的地形象；韩国出台《旅游振兴法》等多部旅游法规。正是因为这些国家和地区对入境医疗旅游产业发展的大力扶持和监管，其战略定位明确、产业形

---

①王红芳. 医疗旅游发展与国际经验研究［J］. 调研世界，2012（1）：61-64.

象鲜明、品牌效应显著，奠定了它们在全球市场中的独特地位和重要作用。

（一）印度

印度在发展医疗旅游业的过程中，政府部门、旅游企业、医疗保健机构以及其他相关部门和医疗旅游参与者相互配合，政府和市场也发挥着各自功能和优势以指导企业运行，同时政府还严格履行监督经济正常运行的职能。印度国务院贸易产业部制定了2002年国家健康政策，旅游部和卫生部联合制定医院实行星级标准方案，政府积极与发达国家的保险组织合作，接受在印治疗患者的投保，解除其后顾之忧。早在2002年，印度就成立了国际医疗旅游委员会和医疗旅游协会，制定了一整套推行医疗旅游产业发展的法规、政策、战略和计划。此外，印度还通过一年一度的医疗博览会推广本国医疗旅游产品，使得印度特色医疗产品广为人知、享誉世界。在印度，为了鼓励私人在医疗基础设施方面的投资，政府对公立医疗旅游医院和私立医疗旅游医院一视同仁，并制定了相关的优惠政策，比如承认医疗保健作为一个基础性领域，制定类似于对信息产业的政策，包括五年的免税期和以后五年的税收优惠；提供低利率贷款，减少医疗设备的进口税和消费税；等等。印度还对医院征用土地进行补贴，对公立和私立医疗服务机构的财政投入不断增加，最近几年对医疗保险费投入年复增长率已达39%。印度大幅度降低医疗设备进口税，保障私立医院具有世界一流的医疗仪器，提升医疗服务硬件水平。早在1982年，印度政府出台政策，规定医疗旅游业为优先吸引外资的服务行业，准许外商投资额的比例达51%，在国外居住的印度侨民的投资额可达该投资总额的100%[1]。印度鼓励各方向医疗旅游服务领域投资，宣布本国医疗机构接待国外游客合法，放宽部分国家旅游签证政策，针对国际医疗旅游者推出M类签证。

（二）韩国

韩国政府积极构建完备的医疗观光基础设施体系，制定关于"保险，预防纷争等法律制度""对外宣传，市场活动支援""大力培养医疗观光专门人才"及"培育具有全球竞争力的医院"等方面的政策，力促医疗产业对外合作交流

---

①任冲，费利群. 印度医疗旅游业的全球竞争模式及启示［J］. 河北经贸大学学报，2015（5）：76-81.

与发展，出台《旅游振兴法》等多部旅游法规，并在机构选定、医疗观光商品持续开发，以及海外市场营销等方面给予倾力支援。韩国政府还在全国范围内开展提高国民卫生意识运动，以此为韩国发展医疗旅游业营造良好的环境。首尔市政府牵头成立整容美容支援中心，同时积极开拓医疗旅游市场，为整容外科医院联系国外游客。2009年韩国政府通过实施医疗观光法令、修改移民入境法，允许来看病的外国人和家属获得长期医疗签证。韩国政府还规定，韩国裔的外国人可以加入韩国国家医疗保险。

（三）泰国

泰国政府决心从2014年开始，在未来5年内将自身打造成为国际先进的医疗中心。从2004年开始，泰国观光局开始在其医疗旅游网站上开展医疗旅游宣传，泰国政府正式推出为期五年的医疗旅游产业发展第一阶段的战略发展计划。2012年至2016年为第二阶段，计划打造泰国为国际医疗旅游服务中心。

近10年来，泰国观光局与卫生部联手，试图将泰国打造成世界医疗旅游服务中心。为了进一步拓展医疗旅游，泰国观光局明确了医疗旅游发展的阶段性具体目标：为长期逗留泰国的外籍人士开设专科门诊；推动SPA中心、按摩中心等医疗场所发展；严格按世界卫生组织标准生产泰国草药及保健品；增加泰国传统医术和诊疗选择。

泰国还计划以卡塔尔、科威特、阿联酋、阿曼和巴林等5个中亚国家或地区为试点，将上述各地游客在泰国医疗旅游的合法逗留期限从30天延长到90天。泰国观光局在网站上标示了详细的医疗结构信息和知名医院，还与泰京银行合作，向游客发行借记卡，提供医疗及人寿保险服务。

（四）日本

为了吸引外国游客，日本政府设立医疗居留签证，医疗患者可以3年内多次往返，一次可以停留90天，而且陪同人员也能享受同等签证待遇。另外，日本的一些大医院设立专门针对国外病人的管理部门。

（五）马来西亚

马来西亚相关法律和管理体系相当完善，推出退税、减税等优惠政策鼓励医疗旅游产业发展。马来西亚政府对私立医院申请国际认证的费用双倍扣抵租税或者给予费用补助，并对与世界知名医疗保健机构建立正式合作关系的私立医院提供租税优惠，对外国患者收入超过总收入5%的医院予以租税减免。为了保障医疗安全，马来西亚医疗旅游理事会隶属于卫生部而非旅游部。马来西亚移民局在主要入境口设立了绿色通道，国际医疗旅游者可快速通关。马来西亚政府的全力支持为医疗旅游行业的服务水准提供担保，也为医疗旅游的发展提供了良好的条件。

（六）新加坡

2003年底，新加坡政府成立一个官方机构，专门负责"新加坡国际医疗计划"的顺利实施，使其发展成为亚洲领先的医疗旅游目的地。新加坡在旅游局之下设立国际医疗组，专门负责营销和推广新加坡的医疗服务业务，使新加坡抗衰老美容闻名全球，并以健检便宜著称①。对于建设医疗与酒店"2合1"的设施提供优惠政策，并予以奖励。

（七）德国

德国的医疗旅游产业得到政府的高度重视，德国政府采取一系列的措施积极推动医疗旅游产业的发展，例如：放宽入境政策，吸引更多的医疗旅游者前来；提高医疗旅游服务的质量，树立良好的医疗旅游服务形象；出资建立350座矿泉浴场与疗养基地，并通过德语、英语、法语等多种语言进行宣传推广；推动医疗旅游官方网站的建立，扶持国际医疗旅游机构的成立，对外宣传推广医疗旅游服务。此外，德国医疗旅游产业的发展也得到医疗机构的积极配合，德国的一些大医院组织成立专家小组、设立医疗旅游专门病房、配备专业的护理人员，为医疗旅游者提供更专业的医疗旅游服务②。

## 三、注重提供优质服务

优质医疗旅游服务是吸引境外医疗旅游者的最重要的因素，入境医疗旅游发达国家都十分注重优质医疗服务的提供，以此参与全球市场竞争，主要体现在以

①罗丽娟. 关于海南医疗旅游市场的调查报告 [J]. 中国市场，2012（5）：5-7.
②刘华云. 北京市医疗旅游发展环境分析及对策建议 [D]. 北京：北京中医药大学，2014.

下几个方面：（1）高超的医疗技术。美国、瑞士、德国、新加坡、日本等国依赖世界一流的医疗技术水平和条件参与国际竞争；印度、泰国、菲律宾、马来西亚等国汇集了大量有美国、加拿大、英国、德国、澳大利亚等发达国家学习、工作经历的优秀医疗技术人才等。（2）特色的医疗项目。一些入境医疗旅游发达国家或地区纷纷推出特色国际医疗项目吸引全球客户，如韩国的整形美容、印度的瑜伽静修、泰国的变性手术、日本的基因检测和温泉疗养、马来西亚的试管婴儿手术、新加坡的健康体检、以色列的体外受精术、匈牙利的牙科等。（3）优质的医疗服务。品质、便利、隐私和质优价廉，是境外患者选择泰国医疗旅游的主要原因，以便他们在病中和康复期间都能得到周全、耐心、细致的照顾；印度从事入境医疗旅游服务的医护人员在医疗技术、护理水平和语言沟通等方面均占优势；新加坡为了使入境游客享受亚洲顶尖的医疗服务，开展"一站式"服务。

（一）泰国

泰国国际医疗旅游产业快速发展的关键因素除了低廉的医疗服务价格以及世界一流的医疗技术水平以外，还包括优良的语言服务。为了给来自不同国家的医疗旅游者提供较好的医疗旅游服务，泰国康民医院所有工作人员都讲英语，另外还聘请了70名翻译人员；泰国普吉岛医院拥有英语、汉语、日语等15种语言的口译者[①]。泰国为国际旅客进行的医疗检查和治疗多于亚洲其他国家，并且涵盖多个学科，服务品种齐全，一般的CT检查、心脏手术、牙科手术不在话下，美容整形手术等也在不断完善中，加上病房干净卫生、设施齐备，让病员感觉更像是在宾馆度假休闲而非住院疗养。泰国很多医院提供一些全球最佳的医疗服务和设施，医疗旅游服务人员"温暖贴心的服务是治疗和迅速康复过程中颇有价值的部分"。泰国医院不仅医术水平高、收费合理，而且对病人在病中和康复期间的照顾服务周全、细致、贴心，使得病员有种宾至如归的感觉。在东南亚，曼谷的康民医院、三美泰医院最早通过美国医疗机构评审联合会审核，获得被誉为全球医疗服务提供商的"黄金标准"的资格证书。

---

①Connell J. Medical tourism: sea, sun, sand and surgery [J]. Tourism Management, 2006, 27 (6): 1093-1100.

（二）印度

医疗服务质量有保证是吸引境外医疗游客的关键所在。高超的医疗技术、低廉的医疗价格、精通英语的医护人员是印度国际医疗旅游参与全球竞争的三大制胜法宝。

虽然印度公共医疗卫生体系不为国际看好，但其私立医院的医疗水平却并不比发达国家差，一些医疗手术已经达到国际一流水平，心脏搭桥手术、骨髓移植手术、膝盖置换手术、整形外科手术、关节复位和骨质疏松治疗等方面甚至已经超过欧美发达国家的水平。位于印度首都新德里的阿波罗医院和护卫者医院是印度两家最有名的私立医院，都通过了美国JCI认证，拥有各种先进的心脏医疗保健设备，能诊断和治疗各种心脏疾病。其心脏导管插入术和心脏移植术的平均成功率是98.5%，与世界一流的心脏病医院相同。护卫者医院还是世界上少数拥有机器人这类先进医疗设施的心血管医院之一，在该院接受冠状动脉搭桥手术病人的死亡率为0.8%、感染率为0.3%，低于发达国家平均1.2%的死亡率和1%的传染率。2012年，位于首都新德里的印度顶级医疗旅游医院——全印医学科学研究院完成心脏搭桥手术近8000例，手术感染率只有0.2%，死亡率只有0.5%，即便在欧美发达国家，心脏搭桥手术的平均感染率达到1%，平均死亡率也达到1.2%[1]。印度著名的私立医疗旅游医院阿波罗医院，是获得JCI认证的世界一流医疗旅游医院，60%的医生拥有国际行医资质。2010年，阿波罗医院50000例心脏外科手术的成功率达到98.5%，138例骨髓移植手术的成功率达到87%，6000例肾脏移植手术的成功率达到95%[2]。在印度，除了英语是官方语言以外，同时，文化上与英语国家的渊源，也使得印度的医疗服务人才很容易与国际接轨。印度的大部分医护人员都会讲英语，而其医疗旅游患者主要来自英美国家，所以不仅医患交流沟通没有障碍，而且有利于增强患者的认可度和信任感。印度还为医疗旅游客人提供"一站式"服

---

①王红芳. 医疗旅游发展与国际经验研究［J］. 调研世界，2012（1）：61-64.

②Suman Kumar dawn. Medical tourism in India：issues，opportunities and designing strategies for growth and development ［J］. International Journal of Multidiscip llnary Research，2011（3）：199.

务，境外患者可以在网上选择医院和医生，从一下飞机开始就有专人服务。一些高档私立医院还为入境患者推出机场接送、配备能够上网的单独病房、提供印度美食、配合瑜伽或其他形式的传统医疗、安排旅游等各式套餐服务，颇受入境患者的欢迎。在一些实行国家卫生服务体系的国家，民众预约就医、等候住院治疗时间很长，如膝盖移植手术的病人需要等待18个月，而在印度只需要5天①。印度旅游部和卫生部根据硬件设施、医疗及护理水平等，对从事国际医疗服务的医院实行星级标准管理。

（三）新加坡

在国际卫生组织2000年的总体医疗保健评比中，新加坡名列世界第6位，在亚洲则名列第1。同时，新加坡医疗保健制度也是全世界最优质的医疗保健制度之一。新加坡拥有许多高科技的医疗设备，是亚洲第一个引进美国"达芬奇"机器人手术系统的国家；引进了核子医学领域最先进的阳离子放射扫描技术；通过引用磁共振聚焦超声手术系统，成为东南亚首家无需开刀治疗子宫肌瘤的国家；等等。新加坡是亚洲首屈一指的生物医学研发中心、医学学术交流和培训中心、健康顾问和健康管理基地等。

（四）马来西亚

马来西亚医务人员多在澳大利亚、英国、美国等发达国家接受过相关教育或培训，执业水平较高，且马来西亚采用国际通用的医疗体系。正是先进的医疗技术和优质的医疗服务使得这些国家每年吸引大量患者前往。马来西亚的医院非常注重为境外医疗旅游游客提供优质服务，游客在休闲、购物，甚至打高尔夫球的间隙，均可以前往与下榻旅店挂钩的医疗中心做胸部透视、血压测试、肝脏扫描等健康检查。通常做完检查，完整的检查报告很快就能送交游客手中，如需继续治疗，可以转往相关医疗中心。

## 四、注重设计配套措施

完善的配套措施也是吸引境外游客的重要因素，甚至能够构成服务竞争品

---

① 李正欢，郑向敏. 印度医疗旅游的发展评介 [J]. 浙江旅游职业学院学报，2007，12（4）：9-12.

牌。印度针对国际医疗旅游者推出 M 类签证办法和长期居留医疗签证措施（陈利君等，2018）；泰国设立医疗机构和医疗服务信息的相关网站与网页，并与相关部门合作，向入境游客提供借贷、保险等服务（刘佳等，2016）；韩国、日本等国实施医疗旅游签证制度，放宽旅游签证政策，推出适当延长入境医疗游客居留的合法逗留期限和增加往返次数的入境医疗旅游签证（王秀峰，2015）；韩国大力投资构建完备的医疗观光基础设施体系；墨西哥、土耳其、立陶宛等建立医疗旅游产业园区；韩国成立专门负责海外推介的首尔美丽医疗旅游综合支援中心；新加坡设立负责医疗旅游国际营销的国际医疗组，隶属旅游局。善而优质的配套服务是这些医疗旅游发达国家或地区吸引境外医疗旅游者的关键因素，也是其参与全球竞争的制胜法宝。

（一）美国

全球健康研究所称，美国在全球主流的医疗养生业内仍然是规模最大的一个市场。酒店不断扩大自己在线上推出的服务范围，已不仅包含健身房，还有房间内锻炼设施、慢跑路线以及睡眠疗养项目。洲际酒店已启动了一个以养生为重点的健康时尚品牌，即 Even 酒店，并在美国全国推广这个品牌。希尔顿酒店集团与创新型健身自行车品牌 Wattbike 达成了合作关系，联手向全美洲的奢华酒店推销高性能的室内健身自行车。而威斯汀等其他酒店集团提供超级食品和跑步管理员。拉斯维加斯的米高梅大酒店则推出了含维生素 C 的沐浴。亚利桑那州的费尔蒙斯科茨代尔酒店推出了可缓解时差综合征的零重力舱，而维瑟罗伊斯诺马斯酒店则在零重力舱之外还推出了氧吸入疗法予以辅助。

（二）印度

为了促进国际医疗旅游产业发展，从 2015 年 1 月开始，医药领域发展迅速的印度全面简化缺医少药的南亚国家赴印医疗旅游的签证手续，在签证处开设南亚各国医疗签证快捷窗口，医疗旅游者递交相关材料后 3 日内即可获取签证，急重病患者则可当天获得签证。印度的高档私人医院为海外病人提供定制服务，如手术前后咨询、机场接送、恢复期间的全套旅游安排、能够上网的单独病房、美食，以及安排休闲旅游活动等。另外，一些医疗旅游经营商还推出"家庭医疗旅游"套餐，针对整个家庭的随行成员提供相应的医疗服务，如父亲眼睛护理、母亲整形美容、孩子牙齿护理。还有一些机构为患者陪同人员提供报销往返机票和在印期间的一切费用的套餐。入境医疗旅游者在印度一些医疗机构通过相关审核之后，无需等待，很快即可入住相关的医疗机构或度假村接受治疗，并享受全程医疗打包服务，包括机场接送、能够上网的单独病房（房间完全按照星级饭店的标准进行管理）、专业医生和专职护士提供便利的医疗照顾、适合游客病情的健康美食、保健按摩、水疗、适当的旅游娱乐活动。医疗机构还为病人家属提供安排食宿、交通工具、代订车（机）票等相关服务[①]。另外，为了满足境外医疗游客体验印度神秘且独特的传统医学的需求，印度推出包含阿育吠陀医学和传统瑜伽服务等医疗旅游项目的套餐。

（三）新加坡

被世界卫生组织评为"亚洲拥有最佳医疗系统国家"的新加坡积极发展国际医疗旅游，为了让病人享受到亚洲最顶尖的医疗服务，有关机构为患者到新加坡看病开展"一站式"服务。患者在被诊断出某种疾病后，如果向导医机构求助，机构将为病人度身定做一套在新加坡的治疗方案，包括根据病人的病史，为病人选择合适的权威医生等。此外，新加坡有些医疗机构能为境外患者及其随行家属提供办理签证、预订酒店、机场接送、配备翻译和生活秘书，甚至提供游览计划等"一条龙"服务。为了迎接更多国际求医者，新加坡大部分公立医院以及部分大型私人医疗机构都建立了国际导医网络，很多医院都建立了国际病人服务中心。新加坡国际导医机构已经先后在印度、中东、上海设立了分部，全权负责病人的整个就医过程。

（四）韩国

由于前往首尔的医疗观光客逐年增加，首尔市开设提供医疗旅游有关信息的网站。医疗旅游信息网站将提供中文、英文、日文和俄文4种语言服务，提供优秀医疗机构、诊疗项目和医疗人员等有关信息。境外医疗游客可以与院方进行在线洽谈，网站还提供整容手术前后的注意事项以及医疗纷争处理程序等信息，并将逐步公开医院的诊疗费和是否加入保险等医疗信息。由于越来越多

---

①王红芳．医疗旅游发展与国际经验研究［J］．调研世界，2012（1）：61-64.

的日本、中国等亚洲国家女性为整容来到韩国，韩国首都首尔市启动为外国整容游客联系首尔整容外科医院的工作。首尔首设整容美容支援中心吸引境外医疗游客，同时建立市医疗观光综合咨询中心与打造特区整形街区。除了提供非治疗领域内的综合信息外，韩国还为入境医疗旅游者提供"一站式"服务，并训练专业顾问人员给病患提供帮助，还专门为入境医疗旅游者提供医疗签证，致力于培养医疗观光协调人员。韩国一些整容医院会为客人开具"整容事实证明"，帮助客人顺利通过出入境检查。韩国大部分整形美容机构都能提供中文、日语等多国语言的翻译服务，负责整形美容的接待和咨询。韩国很多城市都设有"整容一条街"，形成完整而富有特色的医疗服务产品体系。韩国相关医疗基础设施和旅游配套设施也相当完善，医疗美容养生中心不仅设有汗蒸窑、按摩室、热疗室、美容室、美甲室等场所，还设有供游客休闲运动的旅游规划项目，比如射击和骑马①。韩国为国际医疗旅游协调员（IMC）颁发国家许可证，负责诊所的详细支持服务、游客支持、医疗旅游营销，以支持国内和国际医疗机构在各个市场的发展、医疗旅游咨询、风险管理和行政工作，提高用户对医疗旅游服务质量的满意度，从而有助于发展和增强韩国医疗保健行业的国际竞争力②。

（五）日本

日本国际医疗旅游提供的服务内容主要是医疗和观光，游客可在日本接受体检等医疗服务的同时，利用空暇时间参与温泉和高尔夫球等娱乐活动。日本以精湛医疗为后盾，放松签证限制，吸引全球游客。自2011年开始，日本在中国开始大力推广为期3年的新型医疗签证，吸引以中国为主的亚洲富裕阶层增加国外患者的赴日次数，延长在日本的逗留时间。日本全国各地都有温泉疗养院，游客做完各种医疗检查之后，就可以安心享受自然，疗养身心。

---

①刘世权. 韩国医疗旅游的发展对亳州养生旅游发展的启示［J］. 湖北经济学院学报（人文社会科学版），2015，12（8）：51-52.

②Seo Byung Ro, Park Sam-Hun. Policies to promote medical tourism in Korea: a narrative review［J］. Iranian Journal of Public Health，2018，47（8）：1077-1083.

（六）瑞士

瑞士的私立医院走的是精品医院路线，虽然大部分规模不大，但提供五星级酒店标准的个性化服务。瑞士还开通了中国公民赴瑞士医疗旅游的绿色通道，只要符合条件，中国患者就能收到指定医院的邀请函，瑞士优质医院联盟在患者提出申请后，工作人员会陪同其到中国指定的国宾医疗中心或浦东东外滩健康中心进行前期检查，然后把患者的病例资料送往瑞士医院。瑞士专家将根据所获得的信息会诊，制订医疗方案，给出预算，然后协助患者赴瑞士接受体检、康复运动、人工关节置换和心血管手术等世界领先的医疗服务。除了接受优质的医疗服务以外，患者还可以欣赏瑞士美丽的自然风光和体验瑞士的人文风情。瑞士天然温泉理疗产品的行程完全围绕温泉理疗，包括体验四大著名温泉理疗胜地，并穿插与健康相关的项目，比如健走、草药、香薰、红酒、素食。

（七）墨西哥

在墨西哥，一些金融机构推出医疗旅游贷款服务。比如，加拿大丰业银行墨西哥分行推出了面向加拿大游客的医疗旅游贷款服务，以便利其支付在墨的手术及其交通、住宿等一系列费用。此外，为了吸引更多的美国游客来墨西哥进行医疗旅游，墨西哥医疗行业还开始与美国一些私人医疗保险公司合作，使其一些医疗保险可以覆盖墨西哥的医疗服务。有关统计数据显示，最近几年，墨西哥接待的跨境医疗患者数量在全球医疗旅游市场中的增长速度最快。

（八）泰国

为了便利交流与沟通，泰国首都曼谷的医院提供各种针对性服务，特设日本专部，还雇佣22个语种的翻译人员，其中不乏瑞典语、柬埔寨语等较冷门的语言。泰国许多私立医院雇佣能讲流利的英语、阿拉伯语、孟加拉语、汉语、日语、朝鲜语，甚至较为冷门的瑞典语、孟加拉语、柬埔寨语、西班牙语等多国语言的翻译人员和医护工作人员，使得沟通不再成为障碍。泰国观光局网站拥有详细的医疗机构信息，并与泰京银行合作，向游客提供借贷、医疗及人寿保险服务。2006年，时任尼泊尔首相的柯伊拉腊需要医疗服务时，选择到泰国康民医院就诊。

（九）其他地区

为了吸引境外游客和延长游客境内停留时间，菲律宾移民局针对外国游客推出特殊医疗签证，可在菲律宾停留6个月。由于许多法国人利用假期到布达佩斯修复残齿、种植新牙，因此应运而生了不少旅游公司，除了负责订购机票和旅馆外，还负责根据法国游客的需要，给他们介绍相应的医生，并且提供一名翻译，以方便法国游客在布达佩斯的生活起居和求诊。

## 五、注重低价竞争策略

经济因素是国际医疗旅游者选择医疗旅游目的地时考虑的关键因素。入境医疗旅游费用主要包括：一是治疗费用（手术、治疗、理疗、体检等）；二是医疗服务费用（前期会诊、病例翻译、陪同翻译等）；三是旅游服务费用（机票、餐饮、住宿、观光等）。

全球入境医疗旅游中心逐渐向亚洲国家转移，其中低价竞争策略是其制胜法宝和竞争优势，价格低廉依然是吸引患者远赴境外接受医疗服务的重要因素。许多发达国家游客前往发展中国家接受医疗旅游服务的主要动因是这些发展中国家医疗服务价格相对低廉。实施低价竞争策略的主要是一些发展中国家。为了吸引更多入境医疗旅游者，这些国家除了主要依赖世界一流的医疗技术、重点发展入境医疗旅游的资源倾斜政策外，就是以优质的服务和低廉的价格参与国际竞争，采取低成本竞争策略。

（一）印度

印度结合本国充裕且低廉的劳动力资源参与国际竞争，大部分医疗项目的费用仅仅相当于美、英等西方发达国家的20%甚至10%。印度的天然生物保健制药业发达，是仅次于美国的世界第二大生物药品制造国家，医疗保健药品疗效好、价格低，有的药价仅是西方同类药价的大约10%。据统计，一项心脏手术在美国的医疗费用是4万～6万美元，新加坡是3万美元左右，在泰国则要花费1.2万～1.5万美元，而在印度仅需0.3万～0.6万美元。

（二）泰国

泰国的医疗旅游费用低廉，远远低于西方发达国家，提供的医疗旅游服务却是世界一流。一次膝盖替换手术加上随后的物理治疗总共的花费仅为美国医疗费用的1/5左右。

**（三）马来西亚**

印尼、新加坡、日本和西亚国家是马来西亚入境医疗旅游的主要客源国，价格是马来西亚医疗旅游的核心竞争优势。马来西亚提供全面的医疗服务，包括牙科、整容、心脏手术等，医疗费用远远低于欧美发达国家，提供的服务却更为人性化。马来西亚发展国际医疗旅游的最大优势是其医疗费用十分低廉，例如为游客提供健康检查的费用仅仅是英国同类检查的1/5[1]。即便与新加坡、中国香港等医疗水平较发达的亚洲国家或地区相比，马来西亚的医疗费用也颇具竞争力。此外，当地住宿和饮食也较为便宜。

**（四）其他地区**

菲律宾的医疗旅游费用相对于西方国家及地区来说十分低廉，甚至在亚太地区也处于较低水平。

最近几年，匈牙利吸引了很多法国游客，其中一个重要因素便是匈牙利"绝对吸引人的、富有竞争力"的牙科费用。

在非洲和中东，国际医疗旅游发展势头较好的有以色列和约旦，其主要客源来自伊拉克、巴勒斯坦和苏丹，也有少数来自美国、英国及加拿大，且其相关费用仅为美国的3/4。

墨西哥医疗旅游业近年来迅速发展无疑得益于其显著的价格优势，其牙科、眼科和整形外科手术费用比美国低60%～80%。

哥斯达黎加普通整形手术费用比美国低50%～70%，膝盖康复手术的费用仅是美国的20%左右[2]。

## 六、注重品牌竞争策略

纵观全球国际医疗旅游发达的国家和地区，大多实施特色品牌发展战略，

---

①宋玉芹，汪德根．近10年国内外医疗旅游研究比较［J］．地理与地理信息学，　2011，（6）：105-110.

②刘华云．北京市医疗旅游发展环境分析及对策建议［D］．北京：北京中医药大学，2014.

以特色医疗旅游服务积极参与国际竞争，各自打造出具有一定特色的医疗旅游项目和品牌。比如，美国依赖发达的医疗技术提供肿瘤治疗、试管婴儿等尖端品牌医疗服务；日本打造肿瘤治疗、基因检测、温泉疗养等品牌医疗项目；瑞士以"优质医院联盟"形式提供心血管手术、美容整形手术、人工关节手术、运动康复、干细胞治疗等世界领先的医疗服务；匈牙利以极富竞争力的特色牙科医疗服务加入全球竞争行列；新加坡以"亚洲最佳医疗系统"为入境医疗旅游者提供健康体检、肿瘤治疗、外科手术等精密医疗服务；韩国以整形美容支援中心的形式打造整形美容特色医疗旅游品牌；泰国以低廉的成本以及风景宜人的旅游景点、纯熟的美容和变性手术享誉国际，成为亚洲最大的医疗旅游市场；马来西亚对回教病人具吸引力；印度凭借外科手术费用低廉、英语氛围优势，成为亚洲医疗旅游增速最快的国家，以独具特色的医疗和旅游资源打造骨髓移植手术、心脏搭桥手术、瑜伽、静修等医疗旅游项目参与国际竞争；墨西哥在心脏搭桥手术、膝关节置换手术、胃旁路手术等方面树立了自己的竞争品牌[1]。

（一）泰国

泰国的国际医疗旅游产业的发展受到国家的高度重视和大力支持，20世纪70年代中后期，泰国开始发展美容整形、变性手术等医疗旅游项目。经过多年的发展，目前泰国的医疗旅游项目主要包括整形外科、变性手术、丰胸手术、激光手术、牙科以及面部美容等[2]。如今，泰国的国际医疗旅游项目以器官移植手术、整形美容手术、心脏手术及骨科治疗而闻名于世，特色治疗包括特色草药医学和SPA水疗。曼谷在国际上享有"亚洲SPA之都"的美誉，吸引很多境外医疗旅游者慕名前往，接受健康检查、牙齿整形、整容手术、健康体检等。

（二）印度

印度是医疗旅游发展最为成功的国家之一，其特色是低成本、国际标准质

---

①罗翩. 印度医疗旅游发展探析及其对我国的启示［J］. 旅游纵览，2014，（1）：63.
②梁湘萍，甘巧林. 国际医疗旅游的兴起及其对中国的启示［J］. 华南师范大学学报：自然科学版，2008（1）：130-136.

量、低语言障碍和特色治疗，包括骨髓移植手术、心脏搭桥手术、眼科和骨科手术。印度以本国的特色优势项目如传统瑜伽、韦达养生学、阿育吠陀养生食疗法、自然天成养生疗法、顺势疗法等发展养生康复类国际医疗旅游，并与印度生产的名目繁多的天然生物保健药品相结合，有助于强身健体、延年益寿。印度采用多元化战略，医疗旅游产品类型丰富，涵盖了神经科、心内外科、牙科、整形整容外科、关节造型术、外科移植等，并提供印度草药疗法、物理疗法、印度瑜伽、豪华SPA等医疗服务和休闲服务①。印度利用独具特色的传统疗法如瑜伽、阿育吠陀医学、悉达医学以及尤那尼医学一直是吸引海外医疗旅游者的重要因素之一。大量无毒副作用的印度草药在印度传统医学疗法中被广泛采用，备受各国患者推崇。

（三）韩国

韩国政府积极推广"健康体检""美容整形""皮肤美容""牙科""韩方"等5个医疗观光代表品牌，享誉世界。大多数外国患者到韩国寻求的医疗服务是牙科、整形外科和体格检查。凭借"整形美容"这一金字招牌，韩国在短短几年内就迅速聚集起了医疗旅游人气，形成了具有一定规模的医疗旅游市场。相比亚洲消费者热衷于脸部整形，西方游客更偏好身材矫正，西方游客来韩医疗旅游大多数选择接受隆胸和吸脂手术。另外，韩国利用在许多国家尚未开发或被法律禁止的干细胞技术吸引境外患者，尤其是瘫痪患者赴韩国就医。

（四）匈牙利

匈牙利以牙科出名，有着无数优秀的牙医。目前匈牙利规模较大的保健中心都拥有现代化的治疗手段和技术，可以提供修复残齿、种植新牙、牙齿保健、激光眼科手术、健美、按摩、泥浴和整形手术等保健服务项目。另外，匈牙利还凭借其丰富的、独具医疗效果的温泉地热资源，大力发展医疗保健旅游。此外，匈牙利还具有临近欧美市场的良好区位、自古就遗留下来温泉医疗传统等优势。

---

①侯胜田，刘华云，张永康. 国际医疗旅游主要东道国战略定位比较分析 [J]. 中国医院，2013，17（12）：25-27.

（五）其他地区

新加坡可为海外患者提供包括 X 光检测，眼、心脏、大脑等领域的先进手术和健康体检在内的一系列医学治疗。巴西和古巴以整容手术见长，医疗费用约为美国的 40%～60%。墨西哥一些医疗机构在心脏搭桥、膝关节置换、胃旁路等手术上的医疗水平已经可以和美国相媲美。毛里求斯极具地方特色和反映岛上多元文化遗产的温泉水疗尤其让游客难以忘怀。

## 七、注重境外市场开拓

国际医疗旅游发达国家或地区大多并不单纯满足于本国市场，而是十分注重境外市场开拓，把目光瞄准境外市场，通过细分境外目标市场，锁定境外目标人群，大力实施境外市场开拓战略。

（一）德国

德国国家旅游局会重点向那些从事出境高端豪华游，特别是高端定制旅游的出境游旅行社提供丰富、及时的医疗旅游资讯，同时引导更多的旅行社将医疗康体旅游的一些元素推荐给游客或融入常规观光产品中。德国国家旅游局与德国疗养浴场联合会签订了合作协议，双方共同推出《健康之旅——旅游之国德国的矿泉浴场与疗养胜地》宣传手册，分别用德语、英语、法语、荷兰语、意大利语、瑞典语以及俄语等 7 大语种出版发行，方便境外游客在这里找到最适合的疗养场所和疗养方式。德国国家旅游局印制了《医疗旅游——在德国感受妙手仁心》宣传册，主要介绍了国外患者在德国诊疗机构所能享受到的医疗服务和德国各大旅游景点的相关信息，并在其官方网站上增添"医疗之旅"主题新栏目，方便境外患者通过这一栏目找到德国境内提供相关治疗的著名诊所与医生信息。另外，德国还在重要的国际博览会上设立展台，推广医疗旅游。

（二）瑞士

瑞士优质医疗联盟的亚洲首个代表处落沪，目标直指国内的中高收入群体。该上海办事处旗下 18 家医院中的 4 家宣布开通中国公民赴瑞士医疗旅游的绿色通道。赴瑞士就医的外国人中，多是来自俄罗斯和中东海湾各国的有钱人。负责海外推广的瑞士医疗协会也将目标锁定这两个市场，定期推出阿拉伯语和俄语版的杂志。近年来，该协会还经常到海湾国家和俄罗斯举办推介会。

（三）韩国

韩国文化观光部和观光公社加大本国医学宣传，向外国人散发中、英、日等国文字的医疗旅游服务宣传材料。保健福祉部则与民间医院组成吸引海外患者政府民间协会，推销韩国特色的健康体检、整形美容等医疗服务。韩国医疗旅游业借助影视歌作品效应飞速发展，通过电视媒体、说明会、网络、公关等多种渠道宣传医疗旅游业，韩国前总统金大中就曾亲自为韩国旅游业在电视台做过广告①。韩国在其旅游网站上开辟了"智能的护理与明智的选择——韩国医疗旅游业"版块，内容覆盖了所有详细信息，附有医院与诊所的照片、可提供的手术清单以及对提供草本疗法的医疗旅游景点的介绍等。

韩国在各大主要医疗旅游客源国家或地区大都拥有代理人，他们以整形美容为主要卖点，在全世界范围内推介其医疗旅游，树立品牌。另外，支持多国语言的24小时网上咨询服务和医疗服务预订的医疗服务网络平台的构建，也成为韩国医疗旅游业对外宣传的重要手段。韩国在全球建立的首个韩国医疗观光服务中心落户中国青岛，并携手湖南建立医疗观光中心。韩国发展医疗旅游过程中，除了锁定中、俄、美的客人外，进一步瞄准中东客人，大力开拓中东市场。

（四）新加坡

新加坡的医疗旅游由于面临来自马来西亚等国的挑战，更加注重加大市场开拓力度。新加坡早在2003年就推出了"新加坡国际医疗计划"，大力开拓医疗旅游市场，巩固其医疗技术和品质在世界的领先地位。新加坡主要将目光瞄准中国和印度的富翁，多个部门更是经常到上海推介本地的医疗旅游业务。早在2004年，新加坡旅游局、经济发展局等共同推出"新加坡国际医疗计划"并到上海进行宣传，争取吸引更多的中国患者到新加坡就医和旅游。有关机构打出了"医疗＋旅游"的旗号，为患者到新加坡看病提供"一站式"服务。在这之前，新加坡国际导医机构已经先后在印度、中东等地设立了分部，全权负责患者的整个治疗过程。

---

① 甘霖. 解析韩国旅游业成功的因素［J］. 乐山师范学院学报，2007（12）：81-82.

### （五）美国

2014年以来，美国各大医疗机构纷纷向中国推出癌症、儿童病、血液病等领域的医疗服务，吸引大批中国患者前往。在中国极具口碑的美国麻省总医院中国医院建设规划落户广东自贸区，为中国人提供高端的医疗服务。2015年1月，世界顶级医疗集团美国梅奥医疗集团宣布与高瓴资本合资成立的惠每医疗管理有限公司正式落地中国。

## 八、注重产业协同发展

医疗旅游是医疗产业与旅游产业融合发展的产物，注重医疗产业和旅游产业协作是医疗旅游发展的重要环节。国际医疗旅游发达国家大都高度重视医疗与旅游的产业协作发展，形成举国一致的协调机制，实现两大产业的深度交融和合作共赢，共同推动本国入境医疗旅游产业健康、快速发展。政府扶持产业的健康运行，统筹协调政府部门、旅游企业、医疗机构及其他相关利益群体密切协作，共同推动医疗旅游产业发展。相关部门积极配合，协调解决入境医疗旅游发展中出现的各种问题，比如：成立多个政府和行业机构，联手解决医疗旅游中的具体问题；以立法手段促使旅行社、医院等有关行业服务标准化；主动减少医疗设备的进口税和消费税、提供低利率贷款，使得私立医院进口医疗设备日益便利；鼓励医疗保健领域的外国直接投资；对国际医疗旅游者和外国医药专家、医疗师放宽入境政策；积极与发达国家开展保险组织合作；支持私营企业制定自身市场战略，鼓励医院进行国际认证，设立跨国保健公司，推出丰富而又各具特色的医疗旅游产品体系[①]。新加坡在旅游局下设国际医疗组；泰国卫生部负责医院及健康食品品质管控，外交部负责提供旅游签证，交通部负责交通运输问题，观光局和商业部负责对外推广[②]；印度成立了国际医疗旅游委员会和医疗旅游协会；新加坡在旅游局下设国际医疗组；马来西亚政府成立了由卫生总干事负责的包括卫生部、旅游部等众多政府部门和相关组织机构的健康旅游全国促进委员会。

---

①王红芳. 医疗旅游发展与国际经验研究［J］. 调研世界，2012（1）：61-64.
②王琼. 西安医疗旅游发展策略研究［D］. 西安：西安电子科技大学，2010.

# 第五节　世界国际医疗旅游产品开发

当前，世界各大医疗旅游目的地国家或地区纷纷推出高端和特色医疗旅游服务，以此吸引全球客户。如泰国的整形美容；印度的神经科、眼科、心脏科、瑜伽、静修；韩国的整形美容、体检、干细胞治疗；日本的肿瘤科、基因检测、温泉疗养；新加坡的体检、肿瘤科、外科；瑞士的人工关节、心血管科；匈牙利的牙科、温泉疗养；美国的肿瘤科、试管婴儿等。

## 一、"滨海旅游＋医疗保健"医疗旅游产品开发

当前，泰国是世界医疗旅游业最发达的国家，成为世界医疗旅游业的"领头羊"。泰国岛屿众多，风景优美，环境良好，文化氛围浓厚，每年都吸引了大量的国外游客。在"亚洲最佳岛屿"评选活动中，前10名中泰国占据5个席位，其中龟岛更是力压印尼巴厘岛，荣获第一名。泰国利用这些优美的岛屿积极发展海洋医疗旅游，使得游客在泰国接受心脏科手术、牙科手术、美容整形手术、变性手术等同时，可以到海边参加观光、休闲、度假和娱乐等旅游活动。印度则以其传统瑜伽等吸引了大量旅游者前往学习及度假。新加坡被世界卫生组织评为"亚洲拥有最佳医疗系统国家"，近年成为周边国家富商喜欢前往看病的地方。新加坡位于马来半岛南端，是热带岛屿，海滨风景秀美，很多患者一边在新加坡接受健康检查、尖端手术疗程、癌症治疗与各种专业护理，一边陶醉在其美丽的海滨风光之中。马来西亚政府积极推动医疗旅游，将医疗与海滨观光、度假结合起来，提出"放松的时候就是做健康检查的最佳时机"的口号。印度主要是以良好的医疗条件、优质的医疗服务和低廉的医疗价格参与国际竞争，并以本国的特色和优势医疗项目发展国际医疗旅游。孟买在印度被称为"印度城市中的皇后"，其环绕贝克湾的闻名遐迩的海滨大道则被称为

"皇后的项链"。外地游客在孟买接受印度医疗旅游的同时,海滨大道是一个休闲、度假的绝好去处。

## 二、"温泉度假＋医疗保健"医疗旅游产品开发

泰国滨海不但风景优美,而且温泉资源丰富,SPA是滨海旅游业的一大特色。泰国积极利用本国丰富而优质的温泉资源兴建滨海温泉度假地,开发温泉洗疗等项目,发展温泉医疗保健旅游。比如有着椰林、海滩、银浪、阳光、宫殿和"SPA天堂"美誉的华欣成为泰国SPA业中的翘楚,手法高超的泰式SPA吸引了众多游客前来体验。新加坡利用本国先进的医疗技术、发达的旅游产业、丰富的温泉资源和优美的海滨风光,大力发展滨海温泉医疗保健旅游。外国游客在新加坡除了欣赏其海滨风光和都市风情以及娱乐、购物以外,还可以尽情享受泡温泉、做SPA带来的乐趣。印尼巴厘岛上温泉众多,分布广泛,故利用丰富而优质的温泉资源,开发了众多的温泉酒店、度假村等,建设了许多别致的海景温泉客房,提供泡温泉、做SPA和按摩等医疗保健项目。菲律宾的医疗旅游主要提供体检、医疗和观光等服务内容,游客在接受体检、康复、疗养等医疗服务的同时,利用空暇参与海边的日光浴、沙浴、温泉洗浴和高尔夫球等娱乐活动。

## 三、"海洋运动＋康复保健"医疗旅游产品开发

亚洲医疗旅游发达国家大多濒临海洋,海洋资源也在很大程度上被用于医疗旅游开发,除了滨海休闲度假、海洋生物医疗保健外,海洋运动旅游项目也是异彩纷呈。丰富多彩的体育专项活动使海滨度假充满了活力,增强了旅游吸引力。拥有"珍宝岛""金银岛"美誉的泰国南部的普吉岛,拥有众多海水清澈湛蓝、沙滩洁净细白的海湾。医疗旅游者可以在芭提雅海滩体验拖曳伞、摩托艇、皮划艇、捕鱼、潜水等丰富多彩的海上健身运动和沙滩足球、沙滩排球、泰拳表演等活动,从而接受身心均衡疗法及康复保健。新加坡海洋旅游开展得有声有色,海边建有大量的海上运动场所、高尔夫球场和度假休闲中心。在新加坡圣淘沙海洋生物园,游客可以近距离接触海洋生物,感受丰富多彩且充满奇趣的海洋之旅,从而能够有效地放松身心,消除烦恼。马来西亚被称为

"水下天堂"，依托自身优越的水下资源，积极发展运动康复项目，比如海洋公园的潜水观鱼、沙巴和诗巴丹的海洋潜水等知名旅游项目。

### 四、"特色医疗＋康复保健"医疗旅游产品开发

亚洲医疗旅游发达国家大多都能结合本国的资源特色和优势，积极发展特色海洋保健旅游项目。泰国探克拉布寺建立戒毒中心实施天然药物康复计划对戒毒者进行多阶段治疗，成为泰国最早的医疗旅游项目。目前，泰国以健康检查、器官移植术、整形、牙科、心脏科及骨科闻名，同时，特色治疗包括水疗也享誉世界。泰国很多企业把这些特色医疗项目与本国丰富的海洋旅游资源结合起来，实施"特色医疗＋海洋保健"发展模式。印度正在积极将传统瑜伽、阿育吠陀医学和悉达医学等特色优势与海洋旅游结合起来，发展骨髓移植手术、心脏搭桥手术、眼科、矫形和骨科手术等闻名于世的海洋康复保健类国际医疗旅游。韩国济州岛政府积极推广"健康体检""美容整形""皮肤美容""牙科""韩方"等5个医疗旅游代表品牌，并与韩国的济州岛等滨海旅游资源结合起来，使得游客可以在接受医疗旅游的同时，欣赏韩国优美的滨海风光和浓郁的民族风情。马来西亚则结合本国的海洋休闲度假旅游发展胸部透视、血压测试、肝脏扫描等健康检查项目。

# 第六节　世界国际医疗旅游市场开拓

一个国家作为全球国际医疗旅游者目的地的吸引力水平是由若干因素综合决定的。虽然影响国际医疗旅游产业发展的因素众多而且较为复杂，但国际医疗旅游发展最核心的影响要素还是被多数医疗旅游者认可的高性价比医疗服务。发展入境医疗旅游，除了需要注重医疗技术水平的提高、医疗服务质量的增强、医疗旅游环境的优化、医疗服务费用的低廉、医疗旅游品牌的打造、医疗配套服务的完善、医疗特色项目的开发，还需要加强国际医疗旅游市场的营

销，科学有效的营销可以更好地把本国的医疗旅游产品推向世界，打造和树立本国国际医疗旅游产业的品牌和形象。

在发展国际医疗旅游的过程中，很多国家注重市场开拓，把目光瞄准境外市场，锁定目标人群。

## 一、实施特色品牌战略

入境医疗旅游先进的国家和地区，大多实施特色品牌发展战略，以特色医疗旅游服务积极参与国际竞争。如美国依赖发达的医疗技术提供肿瘤治疗、试管婴儿等尖端品牌医疗服务；日本打造肿瘤治疗、基因检测、温泉疗养等品牌医疗项目；瑞士以"优质医院联盟"形式提供心血管手术、美容整形手术、人工关节手术、运动康复、干细胞治疗等世界领先的医疗服务；匈牙利以极富竞争力的特色牙科医疗服务加入全球竞争行列；新加坡以"亚洲最佳医疗系统"为入境医疗旅游者提供健康体检、肿瘤治疗、外科手术等精密医疗服务；韩国以"整形美容支援中心"形式打造整形美容特色医疗旅游品牌；印度以独具特色的医疗和旅游资源打造骨髓移植手术、心脏搭桥手术、瑜伽、静修等医疗旅游项目参与国际竞争；泰国积极筹建世界保健旅游中心，以便招揽更多的国外游客；墨西哥在心脏搭桥手术、膝关节置换手术、胃旁路手术等方面打造了自己的品牌；阿联酋将入境医疗旅游产业视为实现经济多元化发展的重要支点，其中牙科、皮肤科和整形外科最受欢迎。

## 二、重视打造产业形象

纵观全球医疗旅游发达地的发展经验，可以看出医疗旅游发达国家和地区大都高度重视医疗与旅游的两大产业深度交融、协作发展和合作共赢，形成协调机制，共同推动入境医疗旅游产业健康、快速发展。

国际医疗旅游产业发展需要政府的扶持和监管、良好的产业发展空间和市场环境条件。纵观当前世界医疗旅游发达国家，无不得益于政府对于国际医疗旅游产业发展的扶持和监管，以行政力量推动本国国际医疗旅游产业发展。政府扶持产业的健康运行，统筹协调政府部门、旅游企业、医疗机构及其他相关利益群体密切协作，共同推动本国国际医疗旅游产业发展。

这些国家大多高度重视本国医疗旅游形象的打造，维护其良好的国际声誉。泰国、印度、日本等国家制定相对完善的法规、政策等，规范本国国际医疗旅游产业发展和实施品牌战略；德国、美国、英国等国政府加强市场监管，维护竞争秩序，实施品牌战略，树立产业形象；韩国出台《旅游振兴法》等多部旅游法规，规范和扶持本国国际医疗旅游产业发展，以此确立和打造国际医疗旅游产业的品牌和形象。

### 三、明确相关营销机构

早在2003年，新加坡就推出了"新加坡国际医疗计划"，其国际导医机构已经先后在印度、中东等地设立了分部，全权负责患者的整个治疗过程；韩国成立首尔美丽医疗旅游综合支援中心，以整形美容业为卖点，在全世界推介宣传本国医疗旅游特色项目，积极为整容外科医院联系国外游客；泰国部门之间注重分工，其中卫生部负责医院及健康食品品质管控，外交部负责提供旅游签证，交通部负责交通运输问题，观光局和商业部负责医疗旅游的对外推广；新加坡在旅游局设立专门负责宣传推广医疗旅游服务业务的国际医疗组，主要将目光瞄准中国、印度和中东的富裕人群，并在印度、中东等地设立国际导医机构分部；瑞士成立负责医疗旅游海外推广的瑞士医疗协会，该协会锁定俄罗斯和中东海湾各国的富裕阶层，定期推出阿拉伯语和俄语版的杂志和举办推介会。

### 四、注重境外宣传营销

许多国家十分重视对于国际医疗旅游产业的宣传营销。日本锁定中国富裕阶层为主要对象，大力推行医疗观光业。印度利用一年一度的医疗博览会推广本国医疗旅游产品。新加坡开设专门网站以便境外游客查阅、咨询和预订医疗旅游产品，派遣专家团奔赴海外宣传，经常前往中东、中国、印度等地推介医疗旅游业务，并曾在印度尼西亚的8个城市举行路演，沿途推广本国医疗旅游产品。韩国政府倾力支援医疗旅游海外市场营销，通过电视、报纸、期刊、网络、自媒体、说明会等多种渠道推介本国医疗旅游业，颁布了《支持海外扩展卫生保健体系和吸引国际病人法案》，印制和散发英、中、日等国文字的医疗旅游服务宣传材料，在主要医疗旅游客源国家或地区大都拥有代理人。其旅游网站上开辟了"智能的护理与明智的选择——韩国医疗旅游业"版块，版块内容覆盖了所有详细信息，附有医院与诊所的照片、可提供的手术清单及价格，以及提供草本疗法的医疗旅游景点的介绍等。在釜山建有专为提供各种有关医疗旅游方面的信息服务的医疗旅游服务咨询中心和医疗旅游信息中心；泰国观光局成立医疗旅游服务专门网站，并对相关医疗机构和医生信息进行标示。新加坡推出"新加坡国际医疗计划"，大力宣传和营销本国国际医疗旅游。德国国家旅游局积极搭建平台，加强医疗旅游的宣传推广，重点向相关出境游旅行社提供丰富、及时的医疗旅游相关资讯，推出用德语、英语、法语等7大语种出版发行的《健康之旅》宣传手册，印制《医疗旅游——在德国感受妙手仁心》宣传册推介德国诊疗机构的医疗服务和各大旅游景点的相关信息，在其官方网站上增添"医疗之旅"主题新栏目，并在国际博览会上设立医疗旅游展台。迪拜投入数百亿资金打造"全球医疗旅游业首选目的地"，专门开设"迪拜健康体验"网站，通过阿拉伯语、英语、汉语、俄语等多语种，及时为海外游客提供医疗旅游服务相关信息。同时，迪拜要求经营入境医疗旅游的参与方在质量保障和临床管理上接受严格的审查。为了宣传推广本国的医疗旅游，匈牙利更是将2003年的旅游主题定为"健康旅游年"。

# 第四章　中国国际医疗旅游发展现状与存在问题

## 第一节　中国国际医疗旅游发展政策环境

国际医疗旅游发展是医疗业和旅游业发展的需要，是社会经济发展的需要，是构建和谐社会的需要，是旅游产业转型升级的需要，也是丰富我国旅游产品谱系的需要。随着我国经济社会的快速发展，国民收入的不断增加，旅游发展逐步从单纯的观光旅游转型为观光、休闲、度假、复合体验旅游，加之旅游产业转型升级的加快推进、国家医改的深入推行，这些都为我国国际医疗旅游产业的发展提供了良好的条件和坚实的保障，国际医疗旅游产业将会迎来快速发展的良好机遇。因此，我国国际医疗旅游业发展得到国家的高度重视。

2009年12月1日，国务院在《关于加快发展旅游业的意见》中明确提出，支持有条件的地区发展医疗健康旅游、邮轮游艇旅游。

2010年12月26日，国家发改委等《关于进一步鼓励和引导社会资本举办医疗机构的意见》提出"进一步扩大医疗机构对外开放""允许境外资本举办医疗机构"。

2013年2月28日，国务院正式批复海南设立博鳌乐城国际医疗旅游先行区，并给予九项先行先试的支持政策，为海南国际旅游岛建设注入了新的内容与活力。先行区试点发展特许医疗、健康管理、照护康复、医美抗衰等国际医疗旅游相关产业，旨在聚集国际高端医疗旅游服务和国际前沿医药科技成果，创建国际化医疗技术服务产业聚集区。博鳌乐城国际医疗旅游先行区被李克强总理誉为博鳌亚洲论坛的"第二乐章"。博鳌乐城国际医疗旅游先行区拥有前沿医疗技术研究、境外医师注册、境外资本准入、医疗机构使用进口特许药械等方面特殊优惠政策的支持。博鳌乐城国际医疗旅游先行区进口特许药械品种使用情况图，见图4-1。

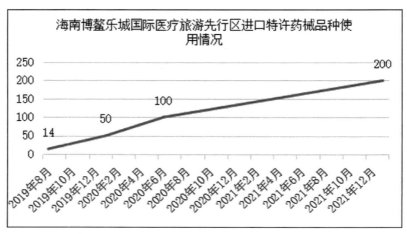

图4-1　博鳌乐城国际医疗旅游先行区进口特许药械品种使用情况图

2013年10月14日，国务院发布了《关于促进健康服务业发展的若干意见》，提出：健康服务业是深化医改、改善民生、提升全民健康素质的必然要求，是进一步扩大内需、促进就业、转变经济发展方式的重要举措，对稳增长、调结构、促改革、惠民生，全面建成小康社会具有重要意义。因此，健康服务业在我国现代服务业中占有重要地位，是提升全民健康素质、保障和改善民生的重要战略举措。因此，应"发展健康文化和旅游，鼓励有条件的地区面向国际国内市场，整合当地优势医疗资源、中医药等特色养生保健资源、绿色生态旅游资源，发展养生、体育和医疗健康旅游，打造一批知名品牌和良性循环的健康服务产业集群，并形成一定的国际竞争力，以满足广大人民群众的健康服务需求。

2014年8月21日，国务院《关于促进旅游业改革发展的若干意见》明确提出，发挥中医药优势，形成一批中医药健康旅游服务产品；规范服务流程和服务标准，发展特色医疗、疗养康复、美容保健等医疗旅游；结合养老服务业、健康服务业发展，积极开发多层次、多样化的老年人休闲养生度假产品。

2014年10月29日，国务院总理李克强主持召开国务院常务会议，部署推进消费扩大和升级，促进经济提质增效，提出促进消费扩大和升级三大措施，同时要求重点推进养老健康家政消费等六大领域的消费。随着这些政策的实施，国内的医疗旅游产业有望迎来新的发展契机。

2015年10月30日，中共十八届五中全会指出，加快推进"健康中国"建设，强调以人的健康为中心，通过综合性的政策措施，在实现全面建成小康社会的同时，力求全民健康的发展。

2015年12月17日，国家旅游局和国家中医药管理局联合下发了《关于促进中医药健康旅游发展的指导意见》，明确提出，到2020年，中医药健康旅游人数达到旅游总人数的3%，中医药健康旅游收入达3000亿元；到2025年，中医药健康旅游人数达到旅游总人数的5%，中医药健康旅游收入达5000亿元；培育打造一批具有国际知名度和市场竞争力的中医药健康旅游服务企业和知名品牌。同时明确开发中医药健康旅游产品、打造中医药健康旅游品牌、壮大中医药健康旅游产业、开拓中医药健康旅游市场、创新中医药健康旅游发展模式、培养中医药健康旅游人才队伍、完善中医药健康旅游公共服务、促进中医药健康旅游可持续发展等八个重点任务。还提出国家旅游局与中医药管理局建立合作协调机制，出台扶持政策，不断加大资金投入，并引导企业、社会资本等投资中医药健康旅游，促进中医药健康旅游产业又好又快发展。

2015年11月23日，国务院办公厅《关于加快发展生活性服务业促进消费结构升级的指导意见》指出：将推动医疗、教育、科技等领域人才以多种形式充分流动；完善医疗、养老服务护理人员职业培训补贴等政策；通过完善永久居留权、探索放宽国籍管理、创造宽松便利条件等措施加大对国际优秀人才的吸引力度。可以看出，政府通过给高端医疗人才松绑，将会促进我国高端医疗的进一步发展。

2016年1月，国家旅游局颁布《国家康养旅游示范基地标准》，确定首批5个国家康养旅游示范基地，并将"康养旅游"正式确认为我国的一种新的旅游方式。同年10月25日，《"健康中国2030"规划纲要》提出，要制定健康医疗旅游行业标准、规范，打造具有国际竞争力的健康医疗旅游目的地，致力于加快推进旅游与健康产业的融合发展。

2017年5月12日，国家卫生计生委、发展改革委、财政部、旅游局、中医药局等5部门联合印发《关于促进健康旅游发展的指导意见》，明确"到2020年，建设一批各具特色的健康旅游基地，形成一批健康旅游特色品牌，推广一批适应不同区域特点的健康旅游发展模式和典型经验，打造一批国际健康旅游目的地"。同年年底，国家发改委在《2019文旅康养提升工程实施方案》中明确提出投资补助"文旅康养"项目，鼓励社会资本积极投资和参与。

这些政策的出台为中国发展国际医疗保健旅游产业提供了政策支持，也指明了方向。在此背景下，中国掀起了一波"旅游＋康养"的开发热潮。可以预见，随着"健康中国"战略的深入实施，以大健康、大医疗、大卫生为主要内容的医疗健康产业将引领中国新一轮的经济发展，并为我国国际医疗旅游发展提供难得的历史性机遇。

# 第二节　中国国际医疗旅游各地发展现状

近些年来，我国很多地方也吹响了发展国际医疗旅游的号角，中医康养旅游新模式正在逐渐形成，医疗旅游业日益成为我国旅游产业的重要分支。根据相关统计数据可以看出，2017—2021年中国医疗旅游市场规模不断攀升，见图4-2。

随着国际医疗旅游业

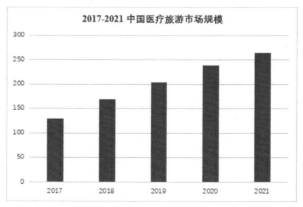

单位：亿元/年

图4-2　2017—2021中国医疗旅游市场规模

在我国的兴起，国内一些城市逐渐认识到国际医疗旅游产业的发展潜力和发展前景，北京、上海、浙江、海南、广东、陕西、四川、云南、河北、江苏、甘肃、内蒙、新疆等地均纷纷采取行动，开始利用自身相对优势积极推动国际医疗旅游产业的发展。其中，上海和北京等城市均在近郊建设了高端医疗园区。

## 一、北京

北京早些年已兴起"快乐人生健康游"，2008 年的北京奥运更是催生了北京的医疗旅游，并于 2010 年 12 月 1 日正式开通了北京首家医疗旅游推广平台——中华医疗旅游网[①]。2011 年 5 月，优翔私人医疗专家理事会在北京成立。这是自医疗旅游兴起以来，国内第一个由医疗专家组成的，旨在推动医疗旅游、私人医疗服务发展的组织。

目前，北京已经有旅行社向国内外游客推出医疗保健旅游线路，在常规的北京旅游行程里加入了医疗服务。首先，游客旅游全程有医护人员陪同，照顾病人用药，为客人安排专人护理，并在下榻的酒店为客人安排中医保健按摩等服务项目。其次，北京的医疗保健旅游接待站相继推出了一些中医药医疗机构和医疗保健旅游风景区[②]。位于通州区的北京国际医疗服务区，以面向全世界的高端医疗服务区为定位，园区内配套有健康养生会馆、高品质住宅社区、养老公寓等设施。此外，医院附近还会配套建设一批陪护酒店。

2015 年 12 月，北京市中医管理局试点开展中医药国际医疗服务，遴选一批有着较强中医药服务能力的医疗机构，提供资金支持，开展集中指导和宣传，做好医疗监管，开展外语等支持服务，畅通咨询与信息服务，争取每个机构推出以 1～3 个特色病种为核心、治疗方案明确、疗效可期、时间可估、全流程服务、价格合理的医疗服务包，形成一个整体价格。

---

①田伟珂. 基于后发优势理论的中国医疗旅游发展研究 [J]. 湖北经济学院学报（人文社会科学版），2011, 8（7）：50-51.

②田广增. 我国医疗保健旅游的发展研究 [J]. 安阳师范学院学报，2007（5）：93-96.

## 二、上海

国际医疗旅游作为一个前景光明的新兴产业，直到 2010 年我国方才填补这一空白。上海是在中国境内最先建立医疗旅游平台的城市。2010 年 6 月，同济大学医学院与美国加州大学戴维斯分校医学院共同设立并推出上海市医疗旅游产品开发和推广平台，努力开发现代化、国际化和多元化的特色医疗保健服务，成立国内首家医疗旅游行业的官方门户，以全英语版网页向海外宣传上海医疗旅游的特色服务，填补了中国在国际医疗旅游方面的空白，也标志着中国正式迈出进军国际医疗旅游业的步伐。

医疗旅游产品开发和推广平台的建立旨在使得上海成为具有世界领先水平的，集医疗、旅游、养生与休闲为一体的国际医疗旅游目的地。

随后，上海虹桥和闵行国家医疗园区正式启动，开始探索进一步扩大国际市场。上海还成立了国际医学园，以国际化、现代化、多元化为导向，逐步发展国际医疗旅游、医疗保险、医疗会展等，形成医疗服务相关产业链。

上海以上海国际医学园、上海新虹桥国际医学中心为两大核心平台，发展疾病治疗、国际远程诊疗、旅游医疗、疾病预防、保健康复等高端医疗。总体来看，上海依托国际医学院、国际疗养中心、医学研究公园、国际医疗机械园区和国际商务中心等多功能医疗园区，开展以西医疾病治疗为主的医疗旅游。

上海提出建设亚洲一流医疗中心城市，上海市发改委和浦东新区发改委以"现代服务业引导资金"的名义向正在构建海外营销体系和服务体系的中国医疗旅游公司注资[①]。2016 年 4 月，第三届中国（上海）国际医疗旅游展（CMTF2016）在上海展览中心盛大开幕，这是国内规模超大的高端医疗旅游展览会首次在上海举办，这将为海内外高品质的医疗服务带来良好的商机，从而缓解中国高端医疗资源匮乏的困境，建立医患双选对接平台，打开医疗消费突破口。

## 三、广东

2009 年 11 月，作为全国旅游综合改革示范区的广东结合地方政策和特色

---

① 黄祺. 探路医疗旅游 [J]. 新民周刊，2010（36）：40-43.

资源，率先启动中医药文化养生旅游。

2010 年 8 月，广东省中医药局、省旅游局与广州中医药大学联合制定并颁布实施《广东省中医药文化养生旅游示范基地评定标准（试行）》。随后评定首批 "广东省中医药文化养生旅游示范基地"，其中涵盖中医药博物馆、中医医疗机构、中药企业、中医药人文旅游景点等单位，全力探索和推动广东中医药文化养生旅游产业化发展道路。

当前，广东建立天河区医疗旅游产业开发与推广平台，建成天河健康美丽城，建立亚洲最大的医学美容医院——美莱华南旗舰院，提供学术研究和国际交流平台；突出医疗美容旅游服务特色，打造天河区特色医疗旅游品牌；整合港澳医疗资源，设立港澳台医疗中心；聚集优质医疗机构，建成中山大道医疗旅游一条街。佛山市中医院和佛山国旅 "联姻"，正式推出具有地方特色的 "医药保健游" 等①。

2014 年，《珠海市横琴新区医疗卫生创新发展规划》（2015—2030）提出，力争在 5 个五年规划内，将横琴建设成为具有高度智能化和中医药特色、优于港澳及内地其他地区的医疗卫生示范区，打造横琴国际医疗中心，提供全球一流医疗服务，铸造大健康产业链，凸显中医药特色等。同时，横琴正面临国际休闲旅游岛建设机遇期，未来横琴将会打造集中医医疗、保健、科研、文化等为一体的国际健康养生度假区②。

## 四、杭州

借助深厚的养生休闲文化底蕴，杭州从人文关怀的角度推出健康旅游，巧妙地把医疗、养生和旅游结合起来，打造医疗养生品牌。

近几年，中国很多中医院开始接待外国旅游者，浙江省中医院、浙江省立同德医院、杭州市中医院、丽水中医院、杭州胡庆堂等多家医院都先后接待了

①刘庭芳，苏延芳，苏承馥. 亚洲医疗旅游产业探悉及其对中国的启示 [J]. 中国医院，2005，13（11）：74-77.

②汤文霞，李武陵，温欣铭. 珠澳 "旅游＋医疗" 产业融合发展路径研究 [N]. 珠海特区报，2021-03-26（06）.

上千名来自加拿大、美国、瑞士、韩国、日本等地的旅客。三百年老店同仁堂已经成为外国人游览和购买中草药的首选之地。

## 五、黑龙江

俄罗斯游客带旺了黑龙江对俄医疗旅游市场，目前黑龙江将对俄医疗旅游作为拓展入境旅游客源市场的重头戏，对俄医疗旅游项目处于发展态势。卢布贬值期间，黑龙江绥芬河对俄医疗旅游却并未受到影响，绥芬河医院安排医护人员在公路口岸提供宣教、导诊、接送等服务，并派出对俄医疗旅游接待车，配备俄语标牌、翻译，往返于口岸、医院、宾馆等地，提供医疗保健等服务，带动了许多俄罗斯游客留下就诊、游览。蓬勃发展的黑龙江医疗旅游，逐渐辐射俄罗斯远东市场，中俄双方在此领域展开了诸多交流合作，互派医护人员考察学习，在医疗学术、设施、服务等方面共享资源。绥芬河市不断推进中俄医疗旅游试点市建设，成立中俄旅游服务中心，方便游客在就医同时享受全面的旅游服务，还计划在新建医疗中心内划出区域引入俄方投资，为中外就医者提供更优良的服务。

## 六、香港

在香港，来港接受检查或接受手术的非传染病人入住由私营医疗机构经营管理的度假村，获得酒店式的服务，甚至在度假村内亦获得医护人员适当的照顾、跟进疗程。度假村除了提供适合旅客病情的健康美食、按摩保健、水疗等服务之外，还可提供适当的康乐活动，寓度假于治病，寓治病于度假。

香港凭借世界顶尖的医疗技术和完备的医疗服务系统，在癌症和糖尿病治疗技术方面具有领先优势，不但广受港人信赖，而且很多其他地方的病人也不惜花费昂贵的医疗费用，来港获得优秀的医疗服务。香港医疗保健旅游具有强大的潜在商机。香港医疗保健旅游的理念就是把医院、疗养、保健、度假四者结合起来。来港接受检查或接受手术的非传染病人入住由私营医疗机构经营管理的度假村，获得酒店式的服务，同时亦获得安排便利的医疗度假，甚至在度假村内亦获得医护人员适当的照顾、跟进疗程。度假村除了提供适合旅客病情的健康美食、按摩保健、水疗等服务之外，还可提供适当的康乐活动，寓度假于治病，寓治病于度假。

## 七、台湾

台湾的医疗体系完善，在2000年健康排名中位居世界第二，发展医疗旅游产业的潜力强劲。因预测到医疗保健旅游发展的巨大潜力，台湾也开始着手医疗保健旅游计划。台湾主推国际观光医疗旅游项目，主要提供关节置换手术、心血管治疗、人工生殖手术、减重手术和肝移植手术等特色医疗项目。台湾最先发展的是保健美容旅游，在这个层次较低的旅游项目基础上发展医疗保健旅游，向游客提供技术水准较高的医疗服务。台湾医疗服务品质高、价格低廉，具有竞争力，其牙科、整形外科、特殊心血管治疗和癌症治疗都有相当的水准，吸引了很多外国患者。2014年共有来自世界各地的25.9万余人次到台湾使用高科技医疗、健检和美容服务，其中来自中国大陆的就超过12万人次，约占50%[1]。前往台湾旅游观光并顺便接受医疗服务已经逐渐成为大陆赴台观光的一种新趋势。台湾研究成立一个有关台湾医疗保健旅游的网站，针对医院进行把关。台湾地区有关部门针对医疗旅游开通了绿色通道，大陆游客以"健检医美"为理由，就能直接通过特约医院申请赴台体检，且没有户籍限制。台湾具有医疗旅游资质的医院有45家，只要和台湾的医院对接好，办理医疗旅游签证只需要一个星期，每次旅游可以停留15天[2]。台湾推出医疗旅游APP，游客可以随时通过智能手机和平板电脑掌握台湾医疗的相关服务信息，除了有知名医院的简介、医疗特色和强项之外，还有最新、最及时的医疗游资讯、联络电话、电子地图，方便游客预约就诊。台湾开放医疗旅游签证，经公告核准的医院，可以"健检医美"为事由直接为游客申请入台签证。大陆游客无需再参加旅行团、个人游或借助商务考察签注，便可直接通过特约医院代为申请赴台接受健康检查或医疗美容，并获得每次最多停留15天的观光签注[3]。

---

①吴颖."医疗旅游"渐成赴台观光新钱袋［N］.北京商报，2015-11-12（06）.

②袁云儿，刘亚力.出境旅游顺便治治病，医疗旅游须查清医院资质［N］.北京日报，2015-11-18（08）.

③吴颖."医疗旅游"渐成赴台观光新钱袋［N］.北京商报，2015-11-12（06）.

## 八、其他地区

四川正在建设成都国际医学城，打造国内首个以中医和民族医学为主题的中医健康养生产业园。同时，结合九寨沟、峨眉山、青城山等旅游景点，发展国际医疗旅游。成都市把成都国际医学城列为成都市现代服务业的重点建设项目。云南推出"神奇迷人彩云南，健康安全旅游地"系列活动，发展国际医疗保健旅游。北戴河依托宜人气候，发展国际疗养旅游。江苏鼓励发展国际医疗保健产业和保健专项旅游。新疆利用连接欧亚大通道的区位优势和领先中亚15年以上的医疗水平，建立标准化的医疗平台，打造辐射中亚的医疗旅游目的地。陕西咸阳依托传统中医保健资源和丰富的地热资源，开发医疗、康复、养生、保健等独具特色的国际医疗旅游项目，倾力打造"中国第一帝都、养生文化名城"的品牌形象。其他部分旅游城市，如三亚、亳州、北戴河，也相继推出医疗旅游服务，加大国际医疗旅游发展步伐。

目前全国各地已经规划、在建或已经开业运营的区域性国际医疗产业城市综合体共有10多个。目前中华医疗旅游协会已经与美国、欧洲、亚洲等医疗旅游协会合作，共同开展了IPSC、CIPS、MTQUA医疗旅游国际职业认证，并在全国有条件的、拥有大型医疗机构的省市进行试点，这为我国国际医疗旅游的开展起到了很好的示范作用①。

# 第三节　中国发展国际医疗旅游的劣势与优势

目前，国内医疗旅游市场尚处在起步阶段。相对于医疗旅游发达的国家，目前我国医疗旅游呈现"内冷外热"的显著特征，扮演的仍是医疗旅游输出国的角色，医疗旅游者"走出去"的多、"引进来"的少。因此，积极融入当前

---

①杨阿莉. 构筑入境旅游新高地："十三五"中国医疗旅游发展思考［J］. 旅游学刊，2015（4）：8.

"双循环"体系，打造国际医疗旅游新高地，抢占全球新兴的重要市场，已经成为当务之急。

## 一、中国发展国际医疗旅游的劣势

针对我国国际医疗旅游产业发展的劣势，一些专家学者做过一定的相关研究。黄金琳等（2009）从中国医疗保健旅游产品出发，分析得出国内医疗旅游已开始萌芽，但总体还未形成规模，其发展现状呈现起步较晚，水平不高；主要以中医、中药行业为依托；市场没有形成统一且缺乏规范；缺乏专业人才等特征[①]。梁湘萍等（2008）认为，中国医疗旅游存在的问题主要有医疗服务受国际认证程度不高，国际医疗服务形象尚未建树；管理不规范，相关法令、政策暂不完善；语言沟通尚存障碍[②]。杨欣（2008）将中国与印度、泰国等医疗旅游发展较好的国家相比，发现中国医疗旅游存在诸多不足，如中国医疗机构还未配备高素质的语言人才；缺乏完善的法律法规；国外游客对中国旅行社推出的中医理疗等项目认识不足；参与医疗旅游的游客大多数是国际游客，牵扯的环节很多，缺乏有效的协调与监督[③]。高静等（2010）认为，中国医疗旅游具有自身独特的发展优势，但中国目前的医疗旅游产业尚处于初级发展阶段，远远没有触及该产业的核心[④]。雷铭（2017）认为，我国拥有丰富的旅游资源和世界级的医疗资源，并且传统中医药优势明显，具有发展医疗旅游得天独厚的优势；目前我国医疗旅游发展却相对落后。虽然中医旅游开拓了部分市场，但尚处于混乱、无序的发展状态，缺乏明确的细分市场定位和消费需求调查，未能推出有针对性的产品开发和营销策略，医疗旅游利益相关者如中介组织有

---

①黄金琳，杨荣斌. 我国医疗保健旅游开发初探［J］. 资源开发与市场，2009，25（11）：1040-1042.

②梁湘萍，甘巧林. 国际医疗旅游的兴起及其对我国的启示［J］. 华南师范大学学报（自然科学版），2008（1）：130-136.

③杨欣. 医疗旅游正在成为全球的旅游热点［J］. 浙江旅游职业学院学报，2008（1）：25-30.

④高静，刘春济. 国际医疗旅游产业发展及其对我国的启示［J］. 旅游学刊，2010，25（7）：88-94.

待培育，标准、规范和法律法规体系不健全等问题凸显①。章伟等（2020）以卫生体系为制度环境，从行业治理、监管、卫生人力资源、筹资、医疗服务提供5个方面比较了中国和印度的医疗旅游业，发现在医疗旅游事务方面我国中央政府和地方政府层面的管理权限分散，少有具体的发展规划和实施方案；卫生人力资源的流动受限且国际化程度较低；市场准入和医疗服务质量评审严格；医疗服务费用主要由个人承担，商业保险覆盖的服务项目较少，政府支出和社会投资规模相对较小；公立医疗机构是主要的服务提供者，所提供的服务项目种类较少且缺乏特色②。

总体来说，中国国际医疗旅游产业目前尚在起步阶段，国家对于国际医疗旅游产业发展尚处于认识和规划阶段，缺乏系统的支持和规范的管理。目前，中国仍然主要是国际医疗旅游客源国，而非国际医疗旅游目的地。

中国发展国际医疗旅游的劣势，主要体现在以下几方面。

（一）医疗行业与旅游行业分离

国际医疗旅游产业涉及海关、公安局、卫生局、旅游局、工商局、药监局等诸多部门，当前我国国际医疗旅游产业发展的协调机制尚未真正建立，医疗行业与旅游行业依然缺乏有机结合，很少有旅游企业和医疗机构把医疗旅游作为项目进行经营，它们也缺乏为境外医疗游客提供相关服务的意识。我国国际医疗旅游产业发展级别低主要表现为看到"医"，没有看到"游"，更没有做到"医＋游≥2"。看到"医"而未看到"游"的表现为，在"医疗"时，"旅游"不应出现和伴生；在"旅游"时，"医疗"应当退出和忽略。此类状况也是医疗业和旅游业的两极状态③。医疗产业与旅游产业结合不甚紧密，关联性较弱，分布较为零散，难以满足国外高端游客的需求。医疗行业与旅游行业分离，严重制约了我国国际医疗旅游业的发展。我国各省份旅游业与医疗业综合发展指数差距较大；旅游业子系统与医疗业子系统耦合关系处于拮抗阶段，协

①雷铭. 医疗旅游研究现状及启示［J］. 中国卫生政策研究，2017，10（7）：65-70.

②章伟，吴奇飞. 卫生体系视角下的中国与印度医疗旅游业比较研究［J］. 医学与社会，2020，33（5）54-59.

③闫玮. 我国医疗旅游发展现状与提升策略研究［J］. 开发研究，2015（2）：153-155.

调度等级水平相对较低[①]。

（二）产业品牌形象没有树立

随着国际医疗旅游业的蓬勃发展，全球市场的竞争急剧升级，品牌声誉作为一种竞争战略将发挥决定性作用。品牌形象会影响医疗旅游者的感知服务质量，进而对行为意向产生积极影响，而满意度和感知价值在这一关系中起中介作用[②]。

中国大多数的医疗机构观念较为落后，只有少数地区的部分医疗机构将国际医疗旅游作为产业进行发展，规模普遍较小，完整的产业链尚未形成，没能形成规模经济，产业品牌依然尚未建立，特色服务仍需统筹规划设计。各地富有特色的中医门派尚未充分发掘，也未开发出满足旅游者个性化需求的配套产品[③]。中国尚未形成良好的国际医疗服务形象，法律法规及相关配套产品和服务的缺失使医疗旅游服务质量参差不齐[④]。当前将国际医疗旅游作为旅游产业项目进行开发的城市还不多，没有形成规模经济，在国内外竞争中没有形成良好的品牌优势。

（三）相关行业管理不够规范

当前，我国国际医疗旅游发展还存在基础设施建设相对滞后，医疗旅游硬件配套不足，从业人员良莠不齐，行业监管机制还不健全，医疗资源与旅游资源未能形成有效整合，产业发展环境相对较差，相关法规政策相对滞后，国际医疗旅游的发展规划和产业布局尚未制定，产业扶持政策和规范管理标准缺乏，国际医疗旅游行业管理不够规范，在机构准入、行业监管、旅游者权利保障等方面的法规和政策有待完善。国际医疗旅游机构管理权归属不明晰，出现卫生部门、旅游部门、风景区管委会等多个部门交叉管理的情形，从而给国际

①卢飞，颜文静. 基于耦合协调模型的我国医疗旅游开发潜力研究 [J]. 中国卫生事业管理，2021，38（7）：556-560.

②Tat Huei Cham，Boon Liat Cheng，Mei Peng Low，et al. Brand image as the competitive edge for hospitals in medical tourism [J]. European Business Review，2020，33（1）：128-141.

③田广增. 我国中医药旅游发展探析 [J]. 地域研究与开发，2005（6）：824-825.

④田广增. 我国医疗保健旅游的发展研究 [J]. 安阳师范学院学报，2007（5）：93-96.

医疗旅游产业的发展和管理带来诸多不利。《2017—2021年中国医疗旅游行业发展及预测分析》显示，截至2018年年底，国内专业从事医疗旅游服务的机构不足35%，其他中介机构多与第三方代理公司、翻译机构、旅行社进行合作。

（四）医疗服务质量有待提高

医疗资源、技术水平和服务质量是开展国际医疗旅游的前提和基础。当前，医疗旅游服务质量是我国国际医疗旅游发展过程中尚待提高的重要环节。我国医疗服务受国际认证度不高、医疗机构国际认证滞后、医疗技术与专业服务水平尚待与国际接轨、产品高附加值服务较少、配套设施缺乏、国际医疗保险支付通道尚未打通。国际医疗旅游从业人员外语水平不高导致与患者沟通艰难，缺乏相应的政策与安全应急措施等，都是制约我国国际医疗旅游业快速发展的瓶颈。目前我国主要是通过散客形式和专业机构服务的形式发展国际医疗旅游，旅游机构介入不深。我国境外医疗旅游主要包括体检、慢性病治疗、重症转诊等，其中境外转诊流程十分复杂，需要专业的医疗资源与服务保障。但是，我国开设境外医疗旅游服务的中介机构，多以传统的旅游方式服务消费者，缺乏筛选境外医疗供应商的专业能力和经验①。

（五）医疗旅游资源分布不均

我国医疗旅游在政策层面缺乏统一规划，医疗旅游服务主体有待明确。当前，我国医疗机构基本医疗和公共卫生服务任务负担过重，医疗旅游产业化基础相对较差，有限的优质医疗资源绝大多数集中于公立医院，能开展高端入境医疗旅游服务的医疗机构和旅游机构缺乏，真正具有国际性服务能力的医院太少，医疗技术水平和救治质量还不尽人意，难以有效满足境外高端顾客的高端医疗健康服务的需求。受体制和政策等因素影响，我国公立医院的门诊量大、任务重，主要任务是解决基础医疗问题，目前开展国际医疗旅游项目时机仍未完全成熟。公立医院过程烦琐的经营模式也很难为入境游客接受，而高端私立医疗服务产业在我国发展步伐缓慢。由于国内医疗资源较为紧张和集中布局，

---

①张颖. 国外医疗旅游业发展的经验及对我国的启示 [J]. 对外经贸实务，2019（7）：34-37.

自然风景优美、文化气息浓厚的旅游目的地，往往由于医疗资源匮乏，难以满足入境医疗游客的需要。另外，从事入境医疗旅游的相关高级管理和专业技术高端人才匮乏而且分布不均。

（六）相关配套服务有待完善

配套服务的完善是我国国际医疗旅游发展过程中值得重视的重要环节。入境医疗旅游配套服务主要包括入境医疗接待服务、医疗旅游信息服务、国际导游服务、语言翻译服务等。当前，我国入境医疗旅游从业人员持证人员不足，医护人员和旅游服务人员缺乏接待国外游客的语言沟通和服务能力，旅游从业人员普遍缺乏基本的医学知识，医护人员又普遍缺乏旅游接待技能，管理人员大多还不熟悉国际医疗旅游的规则和管理模式，没有国际医疗旅游产业的监管经验，通晓多国语言、相关习俗与禁忌的旅游从业人员与医护人员十分紧缺，很多医院的指示牌没有外文标识，不能提供相关的语言翻译服务，医疗机构国际认证滞后，等等。

（七）特色医疗旅游项目欠缺

独特的产品是吸引境外医疗旅游者的关键因素。我国国际旅游产业大多停留在观光层面，专门的、特色的医疗旅游产品和线路十分缺乏，没能向更深层次的集诊治、理疗、康复、养生、观光、购物、娱乐等于一体的医疗保健旅游产业发展，医疗旅游品牌形象尚未树立。由于国内国际医疗旅游产业刚刚起步，大多医疗旅游项目主要以健康为主题，能够吸引国外游客眼球的医疗旅游产品极少，产品开发过分依赖中药、温泉等不可再生资源，开发产品仅限于中医保健、温泉理疗、滨海度假养生等初级产品。虽然中医保健游已经开拓了部分市场，但尚未开发出满足旅游者个性化需求的配套产品。

（八）境外市场营销水平不高

当前国际医疗旅游发展地区竞争加剧，周边的亚洲国家和地区由于起步较早，国际医疗旅游产业发展迅速，产业发展日趋成熟，品牌优势明显。地区竞争日趋加剧，这对我国国际医疗旅游产业发展构成严峻的挑战，我国迫切需要提高境外市场的营销水平和效果。当前，我国各地在医疗旅游产品研发推广、技术创新应用、品牌形象塑造等方面缺乏专业的专门研究和开发团队，相关协会组织尚未建立或者发挥应有作用。中国国际医疗旅游产业海外营销是块短板，缺乏专业团队进行海外推广，仍然停留在"等客上门"的初级阶段。

## 二、中国发展国际医疗旅游的优势

我国拥有发展国际医疗旅游业的资源、人才、技术、环境等优势，尤其是具备深厚的中医药文化和中医保健技术，丰富优质的医疗保健旅游资源优势，高端医疗设备的资源过剩和闲置现象，发展国际医疗旅游业所需要的各种基础设施、交通资源、通信资源、医疗资源等，这为我国发展国际医疗旅游提供了良好的条件。

（一）医疗保健资源丰富且优质

中国疆域辽阔，地形复杂多样，地大物博，拥有十分丰富而且非常优质的医疗保健资源，具有医疗保健功能的资源种类多、分布广，如滨海、温泉、药膳、森林、阳光、沙滩、空气、地热。历史悠久的中国三大国粹之一的传统中医备受海外游客的青睐和推崇，享誉世界。与欧美发达国家相比，中国医疗价廉物美，不但价格非常便宜而且服务较为出色，性价比较高，这是引领中国国际医疗旅游产业未来快速健康发展的重要因素。改革开放以来，中国医疗卫生事业取得了重大而长足的进步，尤其是器官移植、心脑血管、口腔等方面的医疗技术可以与世界发达国家媲美，一些大型医疗硬件设备的研发和使用已经达到甚至超过世界发达国家水平。国内部分中心城市在肝移植和干细胞移植治疗方面获得了国际相关人士的关注，并在部分海外患者中建立了良好的口碑。

（二）旅游资源十分丰富

中国作为世界四大文明古国之一，传统文化源远流长、博大精深，文化底蕴极其深厚，历史文化遗产丰富，人文名胜古迹众多，民俗风情浓郁多彩，人文旅游资源绚丽多姿。另外，中国疆域辽阔，名山大川、江海河流等自然景观雄伟壮观，风景优美，自然旅游资源极为丰富。丰富且优质的旅游资源对于海外游客具有强大的吸引力。

（三）市场需求潜力巨大

国家统计局数据显示，2019年末，我国年龄在60岁及以上人口25388万人，占总人口的18.1%，而65周岁及以上人口17603万人，占总人口的12.6%，预计到2030年，65岁及以上人口占总人口的比重或将超过20%。随着人们生活质量的不断提高和老龄化社会的逐渐到来，对医疗卫生服务的需求必然日益增加。较强的消费支付能力、日渐增强的医疗健康意识，再加上出境旅行的便利，越来越多的中国人远赴国外进行医疗旅游。有数据显示，目前国内医疗健康旅游客户90%以上选择出境接受服务，入境医疗旅游产业规模明显落后于亚洲邻国。国内医疗旅游产业的发展，将进一步带动国际医疗旅游产业的发展。当前，由于医疗旅游成本低廉、旅游资源丰富多彩、医疗技术水平较高、中医医疗产品极其特色等，中国国际医疗旅游深受境外游客青睐，市场需求潜力巨大。专家预计，中国有望是下一拨国际医疗旅游的热门国家。

目前，中国参与全球医疗旅游市场竞争，积极争夺全球医疗保健旅游市场份额主要依赖丰富旅游资源、高质量医疗服务、高性价比等三大利器。

我国国际医疗旅游产业的发展，需要明确产业的战略定位与发展重点，学习发展的先进经验，建立和完善管理体系和体制机制，以此提高自身参与国际医疗旅游产业的核心竞争力，积极应对我国国际医疗旅游产业面临的机遇和挑战。

# 第四节　中国国际医疗旅游发展策略

中国国际医疗旅游发展策略主要有以下八点。

## 一、明确产业发展战略定位

未来，我国要想在周边激烈竞争的市场环境中，在国际医疗旅游业发展上有所作为，应该更新医疗旅游发展观念，勇于开拓创新，明确国际医疗旅游产业在我国现代经济社会发展中的战略定位，实施"大旅游、大开发、大市场、大促销、大管理"的产业发展战略定位。随着人民生活水平的不断提高、全面小康社会建设的推进，国际医疗旅游将成为具有广阔发展前景的产业，因此应该高度重视国际医疗旅游产业的发展，把它作为未来旅游发展的新的亮点。

顺应国际潮流，积极响应国家"一带一路"倡议和"健康中国"的国家战略，引导推动医疗保健服务和旅游休闲产业的融合发展，加强同海上丝绸之路沿线国家，如泰国、新加坡、印度、马来西亚这些国际医疗旅游产业发达国家的交流与合作，着力发展入境医疗旅游，满足当前境外旅游者新的旅游消费需求。

在发展过程中，要高度重视和积极开发具有中国特色的医疗旅游形式，充分认识发展国际医疗旅游产业的优势，同时也要看到影响我国国际医疗旅游业发展的诸多问题。在提高认识的过程中，不断挖掘医疗旅游资源内涵，尽快实现资源与市场的有效整合。

健康已经成为21世纪世界经济社会发展的中心主题，我国应该顺应国际潮流，发展国际医疗旅游产业，以满足当前境外旅游者新的旅游消费需求，并实现整个医疗旅游产业链网络的价值提升，从而带动整个旅游产业的新发展。发展国际医疗旅游产业，是我国寻求经济新增长点的一个理想选择。

## 二、清晰产业发展战略思路

当前，我国很多地方的各大医院并没有把国际医疗旅游当作自身未来的一个发展方向，没有一所医疗机构与旅游机构挂钩合作发展真正意义上的医疗旅游项目，在养生保健医疗旅游方面提供的服务还远远不够。另外，国际医疗旅游产业的发展还缺乏相关政府部门的支持，官方对医疗旅游尚停留在认识阶段。国内尚无医疗旅游的全国性组织，公立医院作为国际医疗旅游服务主体处境尴尬。国际医疗旅游产业发展目前依然处于起步阶段，各个方面都还有待完善。

目前，随着国际医疗旅游目的地开始逐渐向发展中国家尤其是亚洲国家转移，越来越多的亚洲国家和地区都在抢分医疗旅游这块利益蛋糕。而在我国很多地方，国际医疗旅游依然还是一个新生事物，目前还存在发展无序、市场混乱、法律缺失、管理失范等诸多问题，需要政府部门做好引领和监管工作，通过政策引导、市场监管、行业自律、学术研究等方式促进国际医疗旅游产业的发展，使其成为经济社会发展内生增长的强大引擎。

　　因此，应该紧追世界潮流，发挥优势，避开劣势，扬长避短，尽快确立自身比较优势，主要发展与周围竞争对手有差异的医疗旅游服务产品，打好中医品牌，否则将很难与这些国际上医疗旅游著名的、起步较早的国家和地区展开竞争。通过加大政策扶持力度，创新体制机制，以丰富的医疗养生资源为基础，以旅游产业的发展为引擎，加强领导，明确责任，培育品牌，发展主体，加强宣传，强化基础，创新机制，优化环境，打造医疗旅游"资源开发—产品集成—产业集聚—综合效益"的旅游经济社会发展模式，充分发挥优势，避免劣势，抓住机遇，迎接挑战，紧紧抓住当前国际医疗旅游目的地逐渐向亚洲转移的市场优势和发展契机，积极学习借鉴国外医疗旅游发展的先进经验，并且紧密结合自身的特色和优势，利用我国各地拥有的资源和环境优势，加快旅游业与医疗产业的融合发展，大力发展特色国际医疗旅游产业，科学规划和精心打造国际医疗旅游品牌，努力把国际医疗旅游产业打造成为我国未来旅游发展的一个热点和亮点。

　　借鉴泰国、土耳其等国经验，可制定更为宽松的扶持医疗旅游业发展的优惠政策和鼓励措施。根据"投资便利化、行政高效化、贸易自由化"原则，完善财税扶持政策，优化投融资引导，推动龙头产业集群尽快形成。借鉴泰国、印度、中国台湾地区等国际医疗旅游产业发达的国家和地区的经验，可建立健全总揽全局的医疗旅游合作和协调机制，用以解决医疗旅游资源整合、医疗机构对外开放、入境签证发放以及相关法律保险问题。

### 三、发挥政府部门职能作用

　　国际医疗旅游作为一种与医疗服务相关的旅游形式，其专业性强、风险性大、影响面广，因此需要以政策法规为保障，发挥政府职能作用。政府部门应该扮演好宏观政策调控者、市场秩序监督者、产业发展服务者和利益相关者的协调者等角色。政府部门应优化发展环境，为医疗旅游业的发展提供必要的政策支持，由卫生部门、旅游部门、土地部门、环境部门、文化部门、医疗企业联合进行研究和探讨，制定出适合我国国际医疗旅游发展的总体规划，从而结束医疗旅游产业政出多门、多头管理的混乱局面，为国际医疗旅游产业的发展提供法律和政策依据。加强对全国医疗旅游资源的统一规划和整合、加快医疗旅游产业相关法律法规建设、规范医疗旅游行业市场行为、加强医疗旅游行业市场监管。从准入标准体系、运营管理流程、市场监管体系和效益评价体系等四个维度加强相关法律制度建设，保护入境医疗旅游者的合法权益。鼓励社会力量投资兴办医疗养生服务机构，加强集医疗康复、养生保健、休闲旅游为一体的中医康体养生旅游项目的建设，打造特色品牌。借助互联网技术，加快产业信息化建设。互联网应该成为国际医疗旅游资源开发整合、产品宣传销售和医疗旅游服务实施的首选信息支撑平台。

建立健全国际医疗旅游相关的法规和政策，堵住国际医疗旅游发展过程中的法律"真空"地带，加强针对可能存在的限制因素和风险因素进行法律法规方面的预防和控制，从而更好地保障境外游客的合法权益。制定从事国际医疗旅游医疗机构的专门法规，规范国际医疗旅游行业的医疗机构的法律地位、准入形式、准入标准、运营机制、监管制度等。鼓励和支持健康服务领域龙头企业、地方政府部门和行业协会参与制定服务标准。借鉴泰国、印度、马来西亚、土耳其等国发展入境医疗旅游的经验，实行医疗免税区，通过免税购物政策的重大突破来释放入境医疗旅游消费，以此吸引更多的境外医疗旅游者和医疗旅游方面的投资。创新入境医疗旅游海关监管模式，优化海关监管和服务。加快审批速度，建立医疗器械和药品进口的特殊通道。建立健全公平竞争机制，给予外资和民营医疗机构在行政审批、土地供给、人才晋升等方面的公平待遇。

同时，加强对国际医疗旅游行业监管，建立相应的行业准入和退出机制，建立健全国际医疗旅游行业监管机制。

## 四、完善产业发展配套服务

政府部门、医疗机构和旅游行业共同努力，结合当地实际情况，完善基础设施建设，加强硬件设施建设和配套服务设施建设，注重提高配套服务，提高国际医疗旅游产业的接待能力，加强和完善国际医疗旅游的配套设施建设。研究境外医疗旅游者的医疗旅游需求，有的放矢地提供各种完善的配套服务，从而更好地满足境外医疗旅游者的需求。考虑引导国内保险机构与相关医疗旅游服务机构、国际外科中心或医院达成战略合作，为其提供"对与原定医疗程序无关的意外疾病或意外伤害医疗保险"和"由原定治疗引发的并发症治疗保险"等一系列完善的医疗旅游补充保险服务。同时，通过制度创新和体制创新，积极引入国际健康保险服务，尤其是尽快完善第三方支付，以此减轻海外患者医疗旅游的支付压力。同时，加强与目标客源市场的医疗旅游中介公司、医疗机构和保险公司的沟通联系，促成其把国际医疗旅游治疗列入其医疗保险范围，出台相关国际保险政策和措施。借鉴日本、泰国、印度等国经验，与主要入境医疗旅游客源国公共保险公司协商便捷支付业务，在入境游客较多的国家给予保险等相关便利，吸引高端医疗旅游消费群体，增加并延长入境次数和逗留时间。探索建立健全医疗旅游风险解决机制，研究建立由第三方管理的医疗旅游风险解决机制，解决保健过程中的过错、治疗水平的不足、医疗纠纷等医疗方面存在的各种风险，以及旅途突发疾病、意外伤害，旅游行程取消、更改和延误等旅游方面存在的各种风险。有实力的医疗机构可以成立自己的国际医疗部，开设国际医疗保险定点病房，使外国人能够做到在我国治病，回客源国报销。鼓励发展帮助来我国的医疗旅游者及其家属处理就诊预约、食宿、购物、观光、度假等事宜的第三方服务组织。探索建立国际医疗旅游签证制度，尽快推出针对入境接受医疗养生服务的外国患者及其陪护人员发放"医疗签证"的制度。改变公立医院作为国际医疗服务主体的处境，推动民营医院和私立医院共同发展国际医疗旅游业务，选取提供高端专科医疗服务的民营医疗机构发展国际医疗旅游。与海外知名医疗机构建立合作联系，通过"走出去、请进来"相结合的方式，选派相关人员赴这些国家医疗机构学习医疗旅游服务和管理技术。聘请海外的专家、学者等来华专业授课和参与管理，积极开展国际医疗技术的交流与合作，提升我国医疗机构的实际服务水平和管理能力。加强医疗旅游行业诚信体系建设和制度建设，引导企业和相关从业人员增强诚信意识，自觉开展诚信服务，加强行业自律和社会监督。充分发挥行业协会、学会在业内协调、行业发展、监测研究，以及标准制订、从业人员执业行为规范、行业信誉维护等方面的作用。建立健全不良执业记录制度、失信惩戒以及强制退出机制，将医疗养生服务机构及其从业人员的执业情况纳入统一信用信息平台。积极推进"互联网＋医疗＋旅游"的新业态，建立医疗旅游信息发布机制和远程医疗会诊机制。加快国际医疗旅游信息化建设，尽快搭建起网络这道交流平台，加大我国国际医疗旅游对外宣传力度和服务水平。

## 五、提高医疗旅游服务水平

高医疗服务水平是发展国际医疗旅游的重要条件。我国要发展国际医疗旅游，提高医疗养生服务水平和改善医疗养生环境应为当前最为重要和迫切的任务。放宽对外资的限制，制定更加优惠的各项政策。放宽外资合资办医的比重，甚至允许外资独资办医等，引入著名国际品牌连锁医院和知名医疗机构进驻我国。规范服务流程和服务标准，要在医疗旅游设施设备、服务和管理水平方面与国际通行标准接轨，提高我国国际医疗旅游服务的国际化、专业化水平。积极引进和有效利用境外高端医疗技术、医疗设备和经验丰富的服务人员，引进国际一线医疗企业和健康机构，引进更多毕业于医疗技术发达国家的医生从事入境医疗旅游服务。为充分发挥医疗旅游第三方评估主体的作用，调动中介组织的积极性，政府应该引导并授权第三方组织充分发挥其在监管、促进国际医疗旅游市场健康发展中的重要影响。注重从硬件到软件全面与国际接轨，规范医疗市场秩序，鼓励和支持本地有条件的医疗机构尽快通过国际标准JCI认证，提高医疗服务管理的标准化、规范化和国际化水平。在国际医疗保险方面与国际对接，从而为国际医疗旅游产业发展提供强有力的保障。建立一套与国际标准接轨的医疗技术标准和诊疗服务流程，建立一套符合国际标准的医疗设施设备、服务质量管理体系和医疗机构管理标准，以此吸引更多的境外医疗旅游者。加强导游、服务员等医疗旅游从业人员的培训与管理，不断提高其政治素质、业务水平、环保意识和服务质量，尽快培养出一支适应国际医疗旅游发展需要的从业人员队伍。建立健全继续教育制度，加强国际医疗旅游企业从业人员等的培训教育。加强医疗旅游从业人员必要的语言、医疗、保健等相关知识的教育和服务技能的训练，加强国际礼节礼俗的教育和培训，以便为世界各地的游客提供更佳的服务。派遣医疗人员到发达国家学习先进的医疗技术和发展经验，提升现有国际医疗旅游从业人员的整体素质。搭建医疗新技术、新器械、新药品的国际交流平台，引进国际医学组织落户我国，打造尖端医疗技术和高端医学人才的集聚区。

## 六、加强产业部门协同合作

建立部门协调机制是确保国际医疗旅游产业发展的组织保障。医疗旅游涉及旅游、卫生、药监、工商等多个部门，需要医疗机构、养生机构和旅游机构彼此主动相互融合，政府、行业和企业三方面加强协作，相互协调，及时化解合作过程中遇到的各种问题和矛盾，从而实现医疗产业与旅游产业的共同发展。但这种整合也需要相关组织机构的有力推动、规范、管理和监督，以协调解决国际医疗旅游产业发展中的问题。深度挖掘、整合、联动相关产业资源，构建旅游与农业、工业、建设业、林业等相关产业以及文化业、体育业、房地产业、医药保健业等相关行业融合发展大格局，延长医疗旅游产业链，拓展旅游产品价值链，发展壮大国际医疗旅游产业。建立由宣传、文化、旅游、养生、医疗等主要部门参加的定期联席会议制度，发改、财政、金融、国土、规划、环保、民族、医疗、卫生等部门充分发挥职能作用，积极支持国际医疗旅游业发展和国际医疗旅游项目建设。建立健全国际医疗旅游产业发展的目标管理责任制，尤其是国际医疗旅游建设管理体制，形成分管医疗养生与分管旅游领导上下对口、左右一致的领导分工负责制，形成有利于组织协调旅游与医疗养生建设相结合的领导机制，打破部门分割、条块管理的格局。在医疗和旅游两大系统内部协调机制建立的基础上，从政府、学术、产业三个维度，将国际医疗旅游提高到战略的层面进行学术研讨与产业发展。

## 七、开发特色医疗旅游产品

在当前旅游市场日新月异、瞬息万变的时代，产品的新颖性是持续吸引境外医疗游客的关键所在。特色医疗项目往往能够吸引境外游客慕名前往，而且也会形成独特的竞争优势。世界上医疗旅游发达国家，都有自己特色优势项目，如美国的肿瘤治疗、英国的肝移植、日本的癌症早期风险筛查、新加坡的高端体检、瑞士的抗衰老、匈牙利的牙科、韩国的整形美容、印度的瑜伽。

我国不能采取与周边同质化的产品竞争策略，而应紧追世界潮流，发挥优势，避开劣势，扬长避短，尽快确立自身比较优势，占据有利的市场份额，从而在竞争激烈的周边市场中占据一席之地，否则将很难与这些国际上医疗旅游著名的、起步较早的国家和地区展开竞争。

可以扬长避短，利用我国各地得天独厚的自然生态环境、底蕴深厚的历史文化氛围、多姿多彩的民俗风情和优越独特的医疗养生资源等，结合中国传统养生文化，开发与周围竞争对手差异化的特色医疗养生项目，丰富医疗旅游活动内容，打造"医疗养生在中国"特色品牌，吸引部分高端游客从境外回流，形成消费新热点。结合我国各地的特色和优势的医疗资源、特色和优势的旅游资源、医疗旅游目标人群、医疗服务特点等因素，建设康复疗养中心、养老康复中心、黎苗医疗保健中心、温泉养生度假区、养生健康中心等，开发休闲养生、环境养生、保健理疗、特色医疗等养生旅游项目。针对境外医疗游客，重点挖掘本土特色文化内涵和优势医疗旅游资源，丰富入境医疗旅游产品，增强国际医疗旅游产业的吸引力和竞争力。作为中华民族传统医学，中医保障人类健康已被世界广泛关注，中医的"防未病"与"治已病"契合了现代文明社会的健康需求。传统国粹中医成为中国医疗旅游名片，既是对中医文化的肯定，也是中医迈向世界的良好契机。当前，随着经济全球化深入发展，在国家"一带一路"倡议的指导下，中医药国际合作事业也迎来了前所未有的发展机遇。发展中医药健康旅游是大势所趋，发展潜力巨大，前景广阔。中医医疗养生服务是周边国家或地区所不具备的，是我国的特色和优势。相对于西医重大疾病治疗，外地游客更为期待前往我国接受中医养生康复保健服务。通过大力发展具有我国独特风情和鲜明特色的中医康体疗养项目，打造具有自身比较优势和鲜明特色的国际医疗旅游品牌，是发展国际医疗旅游的有效措施。

## 八、开拓入境医疗旅游市场

去马来西亚体检隆胸、去韩国做整形美容、去匈牙利医牙等已经成为当前这些国家吸引外国患者的医疗旅游品牌。为不断提高我国国际医疗旅游的知名度和美誉度，应制订出科学性、系统性、实效性强的国际医疗旅游营销方案，不断开展系列宣传促销活动；改变单打独斗的宣传状况，营造整体联动的宣传声势，采用电视、报纸、展会、广告牌、产品宣传、网络宣传、人文宣传等方式，全方位、多层次、多角度、立体化加大医疗旅游资源和产业的宣传力度，增加我国国际医疗旅游产业的影响力；通过举办广泛而高层的论坛、研讨会等活动，为我国国际医疗旅游发展谋篇布局，营造声势。巩固户外平面广告宣传阵地，做好在车站、机场、高速公路竖立大型医疗旅游形象宣传广告的设置和更新工作；依托商品交易会、文艺演出、体育摄影赛事、文学艺术采风、科技交流会、商务旅游活动等宣传促销；充分利用国际社交平台开展互动营销，在脸书、推特等境外主流社交媒体上建立我国国际医疗旅游英文官方账号，整理传播外文版攻略、旅游指南；与BBC及俄、韩当地主流媒体合作，采用电视、网络、微网等多种媒体方式，传递我国国际医疗旅游信息，提高我国国际医疗旅游形象的曝光度、认知度和美誉度。积极参加各种国际医疗旅游会议，广泛宣传我国医疗机构的医疗水平、服务质量、医疗旅游景点等以吸引海外消费者，并借助国际展会契机，重点沟通合作商、媒体。坚持对外学习印马泰、巩固韩日俄、拓展欧美澳，对内提升港澳台的国际医疗旅游市场促销格局，积极开拓境外客源市场。加强与"21世纪海上丝绸之路"经济带沿线国家和地区的旅游合作。推动设立我国国际医疗旅游宣传推广中心，联合海内外旅游企业和航空机构，进行差异化、针对性的宣传推广，拓展境外国际医疗旅游市场。

# 第五章  国内外国际医疗旅游发展个案分析

## 第一节  泰国国际医疗旅游竞争战略

泰国是世界医疗旅游强国。1997年发生的亚洲金融危机使得泰国各大医院纷纷开始寻找增加收入的办法，凭借着现代化的设施、先进的医疗技术、高规格的医疗管理制度、低廉的医疗和旅游价格、良好的医疗旅游服务和赏心悦目的度假环境吸引西方医疗旅游者。为更好地发展国际医疗旅游，泰国医院着手完善医疗及旅游设施，聘用接受过西方发达国家医院培训的医生，等等。每届泰国政府都不断加大对医学教育和技能培训的投入，以保证其医疗旅游业的发展，这使得泰国成为具备全球最先进医疗卫生事业的国家之一。

### 一、泰国国际医疗旅游产业发展状况

出于欧美发达国家医疗服务费用高昂、医疗保险覆盖存在局限、某些医疗受到严格政策限制、医疗资源供不应求导致等待治疗时间过长等原因，越来越多欧美等发达国家的消费者选择奔赴海外医疗机构接受手术治疗或者康复护理，实现医疗和旅游两者兼得的休闲康体目的。亚洲一些国家如泰国、印度、马来西亚凭借低廉的治疗费用、优质的医疗服务、特色的医疗旅游项目和贴心的旅游配套项目等，吸引了大量的国际医疗旅游者，医疗旅游业因此得到了很好的发展，产业发展势头强劲，已经成为全球最富潜力的跨境医疗旅游服务市场。

　　早在20世纪50年代，泰国的大型佛教寺庙探克拉布寺就建立戒毒中心，使用天然药物康复计划对戒毒者进行多阶段治疗。从1959年起，这里独有的秘制药方和独特的精神疗法，已经吸引了来自世界各地的数十万名瘾君子来此摆脱毒瘾。这个可以称之为泰国最早的医疗旅游项目。20世纪70年代中后期，泰国开始经营美容整形手术、变性手术等医疗旅游项目。经过这些年的努力，泰国当前已经成为世界医疗旅游业的"领头羊"，医疗旅游产业已经成为泰国旅游业的特色品牌和新的经济增长点，近年创收保持两位数的年增长。低廉的医疗价格、美容和变性手术等享誉国际的医疗服务项目、高质量的医疗服务，使得泰国受到了众多国际游客的青睐，赢得了"亚洲健康中心"的美誉，成为全球医疗旅游业最发达的国家之一。每年有超过300万人赶往泰国进行医疗旅游，在接受各种手术治疗和健康护理的同时，顺道领略当地的名胜古迹和风土人情。自从泰国政府推动医疗旅游发展战略计划以来，泰国医疗旅游产业从2007年开始便呈阶梯式发展态势，最近几年年均增速达到16%，占泰国GDP的0.4%。这都充分肯定了泰国医院的技术水平、专业标准、服务质量、安全性与舒适度。高超技术、优质服务、特色产品、低廉价格、卓越品牌、异国情调、高隐私性以及充满魅力的旅游资源等，是外国游客选择泰国进行医疗旅游的主要原因。

　　泰国医疗旅游集群关系网络，见图5-1。

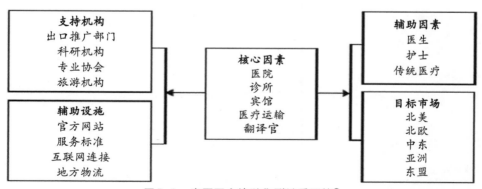

图5-1　泰国医疗旅游集群关系网络[①]

---

　　①邓文志，闻武刚．旅游业中的奇葩：泰国医疗旅游的经验与启示［J］.东南亚纵横，2011（9）：22-25.

泰国外商投资法规规定外国投资者在公司中的股份份额限制在50%以下，这使得医疗旅游产业无法吸引更多的外资，尤其是在医学研究和医学技术方面，从而需要另从外国进口医用设备和医疗器械，增加了相关成本；当前泰国仅允许5个阿拉伯国家获得90天签证，其他国家和地区接受医疗旅游服务的旅游者和陪同人员在泰国只可免签居留30天，难以满足一些疾病的长时间治疗需要；泰国医疗旅游的按摩、SPA、整容行业等强项至今没有国际行业标准；泰国医疗旅游业从业人员整体资质依然较为落后，与患者及其陪同人员的外语沟通能力普遍欠缺；泰国政局的不稳和自然灾害的频发，导致外国游客对在泰国医疗旅游的安全信任度降低；亚洲许多国家，包括泰国周边的马来西亚、新加坡、菲律宾都在大力发展医疗旅游业，直接对泰国构成正面的竞争和严峻的挑战。泰国与亚洲其他国家各具优势。例如，马来西亚更容易吸引伊斯兰国家的游客；东盟一些国家医疗旅游业的从业人员可英语沟通无障碍；根据马来西亚的签证政策，赴马来西亚接受医学服务的患者和陪同人员的居留签证可长达180天（只需出示马来西亚医院的证明）；根据东盟一些国家如老挝、越南和柬埔寨的外国投资政策，允许外国投资者占100%的投资股份份额，这有利于吸引外资。

泰国与亚洲其他国家（地区）保健服务竞争力对比，见表5-1。

表5-1　泰国与亚洲其他国家（地区）保健服务竞争力对比[①]

| | 泰国 | 新加坡 | 印度 | 马来西亚 | 中国香港 |
|---|---|---|---|---|---|
| 服务 | **** | ** | * | * | ** |
| 高科技硬件 | **** | **** | ** | * | *** |
| 人力资源 | **** | **** | ** | ** | *** |
| 抢占先机 | ** | *** | * | ** | ** |
| 价格 | **** | ** | **** | *** | ** |
| 协同/战略伙伴 | * | ** | * | * | * |
| 营销渠道 | ** | *** | * | ** | ** |

注：*越多，表示竞争力越强。

①覃秀红. 泰国医疗保健旅游业发展策略研究［J］. 东南亚纵横，2014（11）：5-61.

　　目前，泰国接待的海外医疗旅游者主要来自日本、美国、英国、中东及澳大利亚。当前，泰国医疗旅游项目丰富多样，最为流行的治疗项目为心脏手术、矫形手术、美容手术和牙科手术等，保健项目则以泰式按摩和SPA最受青睐，其中整形和养生等约占医疗旅游整体规模60%以上。

　　泰国知名医疗旅游医院的特色服务和优势产品，见表5-2。

**表5-2　泰国知名医疗旅游医院的特色服务和优势产品①**

| 医院 | 特色服务 | 优势产品 |
|---|---|---|
| 康民国际医院（Bumrungrad International Hospital） | 亚洲首家荣获JCI认证的世界顶级医院；东南亚地区目前最大的私人医院，被称为"五星级国际医院"，医院如五星酒店，有舒适的沙发、温柔的护士、花园、儿童乐园、星巴克；费用是欧洲的1/4；200多位具美国医师执照或有美国培训背景的医生；专门的国际医疗协调中心，提供机场接机、翻译等"一条龙"式的客服；价格很透明，官网上有最常见的45种手术的实际费用，包括中位数和最高、最低价；医院官方网站上有英语、汉语、阿拉伯语等13个语种服务可供选择；官网上可以直接找到专业医生，可通过电子邮件咨询、预约医生，甚至有在线咨询功能，只需在网上填写个人基本资料，发送给当地的国际病人联络中心，通常2小时内就可得到答复；协助中心根据患者的病情与相关医师联系，然后给出诊疗方案、估价、时间等，以便患者作选择；如果遇到无法创造医学奇迹的危重患者，医院也会建议病人不要再花费冤枉钱；医院所有的配置与装饰都具有浓浓的人文情怀；普通单人病房带有独立卫生间；在官网上还能看到病房的360度照片；医院里覆盖WIFI；医院收费合理，一晚的住宿费用大约为2000元，包括房费、护理费和餐费，体检费用男士为680元、女士为1060元；协助中心可以帮忙安排旅游行程；有些商业保险也能为在泰国的医疗费用报销；提供免费的术后跟进服务，以跨境电邮给予恢复指导；病房干净卫生，设施齐备；医生的态度很好，照顾服务周全、细致；国际病人联络中心和协助中心可以提供10多种语言的咨询服务；等等 | 心脏疾病治疗、中风治疗、慢性肾脏疾病治疗、糖尿病治疗等 |

---

①吴珊．到泰医疗旅游，享受贴身医护翻译［N］．云南信息报，2014-07-06（04）.

续表

| 医院 | 特色服务 | 优势产品 |
|------|---------|---------|
| 三美泰医院（Samitivej Hospital） | 东南亚领先的医疗机构，并在泰国证券交易中心成功注册的私人医院；通过 JCI 多次严格的认证，其中包括国际患者安全目标和示踪方法；被联合国儿童基金会和世界卫生组织认可，并于 1999 年成为泰国第一个获得"母婴友好医院"称号的单位；荣获领先国际保险公司 BUPA 颁发的卓越服务机构大奖；被亚洲《福布斯》财富杂志誉为"泰国成长速度最快的公司"；荣获亚洲医院管理大奖；拥有世界级的医疗服务环境；已经发展成了一个包含医院、旅馆、餐厅、药局、百货在内的自给自足社区，几乎可以满足病人的所有需要；患者和游客可享用可口的中餐、西餐、日韩美食、素食和伊斯兰食物及其他各国口味的美食；提供各种语言口译服务，使用各种语言的患者均可获得专业医疗服务；由一组资深专家和经验丰富的护理员组成的团队，已经为病患提供了令人印象深刻的 29 年呵护之旅；推出 E-护理 Kardex 计划，提升了护士对患者治疗数据记录的准确性等；与泰国航空、华航、东航等合作推出了专门的医疗旅游配套服务，从最初的曼谷试点开始，很快就涵盖清迈、普吉岛；1 号楼大堂有钢琴，每天中午都有钢琴表演；等等 | 试管婴儿技术、儿童保健项目、眼睑成形术、腹部吸脂术、疤痕祛除术、面部除皱术等 |
| BNH 医院（BNH Hospital） | 一直以来都是服务泰国皇室贵族，或者是上层社会人士；是试管婴儿成功率最高的医院之一，在第二代试管婴儿、第三代试管婴儿技术领域一直保持领先地位；护士服务细致，甚至能叫出每个病人的名字；做试管婴儿的成功率大概是 35%～40%，可以检测全部 23 对染色体，确认没问题才移植胚胎；全部是带独立卫生间的单人病房；普通病房每晚的价格大约是 1700 元；带客厅的贵宾房每晚的费用为 2400 元；最高级的总统套房约 100 平方米，带厨房、饭厅、客厅、2 个独立洗手间，每晚的费用是 3600 元；圣诞节时还会有儿童圣诗班来唱圣诞歌，以抚慰病人的心情；等等 | 试管婴儿的基因检测技术、乳腺癌的保乳技术、头皮冷冻技术等 |

**续表**

| 医院 | 特色服务 | 优势产品 |
|---|---|---|
| 蓝康恒医院（Ramkhamhaeng Hospital） | 获得JCI认证；专业医疗人员普遍素质优秀；费用能比曼谷城区中心的康明、BNH、曼谷医院低30%，但提供的医疗水准是一样的；单人病房费用，仅为每晚400元；患者可以直接通过网站或电话进行预约，既方便患者又为患者节省了诊疗时间；可帮助患者办理签证延期；等等 | 心脏移植手术、牙科手术等 |
| 曼谷医院（Bangkok Hospital） | 东南亚的顶尖医疗机构，也是泰国最大的私立医院之一；按照国际化标准提供服务，目前已经发展为在世界各国拥有35家医院的集团化医院；医疗服务项目有小儿科、老人病学、神经病、心脏病学、眼科、运动伤害治疗等；有2位是北京大学临床医学专业毕业的泰籍医生，可直接用中文跟中国病人交流；有8位曾在美国留学的医生专门从事心脏病、癌症、糖尿病等各类外科手术的工作；医院配备有32个国家的语言翻译员，病人可享受贴身医护翻译；国际就诊区则按照各国语言分区域收治病人，比如阿拉伯病人中心、缅甸病人中心、中国病人中心；医院会为网上预约的患者尽快安排治疗，大大节省了患者的诊疗时间；对不同国家的患者采用不同的治疗方案；医疗费用较欧美国家低，病人家属的陪同费用以及旅游费用都可以含在医疗费用项目中；针对外国病人的家属，医院还开设了专程开往市中心购物的车；直接在内部系统便可以将病人资料调到分院，同时总院给予医疗嘱咐、跟单医疗服务等 | 心脏病治疗、癌症治疗等 |
| 泰国曼谷安全生殖中心（SFC Fertility Center） | 东南亚权威的生殖中心，不仅提供拥有最先进水平的医护，同时也承诺对病人提供优质的环境，门诊引用最先进的实验室以解决不孕不育症；仅有的几个通过植入前遗传学诊断进行婴儿性别选择，以实现家庭性别平衡的专科生殖中心之一；具备经验丰富的医疗团队，已经在曼谷Srisiam医院安全生殖中心建立了一个享有较高国际声誉的高质量治疗团队；等等 | 不孕不育症治疗、试管婴儿的基因检测技术 |

续表

| 医院 | 特色服务 | 优势产品 |
|------|---------|---------|
| Yanhee 医院（Yanhee Hospital） | 泰国最好的整形医院，也是全亚洲乃至全世界一流的整形医院 几乎所有的泰国娱乐明星、模特都会选择在此接受医疗服务；实行一日 3 班 24 小时运作计划，拥有120位全职医生和 120多位兼职医生；已获得90多个国家的医院公认为最高国际标准 ISO 9001 和 ISO 14001 系统的认证书；医院官方网站上有英语、俄语、阿拉伯语等5个语种服务；患者可以直接通过网站或电话进行预约，既方便患者又节省了诊疗时间；等等 | 整形美容手术 |

尽管泰国医疗旅游业为大量国际医疗旅游的消费者和提供者带来了益处，但是也还面临着一些风险和争议。由于受到诉讼时效或管辖权原则的限制，以及国际诉讼成本较高、取证难度较大、耗时较长，跨国医疗纠纷或其他质量事故纠纷相对境内来说更加难以得到有效解决。大批优质医护人员从公共医疗机构流向收入水平更高的私立医疗机构，大批的医疗投资流向医疗旅游领域，导致公共医疗投资不足，本国居民需要排队等待接受治疗，损害了国内弱势群体的利益。器官移植旅游等医疗旅游项目的开展，一方面规避了客源国的强制性法规与禁止性规范，减损、降低了客源国法律的权威性[1]；另一方面，也在目的地国催生了大量人体器官黑市与"帮助杀人"黑市，使医疗旅游项目的合法性受到质疑。同时，它们也引发了人们对于干细胞疗法、活体器官移植术等医疗活动的科学性和伦理性的质疑[2]。

这些年来，随着医疗旅游政策落地，泰国医疗水平进步明显，医疗水准与服务种类有了大幅升级，涌现出数家世界一流的医疗机构。泰国医疗旅游业主要集中在"天使之城"曼谷等大中城市和佛教圣地清迈、"东方夏威夷"芭堤

---

①张彩霞. 国际医疗旅游的法律风险及其防范 [J]. 卫生软科学，2011（25）：766-768.
②詹丽，谢梦琳，周鑫. 印度国际医疗旅游发展的经验、风险与启示 [J]. 对外经贸实务，2014（11）：82-84.

雅、"泰国明珠"普吉岛、椰林海岛苏梅岛、"金汤城池"大城等热门旅游地，为游客旅游、治病、购物、度假和休养等提供了便利。泰国在国际上最具声望的医疗机构主要有康民国际医院、三美泰医院、泰国曼谷安全生殖中心、BNH医院、曼谷医院、蓝康恒医院、Yanhee医院等。这些医院大多获得美国、欧洲等先进医疗机构的资历认证，并且通过泰国一些业务外包公司打造成为世界高端医疗旅游服务中心。

## 二、泰国医疗旅游产业的国际竞争策略

### （一）以战略定位为导向，打造医疗旅游服务中心

从2004年起，泰国旅游与体育部、卫生部两大部门牵头，联合医疗服务、健康保健服务、传统草药等三大领域，实施一项试图将其打造成为"亚洲健康旅游中心"的为期五年的国家计划。2012年年初，泰国推出"泰美丽"计划，以此来推动医疗旅游市场发展，目标是成为世界级医疗保健旅游目的地。近年来，泰国政府积极推动医疗旅游服务国际化，提出亚洲健康旅游中心、亚洲卓越保健中心、亚洲健康之都与泰国草药有益健康等系列宣传口号与行销定位。为了进一步拓展医疗旅游，泰国观光局明确了医疗旅游发展的阶段性具体目标：为长期逗留泰国的外籍人士开设专科门诊；推动SPA中心、按摩中心等医疗场所发展；严格按世界卫生组织标准生产泰国草药及保健品；增加泰国传统医术和诊疗选择。泰国还以卡塔尔、科威特、阿联酋、阿曼和巴林等5个中亚国家作为试点，将在泰国医疗旅游的合法逗留期限从30天延长到90天，在此期间不需要办理任何签证并可以在一年内多次往返。

有着国际性健康度假目的地和世界前三名SPA健康度假胜地双重美誉的泰国Chiva-som，位于泰国湾以西华欣海滩著名的泰国滨海度假区，曾是希拉里、迈克尔·杰克逊等世界级名流的指定养生度假之所。据了解，其发展理念是在泉浴基础上应用传统泰式中医技术和现代体检技术，以打造健康平衡度假的新理念。该地主要针对亚健康群体实施健康疗养管理，实现东方医学哲理与西方医学技术的完美融合，逐渐形成了一套身、心、灵合一的全新健康度假潮流。此外，该项目还引入了全程健康咨询专业服务，咨询师可依据游客的中西体检

报告最终制订个性化的健康疗程，同时深化健康主题，将购物、餐饮、康复、住宿、运动管理模式紧密结合健康平衡主题进行合理配置[①]。

（二）以政策法规为保障，发挥政府职能作用

完善的医疗体系是医疗旅游发展的前提条件和根本保障。泰国作为全球医疗旅游市场的"领头羊"，政府在医疗机构准入、运营管理体系、医疗旅游监管等方面较为成熟，以此确保国际医疗旅游者的医疗质量与安全。为了保障泰国医疗旅游健康顺利发展，泰国政府制定了一系列相关政策和法规。其一，推出针对国际医疗旅游者的医疗签证，给到泰国安度晚年的外国人签发养老签证。其二，泰国国家旅游局专门开设了医疗旅游网站，泰国观光局在网站上标示了详细的医疗结构信息和知名医院，还与泰京银行合作，向游客发行借记卡，提供医疗及人寿保险服务[②]。泰国国家旅游局此前举办了2012泰国医疗健康旅游贸易会，为有意向的合作机构提供沟通平台。其三，泰国政府鼓励和支持社会资本投资医疗机构建设，泰国卫生部颁发营业执照并监督指导医疗机构的运营。由此，近些年来泰国涌现了大量私立医院，社会资本的介入大大增强了泰国医疗机构的整体实力。泰国政府对从事医疗旅游的私立医院跟公立医院一视同仁，多次降低医疗设备进口关税以降低其运营成本，尽力扶持，使其成为世界一流的医疗旅游机构。其四，加强医疗旅游基础设施建设，同时加强与医疗旅游产业配套的民航、公路、铁路等基础设施的建设。其五，对于涉及医疗旅游的旅行社、营运商以及运输商的有关医疗旅游的审批手续尽量简化。其六，注重医疗旅游从业人才的培养和引进。泰国政府通过建立医疗旅游培训机构、医疗旅游研究所，举办各种医疗旅游培训班，培养医疗旅游发展所需的各种复合型人才，以此提高医疗旅游的服务和管理水平。其七，规范医疗旅游产业管理。泰国医疗旅游产业相关的法律法规体系较为完备，如《旅游法》《旅馆法》《旅游与旅游导游法》《全国环境质量提高与保护法》。另外，在各旅游景区的法规监管体制中都明确规定了政府部门、旅游企业、地方社区和旅游

---

① 陈吉楚. 三亚养生旅游的天堂［N］. 三亚日报，2014-12-20（05）.
② 傅盛裕. 泰国成"医疗旅游"领头羊［N］. 文汇报，2012-09-18（06）.

从业者的责任和义务[①]。泰国卫生部明文规定泰国SPA业者均需向医疗业注册部门申请营业注册，SPA水疗专业人员和按摩理疗师营业均需持有工作执照。

其八，注重医疗部门和旅游部门的产业协作是医疗旅游发展的重要环节。泰国十分注重加强医疗部门与旅游部门的沟通交流和合作，促进医疗产业与旅游产业逐渐实现深度交融、互利共赢。泰国卫生部负责医院及健康食品品质管控，外交部负责提供旅游签证，交通部负责交通运输问题，观光局和商业部负责对外推广[②]。

（三）以医疗质量为根本，提升产业国际竞争力

先进的医疗技术、国际水准的医疗设施和高素质的从业人员是让泰国医疗旅游产业国际竞争力提升的3个关键因素。

（1）医疗技术先进。泰国医疗技术先进，一些医疗技术已经达到国际一流水平，媲美或赶超欧美发达国家，成就了泰国专科医学的知名度和美誉度。在传染性疾病、骨科疾病和美容整形等医疗领域，泰国国际认可度较高，心血管疾病治疗、心脏搭桥手术、矫形手术、变性手术、美容手术和牙科手术等甚至已经超过欧美发达国家水平。最近几年，泰国获得JCI认证的医疗机构在不断增加，从业人员的医疗服务技能不断提高，这为泰国医疗旅游产业的发展提供了坚实的保障。泰国目前拥有的400多所私立医院都能提供医疗和保健服务，涵盖多个医术学科，服务品种齐全。截至2014年，泰国已有37家获得JCI认证的医院，成为东盟中此类医院数量最多的国家。这些医院均对外国游客开放，提供医疗旅游服务。地处曼谷的康民国际医院、三美泰医院是东南亚最早通过JCI资格认证的医院，获得了被誉为全球医疗服务提供商"黄金标准"的资格证书。另外，泰国许多私立医院通过了ISO9002、ISO 900：2000、ISO 14001等国际医疗认证（HACC），医疗质量已具国际水平。而且大多数泰国私立医院与美国及欧洲等地的国际知名大学医学院、教学医院以及大型医疗院所进行策略联盟。

（2）医疗设施一流。泰国的大型医疗旅游机构都拥有世界一流的医疗硬件

①陈国林. 浅谈泰国旅游管理法律制度［J］. 法制与社会，2008（9）：382-383.
②王琼. 西安医疗旅游发展策略研究［D］. 西安：西安电子科技大学，2010.

设施，各大医疗机构均采用最先进的进口仪器和设备，确保为客人提供国际水准的医疗设施。在发展医疗旅游业之初，泰国政府就出台了一系列法规和政策来提升医疗旅游机构的服务水平，以便吸引更多的海外医疗旅游者。目前，泰国医院都可以为医疗旅游者提供充足的医疗旅游设施，普遍能为患者开展牙科治疗和整形手术，其中一些大型医疗旅游医院可以为患者提供世界一流的医疗手术服务和健康理疗服务。

（3）医疗人才荟萃。整体而言，泰国私立医院中接受过国外医疗专业训练的专科医师为数较多。目前泰国共有470多家私立医疗机构，专业医疗人员普遍素质优秀，大都拥有海外工作经历或海外深造经历，他们带回西方先进医疗技术的同时，提升了泰国的医疗技术和服务水平。亚洲首家荣获JCI认证的世界顶级医院——康民国际医院拥有200多位具有美国医师执照或有美国培训背景的医生。曼谷医院有8位曾在美国留学的医生专门从事心脏病、癌症、糖尿病治疗和各类外科手术。泰国曼谷安全生殖中心具备经验丰富的、享有国际声誉的医疗团队。泰国是海外医疗旅游者做变性手术时乐于选择的医疗旅游目的地，变性手术由此也成为泰国医疗旅游发展中位居前10位的医疗项目，曼谷的普吉医院是进行变性手术的首选医院。

（四）以优质服务为抓手，注重提供配套服务

简化签证手续并提供优质的医疗服务是泰国发展医疗旅游产业的特色和优势。泰国医疗旅游服务世界一流，除了医疗技术高超，泰国的医院、SPA中心、泰式按摩中心等医疗旅游机构提供星级酒店般的设施，环境安全、干净、优雅、舒适，配置与装饰大多具有浓浓的人文情怀，服务人员热情、整洁、礼貌，服务周到细致、温暖贴心，使得患者感到如家般的温暖，获得了广大海外游客的赞誉和青睐。泰国被誉为"微笑国度"，当地人民和蔼可亲，人文氛围友善亲切，社会风俗互助、宽容、谦让，容易让游客感到温暖舒心。泰国丰富的医疗资源大大节省了海外患者的诊疗时间，很多医院还会为网上预约的患者尽快安排治疗，无需经过长时间的等待。

泰国在发展医疗旅游过程中，十分注重提供配套服务。泰国各大医疗旅游机构大多会针对国际医疗旅游者提供接机、订票、预约诊疗和签证延期等系列

配套服务。泰国许多医院能够提供各种针对性服务，雇佣一些能讲流利的英语、汉语、日语、阿拉伯语等语言的医护工作人员，使得交流沟通不再成为障碍，方便国际医疗旅游者。泰国医疗旅游从业人才的招聘和培养目标明确，通常特别要求应聘人员语言能力较强，需要具备较为流利的英语、阿拉伯语、孟加拉语、汉语等语言的交流沟通能力。泰国有些商业保险机构也能为在泰国的国际医疗旅游游客报销医疗费用。一些大型的医疗旅游机构特设一些专门为主要客源国游客服务的专部。泰国还对医疗旅游者实行机场签章"医疗免签"，方便游客到泰国医疗机构接受就业治疗和康复保健。另外，泰国还为医疗旅游者在接受重大治疗后提供完善的康复计划和相关服务，帮助他们恢复各方面的身体机能。为了方便和吸引海外医疗旅游者，泰国实施"一卡通"，游客可在医院之间进行换场医疗，接受拥有不同特色的医疗旅游项目。泰国国家旅游局在全国各地设置旅游服务专线电话 1155 热线，提供多种语言服务，随时准备为游客排忧解难。泰国国家警署专门组建一支旅游警察部队，派驻全国各大主要旅游区，随时为游客提供便利和保障安全。另外，泰国卫生部门网站上详细标注医疗机构信息和知名医院及其提供的特色服务，还与各大商业银行合作，向游客发行借记卡，提供医疗和人寿保险服务。在泰国政府的大力推动下，泰国从事医疗旅游服务的医院除了与旅行社合作承接医疗旅游团之外，有些医院甚至还自行成立旅行社，完整规划所有医疗旅游的行程和配套服务，并且根据医疗旅游者的不同需求提供医疗旅游相关配套服务。

（五）以低价竞争为利器，积极参与全球竞争

价格低廉依然是吸引患者远赴国外进行医疗旅游的重要因素，亚洲医疗旅游发达国家主要是以高超的医疗技术、优质的医疗服务和低廉的医疗价格参与国际竞争。泰国除了拥有媲美欧美的一流医疗技术外，更加低廉的医疗服务费用也是一个极具吸引力的因素。泰国国家旅游局数据显示，在同等情况下，泰国治疗、护理、整形美容等医疗费用通常比大多数西方国家和中东国家要便宜40%～70%。以较复杂的冠状动脉手术为例，美国收费为41000美元，泰国仅为4150美元，几乎仅为美国的十分之一，无怪乎有越来越多的欧美人士选择到泰国接受医疗手术。

泰国与其他国家医疗旅游服务费用比较，见表5-3。

**表5-3　泰国与其他国家医疗旅游服务费用比较**

单位：美元

| 医护种类 | 泰国 | 印度 | 新加坡 | 美国 |
|---|---|---|---|---|
| 心脏搭桥手术 | 11000 | 10000 | 18500 | 130000 |
| 心脏瓣膜置换手术 | 10000 | 9000 | 12500 | 160000 |
| 血管成形手术 | 13000 | 11000 | 13000 | 57000 |
| 髋关节置换手术 | 12000 | 9000 | 12000 | 43000 |
| 子宫切除手术 | 4000 | 3000 | 6000 | 20000 |
| 膝关节置换手术 | 10000 | 8500 | 13000 | 40000 |
| 脊柱融合手术 | 7000 | 5500 | 9000 | 62000 |

（六）以传统疗法为特色，注重打造民族品牌

纵观全球医疗旅游发达的国家和地区，特色品牌十分突出，如匈牙利肖普朗牙科、日本温泉、泰国SPA、韩国首尔狎鸥亭洞整容、瑞士蒙特勒抗衰老等。瑞士以优质医院联盟的形式向旅游者提供整形、运动康复、心血管手术、抗衰老手术等世界领先的医疗服务；匈牙利以具有竞争力的特色牙科医疗服务吸引大量的外国游客；新加坡用“全世界最佳的医疗系统”为旅游者提供精密的医疗服务；韩国设立整容美容支援中心，提供美容特色医疗旅游项目；高质量医疗服务和高手术成功率是印度医疗的一大特色①。泰国医疗旅游以器官移植术、心脏科、骨科、整容手术等享誉世界。同时，使用泰国草药进行的独特的泰式按摩以及变性手术、SPA水疗、隆胸手术等闻名于世。泰国目前已经成为国际SPA产业的市场领导者之一，被国际誉为“亚洲SPA之都”，政府与民间共同成立泰国SPA水疗业同业协会。

泰国SPA水疗服务发展时间不长，但成长快速，迅速制订出了一套泰国SPA流程，使泰国SPA产业成为泰国引人注目的医疗旅游项目之一。泰国SPA

①罗翩．印度医疗旅游发展探析及其对我国的启示［J］．旅游纵览，2014（1）：63.

拥有最完善的设施、最专业的治疗师、最天然的疗材、最亲切的服务、最自然宁静的气氛、最物超所值的价格，加上最著名的古式按摩"nuad bhan boran"，这个流传了几世纪的古式按摩，结合瑜伽及穴道技巧，利用穴道按摩及各种瑜伽姿势，刺激全身血液循环，增加身体内在能量，协助减轻、缓和身体的病痛及失调，这使泰国成为城市旅人充分享受悠闲放松的最佳去处。泰国SPA疗程类型大致可分4种：Angsana Spa、Bayan Tree Spa、Ban Sabai和Andara Spa。另外，还有各大餐厅自行研发的传统按摩、身体治疗、花瓣水疗、脸部保养、天然草药疗养等一应俱全的SPA疗程，同时附有各种药物治疗课程、身体保养及精油芳香疗法。泰国也是节食养生者最佳的度假地点，聪明的饮食控制专家提供别出心裁的食疗法，以自然食物及各种有机食品，如全麦食品，蔬菜及其他高纤、低蛋白质配料，制成许多健康食品，以及养颜美容佳肴，对促进身体的新陈代谢有很好的效果。另外，还有标榜着素食养生中心的地方，如苏梅岛，提供各式各样的素食、斋戒及心灵净化、打坐、瑜伽活动等，适合追求健康的游客。

这些独具泰国特色的传统疗法吸引了大批海外游客，推动了泰国医疗旅游业的快速健康发展。

（七）以旅游资源为依托，吸引海外医疗旅游者

泰国位于中南半岛中部，地理位置优越，自然条件得天独厚，天然资源丰富，滨海风景优美，民俗风情多姿多彩。泰国既有悠久灿烂的历史文化、渊源流长的宗教传统，也有现代都市的繁华时尚，每年都能吸引大量的海外游客，是东南亚最具特异风情和首屈一指的旅游大国。

泰国自然旅游资源丰富多彩。泰国的碧海蓝天、椰风海韵、丽日白沙，绿树红花等美不胜收，吸引着世界各地的游客。泰国岛屿众多，在"亚洲最佳岛屿"评选活动中，前10名中泰国独占5席，其中龟岛更是力压印尼巴厘岛勇夺冠军。泰国南部的普吉岛享有"珍宝岛""金银岛"的美誉。华欣成为泰国SPA业中的翘楚，有着"SPA天堂"的美誉。

泰国人文旅游资源独具特色。泰国宗教文化氛围浓郁，有着神秘辉煌的庙宇建筑和安详庄严的佛教氛围。泰国民族风情丰富多彩，各地会定时举办各种庆典活动和盛会，如龙舟赛、泼水节、水灯节。独具特色、多姿多彩的民族文

化和民俗风情对于海外游客具有强大的吸引力。

泰国丰富优质的旅游资源是吸引海外医疗旅游者的重要因素，是医疗旅游产业发展的重要依托。

泰国特色医疗旅游服务项目，见表5-4。

表5-4　泰国特色医疗旅游服务项目①

| 特色旅游服务项目 | 具体内容 | 特点 |
|---|---|---|
| 健康疗养 | 详细周到的健康医疗旅游规划、泰国康民医院、三甘蒸温泉、泰式SPA、独领风骚的健康养生飨宴 | 快速便捷的医疗服务、价格低廉的费用、贴心周到的疗养服务 |
| 修身养性 | 清曼寺、玉佛寺、苏泰普寺、帕通寺、郑王庙（黎明寺）、玛哈泰寺、四面佛、金山寺、那呖逊大王神殿、阿南达撒玛空王座大殿 | 有助于抽离日常生活，摆脱工作及生活压力，重新找回身、心、灵的祥和与宁静 |
| 自然景观 | 攀牙湾、卡塔海滩、皮皮群岛、象岛、泰国湾、东海岸、芭堤雅海滩、安达曼海岸 | 沐浴阳光、享受海风和海浴、欣赏优美的热带风光 |
| 历史古迹 | 曼谷火车站、大城历史公园、桂河大桥、拷艾国家公园、保存的自然界、遗失的世界——大城、双子城市——甘烹碧府、班清 | 探寻历史文明，尽享名胜古迹的人文情怀 |
| 运动——高尔夫 | 高尔夫学校、高尔夫专卖店、室内高尔夫练习场、夜间高尔夫练习场，以及高尔夫书刊及录像带等 | 休闲运动，高贵典雅 |
| 时尚购物 | 丹嫩沙都水上市场、大林江水上市场、安帕瓦水上市场、乍得乍周末市场、水门商业区、购物之都——曼谷、帕蓬夜市、唐人街、帕乎叻鲜花市场 | 以"东方威尼斯"之名享誉世界，水上购物极具特色 |

---

①邓文志，闻武刚. 旅游业中的奇葩：泰国医疗旅游的经验与启示 [J]. 东南亚纵横，2011（9）：22-25.

（八）以外部需求为契机，积极拓展境外市场

出于欧美发达国家医疗服务费用昂贵、医疗保险覆盖存在局限、某些医疗受到严格政策限制、医疗资源供不应求导致等待治疗时间过长等原因，越来越多欧美等发达国家的消费者选择奔赴海外医疗机构接受手术治疗或者康复护理，实现医疗和旅游两者兼得的休闲康体目的。泰国在医疗旅游发展过程中，并不单纯满足于本国市场，而是敏锐地抓住当前海外消费者的医疗旅游需求，把目光瞄准境外市场，积极采取各种措施吸引海外医疗旅游者。为了招揽更多的国外游客，首先，泰国正在积极筹建世界保健旅游中心，积极参加各种国际医疗旅游会议，广泛宣传医疗机构的医疗水平、服务质量、医疗旅游景点等以吸引海外消费者。其次，泰国一些医院与海外医疗机构建立了合作关系。还在一些国家设立了医疗分支机构等，以加强相互之间的交流与合作。

# 第二节　印度国际医疗旅游竞争策略

尽管备受争议，印度仍是全球医疗旅游目的地中成本最低、质量最高的国家之一，医疗项目涵盖广泛，医疗资源价廉质优，已经成为全球发展速度最快的国际医疗旅游市场。

## 一、印度国际医疗旅游的发展现状

早在5000年前，随着瑜伽和阿育吠陀医学在印度的广泛普及，就涌现出一批批医疗旅行者和修行学生前往印度寻求替代疗法，印度国际医疗旅游历史由此开启。20世纪60年代，随着美国新时代运动的开始，印度成为朝圣者首选目的地。之后，美国和英国的社会精英和名流开始推崇瑜伽和阿育吠陀医学，推动印度医疗旅游快速产业化发展。印度国际医疗旅游产业化开始于1995年左右，虽然起步较晚，但是发展迅速，使印度成为世界上最早建立起综合医疗体系的国家。随着2001年以后JCI认证的逐步推进，印度医疗旅游业

开始大规模扩展，并逐渐成为世界最早的国际医疗旅游目的地之一。印度国家医疗旅游发展的多元化和成本领先战略带动了其长期存在的市场①。国际医疗旅游产业成为印度重要的新的经济增长点和印度最大的行业之一。印度成为当前世界最受青睐、最具性价比的国际医疗旅游目的地之一，位居全球五大国际医疗旅游目的地国家之列。

印度医疗体系呈现两极分化状态，既有费用低廉、给普通百姓提供治疗的公立医院，同时也有大量为中产阶级和富裕阶层提供的虽然价格高昂但医疗服务更为优质的私立医院。那些面向境外游客、本国富裕人群的顶尖私立医院，其医疗设施的水平和医护人员的素质可与发达国家媲美。不少外资与印度私立医疗机构在当地合作设立经营国际医疗旅游业务的医院。此外，由于印度私立医院内的检测中心和药房大多独立经营，因此可以很好地减少医生给病人开过多的药和做不必要的检测的不良现象。

私立医疗机构在印度国际医疗旅游发展中扮演着重要的角色，印度当前的医疗服务和医疗行业的投资约有75%是由私人医疗机构提供，全印度至少有20家超大型私立医疗机构可为患者提供国际先进的医疗手术。低廉的医疗费用、卓越的医疗技术、高超的医护水平、先进的医疗设施、完善的配套服务、特色的医疗项目以及丰富的旅游资源是世界各地医疗旅游患者青睐印度的主要原因。境外医疗旅游患者前往印度就医可以避开漫长的预约就医与手术等待时间，更能省下可观的医疗手术费用，而且还可通过阿育吠陀养生法、自然疗法和瑜伽等进行术后康复。近年来，印度国际医疗旅游产业蓬勃发展，被舆论称之为印度优质产业群中的一朵"奇葩"，是继软件业后的又一个"印度辉煌"②。近年来，印度国际医疗旅游业发展迅猛，但它同时面临着来自泰国、马来西亚和新加坡等亚洲国家的激烈竞争③。

---

①Ebrahim Ahmed Husain, Ganguli Subhadra. A comparative analysis of medical tourism competitiveness of India, Thailand and Singapore [J]. Tourism: An International Interdisciplinary Journal, 2019, 6 (7): 276-288.

②吴永年. 除了瑜伽、软件业之外，医疗旅游：又一个"印度辉煌"[N]. 文汇报, 2015-07-22 (08).

③国王. 印度医疗旅游发展与挑战研究 [D]. 昆明：云南师范大学，2018.

目前，印度医疗旅游业增长率为22%～25%，每年境外医疗游客贡献净利润超过30亿美元。印度以中东、欧洲、美国，特别是旅居英美的印裔以及部分亚洲国家如中国、巴基斯坦为主要客源地。同时，印度也是俄罗斯人寻医问药的首选目的地。英国卫生部门甚至把部分医疗服务合同转包给印度[①]。

药物管理、感染预防和控制、绩效提高，以及护理环境改进等，是印度参与医疗旅游的医院的主要目标，许多医院自愿向国家和国际认证机构寻求患者安全和服务质量标准的认证。在印度，医院和医疗保健提供者国家认证委员会是印度质量委员会的成员，其成立的目的是为医疗保健组织建立和实施认证计划。作为医院药物管理的一部分，认证计划要求完全遵守安全用药规范[②]。

印度国际医疗旅游企业主要集中在新德里、班加罗尔、孟买和钦奈等大中城市，经营国际医疗旅游业务的医疗机构主要有全印医学科学研究院、阿波罗医院、富通医院、布里奇坎迪医院、艾斯科斯医院、孟买亚洲心血管医院、马尔雅医院、马尼帕尔医院以及阿拉汶眼科医院等。这些医院通过著名的业务外包公司，被打造成世界上最高端的医疗旅游服务中心之一[③]。印度南部城市钦奈拥有最为集中的医疗人才队伍和国际一流的医疗硬件设备，被称为"印度医疗旅游之都"，每年赴印治疗的外国患者中，超过80%都会前往钦奈。

印度是一个在贫富、教育、种姓地位、医疗保健等方面分化极度严重的国家，人口过剩、环境恶化、贫富分化、种族矛盾和宗教冲突等问题都对印度国际医疗旅游产业发展产生不小的负面影响。因此，在我们看到印度政府鼓励和支持国际医疗旅游产业发展，拉动当地旅游业及其相关产业发展、提高就业率并促进经济社会快速发展的同时，也应该看到，由于印度公共医疗卫生资源更多地向入境医疗旅游倾斜（印度私营卫生支出排名全球前20名，公共卫生支

①Zacharia L, Bies W. Medical tourism: outsourcing surgery [J]. Mathematical and Computer Modeling, 2007, 46 (7): 1144-1159.

②Subhrojyoti Bhowmick, Ashok Shenoy. Evolving role of clinical pharmacologists in Indian accredited hospitals [J]. Journal of Pharmacology & Pharmacotherapeutics, 2018, 9 (3): 121-125.

③任冲，费利群. 印度医疗旅游业的全球竞争模式及启示 [J]. 河北经贸大学学报，2015（5）：76-81.

出排名全球倒数第6），导致印度公共医疗卫生服务水平降低，整体公共医疗卫生服务消费价格抬升，由此带来医疗服务费用高昂和医疗等待时间过长的就医困难问题，当地居民医疗权益受损，引发本地民众怨愤。印度凭借Web2.0、云计算、移动技术等高新科技挖掘国际医疗旅游的发展潜力，提升国际医疗旅游的发展质量。

## 二、印度发展国际医疗旅游的制胜法宝

### （一）政府的大力支持

印度政府于21世纪初便开始大力发展国际医疗旅游，并出台一系列的政策和措施：印度旅游部和卫生部根据硬件设施、医疗及护理水平等联合制定医疗机构星级标准；与发达国家的相关保险组织加强合作；制定并实施医疗保健行业五年的免税期和再后五年的税收优惠政策；对从事医疗旅游服务的公立和私立医疗机构一视同仁，制定私立医疗机构发展的优惠政策；接受在印治疗的境外患者的投保；通过一年一度的医疗博览会推广本国医疗旅游产品；主动大幅度削减医疗设备进口税以期保证私立医疗机构具备购买世界先进水平的医疗设备的能力；为经营国际医疗旅游的私立医疗机构提供廉价土地；批准昂贵药品的强制许可，立法保护仿制药生产；放宽部分国家旅游签证，简化医疗签证申请流程和办理手续，针对国际医疗旅游者推出M类签证；鼓励游客申请签证，把医疗旅游纳入电子旅游签证制度，新设电子医疗签证，规定境外医疗游客逗留印度最长时间为6个月；在南亚各国设立医疗签证快捷窗口，患者递交相关材料后3日内可获签证，急重病患者当天可获签证；在德里、孟买、加尔各答、班加罗尔等城市机场设立专门医疗旅游签证柜台；简化入境手续和跨境货币交易手续，提供在线签证、多次入境、延期逗留服务，降低海外医疗游客的入境门槛；开设包括英文、阿拉伯语、俄语、法语等语言的医疗旅游门户网站，旨在发布印度医疗旅游相关信息，促进印度在医疗旅游领域与其他国家的联系与合作；成立国家医疗保健旅游局、医疗旅游委员会，以及医院和医疗保健提供者国家认证委员会，保障入境游客的治疗效果与合法权益；推出入境医疗旅游机票优惠券；为发展医疗旅游提供金融支持，允许医疗旅游业优先吸引

外资、鼓励私人投资医疗基础设施、对医疗保健企业提供低利率贷款；为相关医疗旅游机构安排专门大型会议活动；与英国广播公司合作拍摄印度医疗旅游介绍电影。

（二）卓越的医疗技术

印度建立了世界级的诊断中心、血库和成像中心，拥有实施器官移植手术、心血管手术、眼科手术等医疗程序的国际先进医疗技术，许多医疗机构专注于某些特定医疗领域如心胸外科、牙科、眼科并有卓有成就。一些印度医院与梅奥诊所等发达国家的优质医院品牌建立了战略伙伴关系。一些医疗机构配备伽马刀、射波刀、PET扫描等全球高端医疗设备和现代化的创新医疗设施。印度新兴私立医院无论是硬件还是软件都不比欧美发达国家差，医院建筑气派，装潢精美，环境幽雅，各种先进的医疗设备一应俱全，而且医疗技术先进，医务人员训练有素、医疗水平高超，医疗效果突出，这也是吸引境外医疗游客的关键。如2016年印度埃斯科特医院完成4200例心脏手术，死亡率只有0.8%，感染率只有0.3%，而在发达国家，同样的手术平均死亡率达到1.2%，感染率则是1%。印度著名的私立阿波罗医院，是获得JCI认证的世界一流医院，60%以上的医生拥有国际行医资质，医术高超，经验丰富。印度各大医疗机构的医生大多有美国、加拿大、英国等欧美发达国家顶尖大学的博士留学经历，这批精英归国工作能将印度传统医学古法治疗手法和现代先进技术紧密结合，使其医疗技术水平不仅不落后于西方发达国家，有些指标甚至还遥遥领先。

（三）低廉的医疗费用

印度国际医疗旅游业的快速发展与其实施的低成本竞争战略密切相关，相对低廉的医疗服务费用是吸引境外医疗旅游者源源不断涌向印度就医的关键因素。境外患者抵达印度就医，花费低廉的医疗价格体验国际领先的医疗和保健服务，花费"第三世界的价格"享受"第一世界的服务"。印度的医疗收费一般为欧美国家的1/10左右，心脏手术、血管成形手术、脊柱融合手术等费用约为美国或英国同类项目的10%至20%，有的甚至更低。做一次核磁共振成像扫描，在美国需要花费700美元，而在印度只需60美元。做一次心脏搭桥手术，在英国需要大约2万英镑，而在印度一些私立医院只需不到5000美元，还包括来回机票。做一次开胸手术，在美国需花15万美元，在英国需花7万美元，而印度仅需3000美元到1万美元。印度牙科、眼科、整容科等领域的手术费用只相当于西方国家同类项目的1/3到1/4。做一次膝盖手术的费用在英国为近17000美元，而印度约为8000美元。美国肝移植手术的价格在20万美元以上，印度只为1.4万美元。做一次机器人膝盖手术，在中东和澳大利亚地区需花费高达8万美元，而印度只需花费1万美元。

印度药品价格低廉。印度向来被称为"世界药房"，印度生物药品约占全球20%，是仅次于美国的世界第二大生物药品制造国，也是全球主要药物出口国家，出口超过200个国家，其中60%以上出口到欧美、日本等发达地区。医疗人道救援组织"无国界医生"从印度购买的抗艾滋病病毒药物占总数的80%，美国销售的仿制药有40%来自印度，美国食品药品监督管理局（FDA）已准许650家印度制药企业向美国出口药品和有关原材料。印度仿制药价格疗效好，价格便宜，药价只有欧美原研药的20%～40%，有的甚至只有10%。治疗丙肝的新药在印度上市，其价格仅约为美国同种药物价格的10%，价格低廉且药效相当。正是因为印度医疗旅游价格低廉，不少西方国家的保险公司往往安排一些投保人前往印度进行医疗旅游以节约成本。

（四）完善的配套服务

印度私立医疗机构大多能为入境医疗患者提供从接机到送机以及随行家属住宿等配套服务，往往根据入境医疗患者情况量身定制治疗方案，提供涵盖医疗旅游前、术后以及康复期间的咨询、签证、餐饮、住宿、交通、翻译、术后康复疗法及观光等的"一条龙"服务套餐。印度国际医疗旅游多以套餐形式提供，如牙齿美容套装，主要包括旅游前的医生咨询、手术后的医生咨询、恢复期间的全套旅游安排，如宾馆、交通、双语服务。有的私立医疗机构还提供包括豪华病房、全天伙食、机场接送和安排陪护人员食宿等配套服务。另外，一些医疗旅游产品营运商还推出了"家人医疗旅游"套餐形式，相关机构会和医院结合患者情况推出全家旅行套餐，比如为患者家属同期安排牙齿美白、瑜伽课程及短途旅行等活动。还有一些医疗机构提供的套餐为医疗旅游者陪同人员免去往返机票以及在印度期间的其他费用。一些医疗机构还开设专门满足入境医疗游客出行、餐饮、游览和翻译等需求的国际病房，开通为患者提供印度医生远程跟踪治疗的服务，设立解答赴印诊疗相关事宜的入境游客咨询窗口。

印度的官方语言为英语，因此英语作为印度医疗机构官方语言适用，印度医疗机构多采用英文出具检查报告及与患者交流。印度大部分医护人员都能英语交流，语言障碍的消除为与来自世界各地的医疗患者沟通提供了方便。因此，语言优势是提升印度医疗旅游国际竞争力的重要法宝。除了英语是官方语言以外，与英语国家的文化渊源相近，也使得印度医护人员容易与国际接轨。

（五）较短的等待时间

预约就医时间和手术等待时间较短也是驱使境外病人前往印度进行医疗旅游的重要原因。由于英国国家卫生服务体制（NHS）的限制，实施膝盖移植手术在印度只需等待5～8天，而在英国至少需要等待1年。为了节约医疗时间和尽快实施治疗的需要，很多消费者选择在印度就医，而且回国后依然可以通过远程医疗设备进行术后咨询和治疗。为此，印度卫生部门还与英国国家卫生服务体制磋商，将有些手术等待时间漫长的英国病人转到印度治疗，既能缓解英国的医疗压力，又能增加印度的境外客源，不失为合作双赢之举。当前，印度医疗机构每年接收的境外医疗旅游患者中，欧美国家的工薪阶层占了相当大的比例，这些人选择印度进行医疗旅游，除了可以大大节省经费，还可以节省大把的预约就医等待时间，更能顺道浏览印度美丽的风景和多姿多彩的民俗风情。

（六）特色的医疗项目

印度的医疗旅游产品类型比较丰富，以心血管内科、骨科、肾内科、肿瘤科和神经外科等专科享誉全球，阿育吠陀医学、瑜伽、SPA、禅修等医疗养生文化名扬四海，替代药物、骨髓移植手术、心脏搭桥手术、眼科手术和髋关节置换最受境外患者欢迎，一些医院还能提供某些其他地方不易见到的医疗旅游项目。印度开展医疗旅游的私立医院各具特色，不同的医院所擅长的专科不同，因而吸引着不同的境外医疗旅游者。印度医疗旅游服务中介机构推出了一些特色医疗旅游产品：医术理疗、养生SPA、草医护理、物理疗法、温泉水疗、灵修冥想、朝圣修行、田园风光、丛林探险、极限运动、瑜伽体验、缤纷纱丽、当地美食、园艺品鉴、建筑魅力、传统工艺、宗教探秘等。印度因其传统医学瑰宝——阿育吠陀医学而成为世界著名的替代疗法的综合治疗中心，瑜伽、冥想、灵修、排毒等传统疗法享誉世界。印度很多高端酒店都提供阿育吠陀全套疗程，很多旅游机构也主推阿育吠陀医学和瑜伽静修路线。

（七）丰富的旅游资源

除了高质量的医疗服务，充满异国情调的旅游资源也是增强印度医疗旅游竞争力的重要因素。印度是一个名副其实的旅游资源大国，幅员辽阔，历史悠久，历史文化、人文风情与自然风光相得益彰，历史遗迹享誉中外、自然风光绚丽多姿、宗教文化蜚声世界、民族风情独具特色，这些都对境外医疗旅游者构成强大的吸引力。

（1）历史遗迹享誉中外。印度是一个历史悠久、文化厚重的国家，作为四大文明古国之一，古代文明光辉灿烂，名胜古迹遍布境内，保存佛祖舍利的古老寺庙佛塔，刻有法令的阿育王柱、铜匾和石碑散布全境。这里有代表印度建筑艺术最高水准的泰姬陵、胡马雍陵、阿格拉古堡、琥珀堡、德里红堡、风之宫殿等古堡陵园，还有顾特卜塔、加佐里奥纪念碑、法特普尔西克里王宫、加尔各答圣保罗大教堂以及印度河流域文明遗址等。另外，还有一些闻名世界的旅游城市，如恒河圣城瓦拉纳西、菩提伽耶、拉贾斯坦、孟买、加尔各答，都是境外游客到访印度主要的旅游目的地。

（2）自然风光绚丽多姿。印度山雄水秀，风光旖旎。印度境内海岸线曲折漫长，东临孟加拉湾，西靠阿拉伯海，由此诞生了许多风景优美的优质金色海滩，如果阿邦海滩、喀拉拉邦海滩、泰米尔纳德邦海滩。风光秀美的玛丽海滩是世界第二长的著名海滩。印度北部背靠举世闻名的喜马拉雅山，是登山、探险、滑雪、避暑胜地。恒河流域是孕育古代印度文明的摇篮，沿岸不仅名胜古迹众多，而且自然风光绚丽。著名的自然景点还有塔尔沙漠、盖奥拉德奥国家公园等。这些绚丽多彩的自然风光对于境外医疗旅游游客有极大的吸引力。

（3）宗教文化蜚声世界。印度被誉为"世界宗教博物馆"，境内宗教文化色彩浓郁，既是世界三大宗教中佛教的发源地，还诞生了印度教、耆那教、锡克教等宗教，也有为数众多伊斯兰教和基督教教徒。各种宗教文化信仰在印度长期共存。这里有王舍城、那兰陀寺等古老的佛教圣地、圣迹，也有充斥着印度古代佛教塑像、雕刻和绘画的石窟、神庙，如阿旃陀石窟、埃罗拉石窟、艾勒凡塔石窟、贾玛清真寺、莲花庙、比尔拉庙、喀拉拉邦太阳庙。这些享誉全球的宗教圣地成为境外宗教信徒前往印度医疗旅游时必去的朝圣之地。

（4）民族风情独具特色。印度是一个多民族多种姓国家，境内种姓复杂，民族众多，有200多个民族，素有"世界人类学博物馆"之称，各民族独具特色的民族文化传统和绚丽多彩的风土民情等，对境外医疗旅游游客具有很大的吸引力。丰富多彩的民间绘画、歌舞、音乐、杂耍，以及精美的食品和地方工艺品等民族艺术文化令人目不暇接，深受国外医疗旅游游客的青睐。

# 第三节　海南国际医疗旅游竞争策略

海南地处"海上丝绸之路"的重要枢纽，区位优势得天独厚，生态环境优越，天然医疗保健资源丰富，随着国际旅游岛、自由贸易试验区和中国特色自由贸易港的建设，打造国际旅游消费中心上升为国家战略，海南岛获评"世界长寿岛"，以及博鳌乐城国际医疗旅游先行区获得国务院批复，这些都成为海南国际医疗旅游产业发展的重要优势。国际旅游消费中心和自贸港建设给海南国际医疗旅游产业发展带来重大的战略发展机遇。为此，海南"十四五"规划提出加快推进国际医疗等三大品牌建设和打造医疗健康旅游等五大产品。

作为我国独一无二的热带岛屿省份，海南发展国际医疗旅游产业的条件和环境得天独厚，发展潜力巨大，发展前景广阔。医疗旅游产业将成为未来海南自由贸易发展的重心之一，也是打造国际旅游消费中心的重要内容。大力发展国际医疗旅游，通过海南社会各界的共同努力奋斗，把海南打造成为能够辐射亚洲乃至全球的旅游消费的，有集聚力和影响力的医疗旅游目的地，使其成为海南乃至我国国际旅游消费的亮丽名片，这对于海南国际旅游岛、自由贸易试验区和中国特色自由贸易港、国际旅游消费中心的建设意义重大。

## 一、海南发展国际医疗旅游的优势分析

（一）生态环境优越

海南生态环境良好，风光秀丽宜人，植被茂盛，水体质量总体优良且甘甜洁净，空气质量总体优良且富含负氧离子和较多的人体必需微量元素。优越的气候、明媚的阳光、清新的空气和洁净的海水对于心脑血管疾病等具有良好的理疗康复效果。因此，海南素来享有"健康岛""长寿岛""无疫岛""世界长寿岛""天然大氧吧""生态花园"等美誉，具有发展国际医疗旅游的良好的生态环境条件。

（二）政策优势显著

海南国际旅游岛、"世界长寿岛"、全域旅游示范省、自由贸易试验区和中国特色自由贸易港的建设，国际旅游消费中心的打造，博鳌乐城国际医疗旅游先行区和设立外资独资医院的国内独有优惠政策的获批，享有第三、第四、第五航权开放政策和国际航空中途分程权，59国入境免签政策，离岛免税购物政策，与国内部分城市实现异地医保报销，博鳌乐城国际医疗旅游先行区在医疗、药品、器械、注册、审批等九大方面的优惠政策，以及在干细胞治疗、肿瘤防治、医学美容、康复理疗、健康检查等领域的政策扶持，等等，这些都成为海南发展国际医疗旅游的政策优势。

（三）区位优势突出

海南周边的亚洲国家，如泰国、马来西亚、菲律宾、新加坡已经成为当前世界国际医疗旅游产业最为发达的地区之一。海南地处南海国际海运要道，是中国通往东南亚等地的海上要道和21世纪海上丝绸之路的重要枢纽地带，也是我国改革开放的前沿阵地。独特的、优越的地理位置和区位条件，为国际医疗旅游产业发展提供了极大的可辐射空间。

（四）政府高度重视

医疗旅游产业发展不仅受到了中央政府的高度重视，也得到了海南省政府的大力支持。最近几年，国务院明确提出鼓励和支持有条件的地区发展医疗旅游产业。党的十八届五中全会更是提出"健康中国"发展战略。而海南，近年来，不仅制定了医疗保健旅游产业的发展目标，更是率先将医疗健康产业确定

为"十三五"重点发展的支柱产业。海南"十四五"规划更是提出要加快推进国际医疗等三大品牌建设，重点发展医疗康养旅游服务，打造中医药健康旅游品牌，做强博鳌乐城国际医疗旅游先行区，做大三亚健康旅游示范基地、海南南平健康养生产业园，推进鹦哥岭、黎母山等雨林养生基地建设，提升观澜湖、南田温泉等温泉养生基地，打造一批高端健康管理机构和医疗旅游保健中心。

（五）价格优势显著

医疗旅游服务价廉质优是吸引国际医疗旅游者的重要因素。海南的特色中医诊疗、干细胞临床治疗等性价比较高的医疗旅游项目受到不少国际医疗旅游者的青睐。相对其他国际医疗旅游发达国家和地区，海南医疗旅游服务价格水平明显偏低，具有显著的价格优势，这是发展国际医疗旅游的竞争优势。

## 二、海南发展国际医疗旅游的劣势分析

（一）发展方式粗放

当前，海南医疗旅游基础设施建设相对滞后，医疗旅游硬件配套不足，医疗资源与旅游资源各自为战，未能形成有效整合，产业发展环境相对较差。行业投入不足，配套建设落后；从业人员良莠不齐；行业监管机制还不健全；尚未制定有关国际医疗旅游的发展规划和产业布局，政府管理体制和产业政策不足，国际医疗旅游的产业扶持政策和规范管理标准缺乏；医疗旅游产品缺乏特色，层次较低，难以满足国际医疗旅游者的高端需求和个性化、多样化需求。

（二）医疗技术落后

先进的医疗技术是开展国际医疗旅游的前提和基础。虽然海南医疗技术水平在最近几年得到了很大改善，但海南医疗卫生事业起步晚、起点低，由于经济社会发展相对落后，医疗行业投入十分有限，医疗技术依然较为落后。海南真正具有国际性服务能力的医院太少，而且有限的优质医疗资源绝大多数集中于公立医院，使得医患矛盾更加突出，难以有效满足境外高端顾客的高端医疗健康服务需求。

（三）服务质量不高

医疗旅游服务质量是海南发展国际医疗旅游急需提高的重要环节。海南当

前能开展高端国际医疗旅游服务的医疗机构和旅游机构十分缺乏，医疗环境、服务条件、应急能力、技术水平还不尽人意，难以适应国际医疗旅游发展的要求。海南卫生管理人员大多还不熟悉国际医疗旅游的规则和管理模式，没有国际医疗旅游产业的服务管理经验，医务人员与入境患者的交流沟通尚存语言障碍。很多医院的指示牌没有外文标识，不能提供相关的语言翻译服务，医疗机构国际认证滞后。

（四）服务资源匮乏

海南公立医院流程烦琐的医疗经营模式也很难为入境游客接受，而高端私立医疗服务产业在海南发展步伐缓慢，因此当前海南这种公立医疗服务经营体系难以适应国际医疗旅游产业发展。海南的医疗机构负担着过重的基本医疗和公共卫生服务任务，国际医疗旅游产业化基础较为薄弱。

另外，当前海南国际医疗旅游高端管理人才、中高级专业技术人员、心理咨询与心理治疗人员、通晓多国语言的行政与医护人员等相关专业人才都十分紧缺，国际医疗旅游从业人员普遍缺乏基本的医学和旅游、国际通行规则、国外习俗与禁忌等方面的知识，从而影响境外患者对海南本土医护人员和其他相关人员的信任度和安全感。

（五）品牌打造乏力

国际医疗旅游发达的国家和地区，大多具有自身的特色和优势医疗旅游项目，如美国的肿瘤治疗、英国的肝移植手术、日本的精密体检、印度的心脏搭桥手术、韩国的整形美容、泰国和新加坡的牙科整形矫正手术，确立了自身的品牌优势。海南特色医疗旅游产品缺乏，医疗旅游品牌形象尚未树立，难以吸引境外医疗游客。目前，境外游客仍然主要将海南作为观光休闲度假的传统旅游目的地，而不是医疗旅游目的地。品牌形象打造乏力成为制约海南国际医疗旅游发展的重要因素。

（六）协调机制缺失

国际医疗旅游涉及海关、公安局、卫生局、旅游局、工商局、药监局等诸多部门。当前，海南医疗部门与旅游行业依然缺乏有机结合，很少有旅游企业和医疗机构把医疗旅游作为项目进行经营，也缺乏为境外医疗游客提供相关服务的意识。尽管一些医疗项目治疗效果显著，但缺乏旅游部门的宣传推介。尽管一些旅游项目康养成效明显，但缺乏医疗机构的联合经营。国际医疗旅游产业的协调机制尚未真正建立。

（七）地区竞争加剧

当前，国际医疗旅游发展地区竞争加剧，无论是国外还是国内，很多地方都想瓜分这块"美味蛋糕"，纷纷不遗余力地加大了国际医疗旅游产业发展的力度。海南周边的亚洲国家和地区由于起步较早，国际医疗旅游产业发展迅速，产业发展日趋成熟，品牌优势明显。海南的劳动力成本、物价水平和旅游价格水平等虽然有着一定的比较优势，但竞争优势不足。北京、上海、云南等地也认识到国际医疗旅游这个新兴产业的发展潜力和前景，也对海南构成激烈的竞争。

（八）境外客源不足

海南接待的境外游客在总体游客接待数量中所占的比重依然偏低，不足2%，这与海南国际旅游岛建设的目标依然不符。区域旅游竞争加剧、境外最大客源国俄罗斯持续受到卢布贬值等不利因素影响、国际定期航线少、旅游交通不便捷、签证政策不便利、中医理疗良莠不齐、旅游环境差强人意、旅游产品特色缺乏等因素，导致境外客源日益减少，这不仅影响海南旅游产业的整体发展，还给国际医疗旅游产业发展带来了一定的负面影响。

## 三、海南国际医疗旅游发展策略探讨

（一）以政策法规为保障，发挥政府职能作用

当前，世界国际医疗旅游起步较早的国家和地区大都凭借各自的优势和特色项目形成了较为明确的发展战略定位。泰国观光局与卫生部联手，试图打造世界医疗旅游服务中心。马来西亚推出退税、减税等优惠政策，完善相关的法律和政策来支持国际医疗旅游发展；德国国家旅游局将德国定位为面向全球患者，提供专业医疗服务的目的地；韩国成立多家专门负责管理的国家机关，把整形美容保健产业和医疗观光旅游业作为21世纪本国战略产业的重要组成部分。纵观当今世界国际医疗旅游强国的发展历程，国际医疗旅游业的繁荣无一不得益于政府的大力扶持。泰国、印度、韩国、日本等推出针对国际医疗旅游者的医疗签证；韩国和印度等成立了国家级的医疗旅游协会；印度大幅削减医

疗设备进口税；马来西亚、日本等放宽外国医药专家、医师、护士等的移民条件和就业限制；泰国观光局在网站上标示了详细的医疗机构信息，并与泰京银行合作，向游客发行借记卡，提供医疗和人寿保险服务。

要统一认识，转变观念，高度重视，明确海南建设国际旅游岛、国际旅游消费中心和自由贸易港中国际医疗旅游产业的发展战略定位，利用海南得天独厚的资源禀赋和环境优势，努力把国际医疗旅游打造为海南旅游发展的一个热点和亮点，提升海南作为国际一流海岛休闲度假旅游目的地的品位，打造深受中外游客青睐的"医疗养生天堂"和"国际医疗旅游健康岛"。

做好国际医疗旅游产业的顶层设计，在加强配套建设的同时也要努力破除体制机制障碍；借鉴泰国、土耳其等国经验，制定更为宽松的扶持国际医疗旅游业发展的优惠政策和鼓励措施；借鉴泰国、印度、日本等国经验，制定相对完善的政策与法规，规范国际医疗旅游产业发展；借鉴瑞士经验，以"优质医院联盟"形式推动国际医疗旅游发展；借鉴韩国以"整形美容支援中心"形式打造整形美容特色医疗旅游品牌经验，打造海南医美旅游产业品牌；借鉴土耳其发展国际医疗旅游的经验，实行医疗免税区，通过免税购物政策的重大突破，释放国际医疗旅游消费，以此吸引更多的境外医疗旅游者和医疗旅游方面的投资；借鉴泰国、印度、中国台湾地区等国际医疗旅游产业发达的国家和地区的经验，建立健全总揽全局的国际医疗旅游合作和协调机制，用以解决国际医疗旅游资源整合、医疗机构对外开放、入境签证发放以及相关法律保险问题。

采取更多的支持和奖励措施，为医疗机构和旅游行业之间的协调合作提供优惠政策；在国际医疗旅游机构评级、医疗效果评定等方面先行先试；加快构建海南自由贸易港法律法规体系，立足自由贸易港建设实际，充分行使经济特区立法权和省级地方立法权，加快地方立法，制定经济特区国际医疗旅游相关法律法规；加强海南国际医疗旅游行业的监督管理和服务指导，组建国际医疗旅游产业发展智库和产品研发中心，组建国际医疗旅游协会；搭建医疗旅游相关协会、研究会、商会等交流和协作的平台，借鉴新加坡、中国台湾等地做法，建立并完善部门协调机制，加快成立行业自律的医疗旅游协会组织；以融合发展为主线，加强医疗产业与旅游产业的部门合作，形成较为完整的医疗服务体系，合作推出特色医疗保健旅游线路和特色医疗保健旅游景区；打造医学创新基地，成立医美旅游产业发展示范基地；成立国际医疗旅游办公室或国际医疗旅游协调处，实现国际医疗旅游资源的有效整合与行业的高效联动；建立健全外籍医护人员执业等的法规和制度建设，放宽境外医师的执业时间，扩大和稳定医疗人才队伍，保障优势医疗项目能够得以长期持续开展。

为了保障海南国际医疗旅游产业的健康持续发展，需要坚持政府主导型的产业发展模式。加强领导，明确责任，培育品牌，发展主体，加强宣传，强化基础，创新机制，优化环境，打造国际医疗旅游"资源开发—产品集成—产业集聚—综合效益"的旅游经济社会发展模式；以政策法规为保障，充分发挥政府职能作用，加强政府的扶持与监管，积极争取国家政策支持，用足用好国家赋予的优惠政策，为国际医疗旅游发展营造良好的环境；做好产业发展规划，推进产业改革与开放，积极引入市场机制，吸引国际知名健康服务企业入驻海南；建立高端医疗保险市场体系，鼓励发展第三方服务组织；以多种方式积极推动健康服务产业集聚化发展；优化投融资引导政策，积极引入投资和加大财政拨款，设立健康产业投资基金；引导具有国际竞争优势的企业和金融机构聚集，分阶段引进国际先进的医疗设备与技术，逐步形成世界领先的医疗旅游产业集聚区，将医疗护理、健康管理、康复保健、休闲养生、旅游观光相结合，把海南打造成为中国国际医疗旅游服务贸易示范区。

（二）以服务质量为根本，注重提供配套服务

泰国各大旅游地普遍能为游客提供牙科治疗和整形手术；印度私立医院的医疗水平并不比发达国家差，一些领域的医疗技术已经达到国际一流水平；印度、泰国等国家的私立医院聚集了大量优秀医疗技术人才；新加坡、韩国、日本等国家具有世界一流的医疗水平和条件；马来西亚采用国际通用的医疗体系，医务人员多在英国、美国、澳大利亚等发达国家接受过相关教育或培训且执业水平较高；日本大部分医院的病史管理、收费、检查记录等均实行电脑化管理，从而保证了医疗服务的安全和透明。

印度全面简化南亚国家赴印医疗旅游的签证手续，并在签证处开设医疗签证快捷窗口；新加坡有关医疗机构为病人及其家属提供办理签证、预订酒店、配备秘书，甚至制订游览计划等"一站式"服务；韩国大部分整形美容机构都能提

供中文、日语等多国语言翻译人员负责接待和咨询。

海南应以服务质量为根本，注重配套措施，完善基础设施建设，推动私立医院和房地产开发集团发展国际医疗旅游业务，加强与国内外优秀医疗机构的交流与合作，营造良好的国际医疗旅游人文环境，完善患者异地医疗费用报销制度，搭建数字化医疗平台，实施医疗健康信息化服务项目，建立养生健康体检中心，发展国际医疗旅游中介机构，完善旅游集散网络运营体系。尽量符合国际患者的习惯，在金融、保险、语言、报销和生活服务等方面注重提高和积极提供各种配套服务，完善交通、住房、教育、文化、城市建设和管理、保障和改善民生等国际医疗旅游的配套设施建设；建立旅游信息服务中心，提高窗口服务员、出租车司机的职业修养和语言水平；改善城市基础设施，更换现代化的中英文的路牌标识等，提高国际医疗旅游相关从业人员的素质和公共服务水平，为国际医疗旅游者提供一个良好的人文环境；发展国际医疗旅游中介机构，完善旅游集散网络运营体系；推动私立医院和房地产开发集团发展国际医疗旅游业务；加强交通保障、监管保障、政策保障、资金保障、人才保障、组织保障等国际医疗旅游发展保障体系建设。

政府引导市场运行机制优化，进行医疗体制改革，加强医疗机构管理的现代化、标准化、制度化建设，提高医疗服务质量；推进国内外知名医疗机构与海南各大医疗机构的合作帮扶关系；引进国际领先运动康复设备，创建海南国际医疗旅游中心，成立满足境外游客疾病诊治、健康保健、体检咨询需要的专门机构，依托、抽调海南省各大医疗机构以及引进国内外优秀的人才、技术、设备等医疗资源，提供疾病诊治和健康保健服务；引进外资医疗机构和技术与管理规范的私立医疗机构，开展国际医疗旅游服务；开辟跨境医疗旅游线路，加强同泰国、印度、马来西亚、菲律宾、新加坡、韩国、日本等周边国家以及我国港、澳、台在国际医疗旅游方面的交流与合作；配备掌握多国语言、具有良好海外医学教育或者行医资历的医护人员；在保险、报销、语言和生活服务等方面，提供符合国际患者习惯和需要的人性化服务。

借鉴泰国经验，设立医疗机构和医疗服务信息的相关网站和网页，并与相关部门合作，向入境游客提供借贷、保险等服务；保护入境游客的隐私安全，可以根据其要求安排不同的医疗场所出入口；采用国际医疗旅游高端定制的方式，实施"一条龙"的配套服务模式，不仅为入境医疗游客提供私人定制治疗方案，还提供医院预约、医生预约、医疗陪同、病历翻译、签证、交通和住宿预订、旅游观光等配套服务。

借鉴韩国、日本等国经验实施国际医疗旅游签证制度，放宽旅游签证政策，推出适当延长和增加入境医疗游客居留海南的合法逗留期限和往返次数的国际医疗旅游签证。借鉴印度针对国际医疗旅游者推出的M类签证办法，推出适合海南的长期居留医疗签证措施。

海南应以改革开放为动力，提高医疗服务水平，推进医疗改革和开放，推进相关医院通过国际JCI认证，提高从业人员素质和国际医疗旅游服务水平，获取国际医疗旅游者的信任和认可；加强产业部门合作，加强医疗与旅游部门的合作，形成较为完整的医疗服务体系；加强与国内外优秀医疗养生机构的交流与合作，鼓励外国优秀私立医院进驻海南，引进国内知名的大型综合或专科医院独立设院或与海南医疗机构合作；加大对医疗旅游教育培训的投入力度，依托海南医学院和海南大学等省内高校加强国际医疗旅游方面人才的培养，注重培养和引进既懂得旅游、医疗，又掌握经济发展规律和旅游管理的复合型国际医疗旅游人才，打造一支结构合理、种类齐全、素质精良的国际医疗旅游人才队伍。

（三）以优势项目为抓手，开发特色优势产品

当前，世界各大国际医疗旅游目的地纷纷推出高端和特色医疗旅游服务，以此吸引全球客户。如泰国的整形、美容；印度的神经科、眼科、心脏科、瑜伽、静修；韩国的整形、美容、体检、干细胞治疗；日本的肿瘤科、基因检测、温泉疗养；新加坡的体检、肿瘤科、外科；瑞士的人工关节手术、心血管科；匈牙利的牙科、温泉疗养；美国的肿瘤科、试管婴儿；等等。

海南应该积极发展特色项目，开发森林医疗旅游产品、温泉医疗旅游产品、滨海医疗旅游产品、田园医疗旅游产品、中医药康体疗养产品、老年医疗康复养生产品、黎苗医药特色医疗旅游产品、运动保健旅游产品、宗教医疗旅游产品、科普观光购物体验类医疗旅游产品、海洋医疗旅游产品、浴疗保健旅游产品；以融合发展为主线，合作推出特色医疗保健旅游线路和特色医疗保健旅游景区；大力发展特色医疗旅游，科学规划和精心打造国际医疗旅游品牌。

针对境外医疗游客，海南应重点挖掘本土特色文化内涵和优势医疗旅游资源，丰富国际医疗旅游产品体系。中医药康复保健产品就是海南国际医疗旅游发展的最大的特色和优势。开发中医康复理疗项目，瞄准境外中高端消费市场，开展医疗、健康体检、康复疗养等服务；开发一批具有浓郁中国风情和海南本土特色的融中医药种植技术传授、中药材和黎苗药材种植体验、中医药常识宣传与教育、中医养生知识普及、中医康体养生体验、健康休闲娱乐于一体的入境中医药健康旅游项目；将中医与滨海度假、温泉SPA、海岛阳光、清新空气、热带雨林、体育运动、宗教养生结合开发出一些特色的中医药医疗保健服务项目，如中药种植观赏、中药种植体验、中药治疗体验、中药养生体验、品药膳、喝药茶、饮药酒、洗药浴、中药商品购物；除了中医药外，还可结合本地特色开发按摩、刮痧、敷贴、熏蒸、热熨、药浴、针灸、艾灸、拔罐、药膳、温泉、太极、气功等充分体现传统东方文化风情的医疗保健产品。

海南还应重点开发各种具有滨海特色的海洋观光、沙滩浴、海水浴、日光浴、泥浴、鱼疗、按摩、针灸、海钓和捕鱼体验等特色项目；与海水相关的美容、瘦身产品等滨海度假康复疗养服务项目；温泉SPA、温泉中药理疗产品、温泉药膳和美容瘦身产品等滨海温泉度假康复疗养产品；空中悬挂滑翔、水上飞机、香蕉船、摩托艇、快艇、帆船帆板、潜水、冲浪、沙滩排球等海洋运动康复旅游产品；海洋生物医药医疗养生旅游产品和浴疗康复疗养旅游产品。

（四）以功能规划为抓手，完善产业区域布局

结合海南实际，根据各类医疗旅游资源的地域分布特点，可以把海南医疗旅游划分为4类。（1）主要定位在三亚、海口、琼海、万宁和陵水等海南东部旅游发达地区的现代高端医疗旅游区，发挥区域旅游资源优势和医疗资源优势，发挥区域旅游集散功能，建设一批各具特色的高水平现代养生产业集群，全力打造康体养生旅游目的地；（2）主要定位于五指山、琼中、保亭、乐东、屯昌、昌江、东方、白沙等中西部民族地区的民族特色医疗旅游区，凭借中西部原生态的自然风光、丰富多彩的民俗风情以及黎苗民族独具特色的民族药材、民族药方和民族医药传承人，依托黎药、苗药等少数民族医药学打造中西部民族特色医疗旅游区；（3）主要定位于儋州、文昌等历史文化景观相对丰富地区的历史人文景观医疗旅游区；（4）主要定位于定安、澄迈、临高等养生休

闲旅游资源相对丰富地区的养生休闲医疗旅游区，依托这些地区丰富的森林、滨海、湖泊、湿地、温泉、冷泉、宗教、长寿文化等养生休闲资源，打造温泉养生、森林养生、湿地养生、美食养生和湖泊、滨海休闲旅游产品。

海南应加快建设以301医院为核心的海棠湾医疗健康服务区、博鳌乐城医疗旅游先行区，建立海南长寿养生国际旅游区和国际医疗旅游服务贸易示范区，打造特色的中国国际医疗旅游名城。

（五）以品牌战略为先导，开拓境外客源市场

在发展国际医疗旅游的过程中，很多国家注重市场开拓，把目光瞄准境外市场，锁定目标人群。韩国通过网络、电视、报纸、说明会、公关等多种渠道宣传国际医疗旅游业；早在2003年，新加坡就推出了"新加坡国际医疗计划"，其国际导医机构已经先后在印度、中东等地设立了分部，全权负责患者的整个治疗过程；日本锁定中国富裕阶层为主要对象，大力推行医疗观光业；泰国积极筹建世界保健旅游中心，以便招揽更多的国外游客。海南国际医疗旅游发展过程中，应该明确市场发展前景，细分目标市场，加强宣传促销，实施品牌形象战略，积极开拓客源市场。海南应针对不同层次的目标市场进行重点营销和推介，坚持面向大中国，对外学习泰印马、巩固韩日俄、拓展欧美澳，对内立足珠三角、提升港澳台的国际医疗旅游市场促销格局。海南在拓展境外客源市场对应重点瞄准俄罗斯、韩国、日本、澳大利亚以及东南亚国家，遏制俄罗斯游客数量下滑态势，尽力恢复俄罗斯市场，提振内部港澳台市场和外部韩日市场，稳定东南亚市场。

当前，海南发展国际医疗旅游具有生态环境优越、资源禀赋良好、海滨风光旖旎、黎苗风情浓郁、客源基础雄厚、区位优势突出、政府高度重视、特区优势明显、发展初见成效、价格较为低廉等优势和医疗水平较低、服务质量不高、医疗资源匮乏、产品特色缺乏、品牌打造乏力、配套服务欠缺、协调机制缺失等劣势，同时存在着国际旅游岛和中国旅游特区的打造、"世界长寿岛"的获评、国际医疗旅游先行区的获批、"一带一路"国家倡议的实施、"八大天堂"的提出、产业发展趋势见好、服务贸易转移契机等方面的机遇和国际竞争激烈、国内竞争加剧、境外客源减少、境内客源流失等方面的挑战。海南应该充分发挥优势，改善劣势，抓住机遇，迎接挑战，紧紧抓住当前国际医疗旅游

目的地逐渐向亚洲转移的市场优势和发展契机，积极学习借鉴国外国际医疗旅游发展的先进经验，并且紧密结合自身的特色和优势，以医疗旅游资源为基础，以旅游产业发展为引擎，大力发展国际医疗旅游。

（1）积极实施"走出去"的国际医疗旅游营销策略。国外游客主要来自韩国、日本、新加坡、马来西亚等亚洲国家和俄罗斯、德国等高纬度欧洲国家，他们对于干细胞治疗、器官移植手术、心血管手术等中国强项和特色的医疗服务情有独钟，对于以中医中药为主题的医疗保健旅游产品和相关的修学旅游产品青睐有加。温泉SPA、海岛休闲、中医减肥与美容旅游产品、中医药膳调理旅游产品、医疗整形美容产品等高端保健旅游产品对国外年轻女性市场有着巨大的吸引力。

建立不同语言版本的海南国际医疗旅游官方门户网站，构建国际医疗旅游的信息化网络体系；组织有影响力的大型专项国际医疗旅游宣传营销活动，参加境外国际旅游展、旅游专项推介会、旅游业联谊会；深化与境外客源地旅游部门的交流合作，深入其一二线城市进行细分市场开拓；在主要境外客源国设立旅游联络处，加强与主要客源市场的医疗机构、旅游组织、航空公司以及当地旅游部门的联系与合作；针对国际医疗旅游企业赴境外参展、国际医疗旅游宣传促销给予一定的资金支持和市场开拓业绩奖励。

（2）积极实施"请进来"的国际医疗旅游体验营销策略。制订出科学性、系统性、实效性强的国际医疗旅游营销方案，利用网络、报纸、电视、杂志、广告牌、文艺演出、体育摄影赛事、文学艺术采风、商品交易会、科技交流、商务旅游活动等方式进行宣传促销；利用《中国旅游报》《海南日报》《海口晚报》、天涯网站等媒体定期向境外发布海南特色医疗旅游产品信息；利用每年一度的博鳌亚洲论坛和中国国际消费品博览会，向境外宣传海南国际医疗旅游；加强与粤、桂、滇等国内与海南有着共同境外客源市场的旅游地的合作，实现境外游客信息共享，客源共送，互利共赢；在一些主要境外客源地的国际机场、火车站、邮轮码头、电影院线、知名媒体上投放海南国际医疗旅游广告，开展全方位、多层次、多角度、立体化的国际医疗旅游宣传营销，不断提高海南国际医疗旅游的知名度和美誉度；注重利用微信、微博、抖音等新兴网络平台和数字旅游、影视植入、微电影等各种最新网络营销手段宣传推广国际医疗旅游。

（3）积极实施国际医疗旅游品牌战略。积极实施海南国际医疗旅游品牌形象战略，大力开拓境内外客源市场。主打中医药和黎苗医药国际医疗旅游产品品牌，加强医疗救治、理疗康复、养生休闲、娱乐保健等特色国际医疗旅游产品的建设，打造国际医疗旅游胜地、亚洲医疗旅游中心、中国国际医疗旅游中心，让"健康岛""世界长寿岛"成为金字招牌，让"要想身体好，常来海南岛"成为海南发展国际医疗旅游的宣传口号。

# 第四节　三亚市中医院国际医疗旅游竞争策略

2002年开始，三亚市中医院积极探索发展中医康复疗养游，并致力于传统中医文化事业的推广和普及，以中医传统治疗为主，率先全国成立中医疗养国际旅行社，对外开展中医康复疗养服务，得到国际社会的广泛赞誉，扩大了中医的对外宣传和国际影响。近年来，三亚中医养生旅游越来越受到游客的追捧，这一旅游新业态，已成为三亚旅游业态转型升级的"黑马"，带着医疗与旅游资源融合驶入快车道，将中医特色医疗与旅游相结合的新模式——中医健康养生游，作为三亚旅游的新起点。中医养生旅游已经成为三亚一张闪亮的城市名片。

作为三亚养生游的主力军，中医院另辟蹊径，邀请国内著名的中医专家、"医疗智囊"落地三亚，通过地域之间的"南北互动"，撬动医疗资本流动，带动医疗资源与旅游资源的深度融合，为三亚的养生保健旅游资源创造最大的社会效益和经济效益。三亚市中医院是国内最早开展医疗旅游的医院，在资金、人才、技术等各方面都不占优的情况下，利用自身的独特优势，抓住发展机遇，迎难而上，大力发展中医康复疗养旅游，取得了显著的经济和社会效益，赢得了良好的口碑和广泛的赞誉，成为海南国际旅游岛建设的一道靓丽风景。

三亚市中医院发展医疗旅游的经验值得我们认真的思考与借鉴。

## 一、三亚市中医院简介

（一）医院概况

三亚市中医院是广州中医药大学非直属附属医院和海南医学院临床教学医院，也是我国"首批中医药国际合作专项建设单位"和"医疗健康旅游国际认证体系产业示范基地"。医院始建于1991年，于2003年被批准为中西医结合医院，是一所以中医为主、中西医结合的现代化综合性公立医院，也是一所集医疗、保健、康复、传统医药国际交流与合作、教学、科研为一体的三级甲等中医医院。医院位于世姐选美赛址——"美丽之冠"对面，背靠虎豹岭，面朝临春河，风景优美，环境幽雅。

（二）荣誉

医院荣获由俄罗斯联邦政府总理签发的"为中俄友谊作出贡献"奖状与卫生和社会发展部颁发的荣誉奖状，收到我国外交部和吉尔吉斯斯坦、塔吉克斯坦驻华大使馆的感谢信，取得了良好的政治和社会效果。2007年和2009年，医院先后两次被评为"全国卫生系统先进集体"，并多次获得三亚市政府奖励。医院被定为对俄中医药协作组成员单位、国家中医药服务贸易试点单位、国际传统医药交流合作基地。三亚市中医院被列入"首批中医药国际合作专项建设单位"，承担建设"中医药健康旅游示范基地"的任务，在中医药服务贸易、中医药健康旅游和中医药文化宣传等国际交流与合作重点领域踏实进取、勇于创新。

（三）医院特色

中医康复疗养游是医院的最大特色。2002年6月，医院接诊和精心治疗2名哈萨克斯坦患者，使其多年的腰痛和失眠等慢性病得以好转，口口相传让三亚市中医院开始蜚声国际。自此，医院把握发展良机，突出中医特色，依托得天独厚的区域优势、自然环境和旅游资源，以特色促发展，秉承"仁心精术"的院训，竭诚为国内外社会各界人士提供优质高效的医疗保健服务，在全国率先发展中医康复疗养游，形成了旅游观光、绿色疗养的中医特色游全产业链条，树立了良好的、独特的品牌形象。

## 二、三亚市中医院发展国际医疗旅游成效分析

（一）发展成效

（1）国际服务成效。医院为许多国家元首和外宾等提供中医康复理疗服务，成为国内医疗旅游发展的范例。2002年，一批切尔诺贝利核电站泄漏事故中的受伤人员来到三亚，在三亚市中医院接受中医疗养，自此，三亚市中医院开始探寻中医药与旅游的融合，这也是我国旅游行业业内最早一次提出"中医疗养游"的概念。当年3月，俄罗斯国家石油天然气集团公司与三亚市中医院签约，每年送数千名员工来三亚，由此开启了三亚中医疗养游。2003年，海南迎来哈萨克斯坦副总理一行25人来三亚市中医院接受中医疗养。2004年，三亚市中医院与阿拉木图航空公司签订"中医疗养"包机合同，成为获得国家民航局批准国外包机的首家医院。2004年，哈萨克斯坦中医疗养团115名客人前往三亚市中医院接受中医疗养服务。2006年和2008年，受国家卫生部委托，三亚市中医院成功完成了震惊世界的俄罗斯别斯兰恐怖事件中2批受害儿童的中医康复治疗任务，受到中国卫生部和俄罗斯总理的嘉奖。2010年6月，医院再次承担国家卫生部委托的接诊在吉尔吉斯斯坦骚乱中心理受到伤害的50名儿童的中医康复疗养任务。三亚市中医院已经接待俄罗斯、瑞典、挪威、哈萨克斯坦等海外客人达40余批次，国外疗养包机10余架次，共为包括俄罗斯联邦政府原总理梅德韦杰夫、哈萨克斯坦原总统纳扎尔巴耶夫、塔吉克斯坦总统拉赫莫诺夫等外国政要在内的35000余位外宾提供高端定制健康服务。有数据显示，2013年，俄罗斯游客在三亚中医健康旅游相关消费超过6亿元。2014年，仅三亚中医院接待预约高端定制健康服务的境外游客就达到300人次。据统计测算，来三亚的境外游客80%会选择中医理疗产品，人均消费1200美元左右。中医疗养游隐含的经济潜力巨大。此后，三亚中医疗养游在俄罗斯和哈萨克斯坦、塔吉克斯坦等地声名远扬，大大提高了自身的知名度和美誉度，也推动了中医疗养的国际交流与合作，成为中医走向世界的成功范例。

（2）国内服务成效。2010年4月14日，我国青海玉树发生7.1级地震，同

年5月，海南组织20名玉树地震灾区儿童赴海南进行"心灵呵护"之旅，在海口、陵水和三亚等地的参观、游览活动中，心理咨询人员精心组织了与心理创伤恢复有关的心理支持性游戏以及祈福活动等，对受灾儿童的身心恢复颇为有益[①]。同时，医院也为我国一百余位副部级以上领导干部提供了医疗保健服务。

2015年5月，在上海举行的世界医疗旅游大会峰会上，三亚市中医院分享了医院在中医健康旅游领域的丰富经验和实践范例，作了《三亚中医健康旅游拓展全生命周期健康事业》的精彩演讲，受到了参会代表的强烈反响和青睐，会后众多业内人士纷纷与其交流和洽谈合作机会。

（二）原因分析

（1）康复疗养资源丰富。地处热带的三亚生态环境优越，具有医疗保健作用的森林、海滨、矿泉等资源丰富且优质。三亚日照时间长、空气质量高，拥有阳光、海水、沙滩、风景、温泉等一系列契合现代人健康理念，对于人体康复保健与慢性疾病的康复等有明显帮助的有益健康的旅游资源。三亚地处低纬度，属热带海洋性季风气候区，年平均气温25.7℃，气温最高月为6月，平均气温28.7℃；气温最低月为1月，平均气温21.4℃。三亚全年日照时间2534小时，平均年降水量1347.5mm，素有"天然温室"之称。三亚濒临南海，海滨资源丰富，有著名的"天下第一湾"亚龙湾、"国家海岸"海棠湾，以及三亚湾、大东海等。三亚自然资源得天独厚，有洁白细软的沙滩、清澈洁净的海水、舒适宜人的气候等，一年中多数时候都可进行日光浴、海水浴、沙浴和风浴等。三亚温泉资源丰富而优质，其中著名的南田温泉被誉为"神州第一泉"，泉水温度不是太高，是低温热矿水，且富含对人体有益的矿物质和微量元素，属于医疗温泉。三亚森林资源丰富，三亚热带天堂森林公园是海南省第一座滨海山地生态观光兼生态度假的森林公园，构成具有热带森林特色的天然城市森林氧吧。

三亚是国际最佳养生城市和中国最长寿地区（平均寿命80岁）。三亚拥有

---

①申自力，崔建华，刘丽琼，等. 海南发展心理健康医疗旅游的思考［J］. 河北旅游职业学院学报，2014，19（1）：36-39.

丰富的中医药和黎苗医药资源，养生保健资源十分丰富；优越的气候和环境优势，冬季的气候环境非常适合中医治疗；能够吸引国内外游客的独特的旅游资源环境和特色鲜明的针灸、推拿、牵引、中药药浴等中医医疗资源，并且将中医康复理疗与休闲度假旅游很好地结合起来。

（2）旅游产业较为成熟。三亚是闻名中外的旅游胜地和度假天堂，是中国首选旅游度假目的地，荣获"2012中国特色魅力城市"称号。经过这几十年的发展，三亚旅游产业发展已经十分成熟，旅游基础设施设备日益完善，旅游配套服务齐全，旅游接待能力不断提高，旅游服务水平和质量显著改善。这为三亚市中医院发展医疗旅游提供了良好的物质基础和环境条件。

（3）客源基础较为雄厚。作为国内一个成熟的旅游目的地，三亚每年接待大量的国内外游客，医疗旅游客源基础较为雄厚。2014年三亚全市累计接待过夜游客1352.76万人次，实现旅游总收入269.73亿元。经过多年的努力和发展，三亚中医健康旅游在国际上获得广泛的认可和青睐，每年都有许多外籍游客慕名而来，尤其是在俄罗斯等国家有着显著的市场优势，境外高端客源较为丰富。

（4）政策优势较为显著。政策保障也是三亚市中医院发展中医康复疗养旅游的重要优势。国际旅游岛、国际旅游消费中心、自由贸易港的建设，设立外资独资医院的获批，第三、第四、第五航权开放政策，国际航空中途分程权和59国免签入境政策，与国内多个城市实现异地医保报销，购物离境退税，离岛免税等，这些都成为三亚市中医院发展国际医疗旅游的政策优势和环境条件。

（5）政府大力扶持。《中共三亚市委关于制定国民经济和社会发展第十三个五年规划的建议》提出，大力培育融中医医疗康复、养生保健、健康服务、休闲度假于一体的旅游医疗健康产业项目，加强国内外著名医疗机构和三亚医疗机构的合作，加快推进现代服务业产业园高端合作医院等项目，为国际游客提供个性化服务。三亚市还在谋划建设健康国际中医养生保健中心。

三亚市中医院发展中医康复疗养旅游得到政府的大力扶持。三亚提出要加快建设健康医疗旅游综合体，把健康产业打造成为三亚的另一王牌。近年来，三亚不断深化基层医疗机构改革，不断健全全民医保体系，提高医保保障水平，提高政府办医管理水平，加强医疗人才队伍建设，调动医院人员积极性，推进现代公立医院管理制度建设，建立完善公立医院院长绩效考核机制，优化公立医院整体收入结构，改革人事薪酬制度，尤其鼓励社会办医，形成多元化办医格局等。2015年，三亚市委市政府印发《三亚市深化公立医院改革实施方案》和关于医疗服务价格、编制管理、人事管理、薪酬分配、院长年薪制、财政补助、院长考核等的9个配套方案，并于同年10月9日取消药品加成和调整医疗服务价格，全面实施公立医院改革。三亚市人才工作站落户三亚市中医院。为了支持中医药事业的发展，国家下拨医院中医药专项基金600万元、制剂研发设备款100万元。中医疗养游由于契合当地经济发展，得到政府大力支持，三亚市已经将其纳入区域卫生规划进行重点扶持发展。

## 三、三亚市中医院发展医疗旅游经验总结

### （一）开发特色旅游产品

三亚市中医院将跨界融合贯穿中医院推广特色产品的始终，很好地把中医康复疗养与热带气候、滨海风光、黎苗习俗等浓郁的南国风情结合起来，依托中医特色资源，开发"中医康复疗养＋滨海休闲度假"特色医疗旅游产品。三亚市中医院与三亚优质丰富的温泉资源结合起来，加强与温泉度假酒店的合作，推出温泉理疗游产品。医院实施针对人体的五脏配五行，用古典音乐来调整人体脏腑阴阳的偏胜与偏衰，使人听后阴阳平衡，达到中医养生保健功效。医院还推出系列健脾益胃的药膳食谱和药酒，开发出各种营养、滋补的特色药膳，寓食于医，以药食同源的方式来达到预防或治疗疾病的目的。医院已经配备多个临床和医技科室拓展疗养服务项目，让游客体验传统中医学"绿色疗养"的神奇魅力。2015年6月，医院健康旅游管理办公室推出中医药温泉医疗系统疗法，将标准化和个性化相结合，既拥有标准的服务流程，如中医体质辨识、中医药温泉泡浴、中医推拿、艾灸、拔罐，又能根据不同体质安排区别化项目和中药调理。目前，三亚市中医的医疗旅游已从最初的疗养旅游活动逐步发展成为包含治疗、疗养、度假、健身等多种旅游活动在内的旅游产品体系。

（二）开发高端医疗旅游项目

2014年12月，俄罗斯多家旅行社破产事件促使三亚健康旅游行业重新洗牌，服务内容单一、技术含量低且存在恶性竞争的低端保健机构将逐渐淘汰，发展高端市场尤其是高品质的中医健康旅游项目势在必行。要进一步深化高端服务的理念，打造预约定制、高端、精品的服务路线。巩固原有的资源优势阵地，避免已经有的高端客源基础流失。成立名医工作室作为强大的后援军，打造高端、精品的服务路线①。

医院在2015年父亲节全新推出的中医药温泉医疗项目大受游客热捧，也受到吉尔吉斯斯坦共和国前总理詹托罗·萨特巴尔季耶夫及其夫人的盛赞。基于三亚得天独厚的优质温泉资源，将传统中医药结合温泉，在对游客进行中医体质辨识的基础上，根据体质的不同，安排个性化的体验项目，包括中医药温泉泡浴、中医推拿、火灸、拔罐等，选用不同的中药内服或外用进行调理，配合针灸推拿等中医的传统理疗手法，形成一整套中医药温泉系统疗法，来达到治"未病"、保健养生的目的，对于改善患者体质、预防和治疗各种慢性病，以及恢复神经系统疾病患者的肢体功能疗效显著。

（三）注重开设体验活动

对于外地医疗旅游者，医院并不是单纯采用中医康复理疗方式，而是注重采用"中医理疗＋体验活动"的促进身心功能恢复的治疗方式。在为别斯兰恐怖事件受害儿童进行康复治疗的过程中，医院主要采用针灸、按摩、理疗、汤药以及融入很多中国元素如书法、绘画、功夫、心理辅导的康复治疗，再配合阳光沙滩、碧海蓝天等有利于身心康复的自然环境。在为吉尔吉斯斯坦儿童治疗过程中，医院以针灸、推拿、中药内服为主，并安排学习中国传统文化。医院在为青海玉树灾区儿童进行"心灵呵护"时，在海口、陵水和三亚等地参观游览活动中，精心组织心理支持性游戏和祈福活动等。中医康复疗养游客在三亚市中医院体验传统中医学如针灸、推拿按摩、拔火罐、牵引、药浴的神奇魅力的同时，还可以参加观光休闲度假的系列体验活动。三亚市中医院首先会为

---

①杨洋，卢音. 名医工作室落地三亚，中医养生游成三亚旅游新名片［N］. 三亚日报，2015-03-21（05）.

游客进行中医体质辨识，调配相应的中药内服或外用，同时辅助中医针灸理疗、推拿、康复等治疗方法。根据每个人不同的身体状况，安排区别化的体验项目，包括中医药温泉泡浴、中药颗粒茶、中医推拿、中医呼吸吐纳法、火灸、拔罐等，对于改善患者体质、预防和治疗各种慢性疾病都有良好疗效。

（四）创新经营模式

三亚市中医院在经营医疗旅游过程中，与时俱进，开拓创新，不断创新经营模式。打破传统中医理论的框架，独具匠心地提出在生命的不同周期、不同阶段对自身健康进行管理的"全生命周期健康事业管理"的首创理念；举办中医健康旅游论坛、中医健康旅游产品推介会；成立中医旅游协会、中医药发展协会；筹备成立三亚中医健康旅游协会及研究院；为了能与国际高端游客的中医保健旅游需求对接，三亚市中医院发起并成立了海南医院系统唯一的国际旅行社——欣欣荣中医国际疗养旅行社，负责中医康复疗养旅游产品的开发和营销，为国外游客提供私人订制的中医理疗服务，根据客人的身体状况制订治疗方案，并为客人提供机票、签证、景点住宿、翻译等配套服务；提供中医服务送上门；等等。作为三亚中医健康旅游的落地项目和市属重点建设项目的三亚市中医院三期工程——国际友好中医疗养院是集中医、中药、针灸、推拿、药浴、药膳等服务及餐厅、超市等功能区于一体的中医疗养院，力图探索"公立医院特需模式＋市场化自主定价"的公益性与市场化并轨运行的新模式，以特需模式针对医疗服务项目开展业务，以市场化自主定价方式开展非医疗服务，在产品组合、定价策略、运营管理、员工管理、人才引进等方面进行探索。

（五）培养、吸引优秀人才

为了促进学科建设和人才培养，推动中医药技术的传承，三亚市中医院另辟蹊径，2015年启动国内名医工作站建设，邀请国内著名的中医专家、"医疗智囊"落地三亚，邀请国内医药人才加盟，开展"名医工作室"活动。上海中医药大学附属岳阳中西医结合医院针灸科主任东贵荣、国医大师张学文、国医大师王琦、三亚市中医院副院长陆江涛等都在三亚市中医院的国内名医三亚工作站坐诊。擅长诊治周围血管病的国医大师唐祖宣受聘为国内名医三亚工作站首席专家，并在医院成立个人学术研究室。汪忠镐院士、青岛和睦家医院资深影像专家林曰增教授、北京协和医院余卫教授、瑞典碧云中医大学校长范秀兰教授、在皮肤病领域享有盛名的刘巧教授，以及美国斯坦福大学客座教授刘秉昭均受聘为国内名医三亚工作站特聘专家。同时，医院通过建立教学医院和实习基地等方式，积极吸引外地优秀人才。

携手高校培训和储备中医药健康旅游人才。开展中医理疗技能、中医养生保健操、运行管理、礼仪接待、养生药膳、营养知识等"中医药健康旅游项目专项培训"活动，在提升中医药健康旅游项目从业人员的综合素质的同时，也培训和储备中医药健康旅游人才。2015年10月17日，医院携手三亚学院，委托三亚中医健康旅游协会，在珠江南田温泉举办中医药温泉医疗健康旅游实地移动课堂。

（六）注重加强宣传营销

三亚市中医院非常注重宣传营销，不断地"引进来，走出去"。2015年12月23日在三亚召开由三亚市中医院、三亚中医健康旅游协会承办的中国生态健康产业三亚峰会，来自全国各地的专家教授聚集三亚，交流探讨中医药文化与健康事业的话题。医院奔赴俄罗斯10城市推介医疗旅游项目，参加在上海举办的世界医疗旅游大会上海峰会暨展览会，出席2015国际医疗健康旅游职业认证暨丝绸之路医疗健康旅游国际峰会，等等。另外，为了更好地宣传医院，扩大中医健康游的影响，精心策划组织系列宣传活动，如开展父亲节"送给父亲一份健康"活动，赠送中医药健康旅游项目，以此树立品牌形象。2015年10月29日，医院接待俄罗斯塔斯社代表团参观考察和体验"中医药温泉医疗"等中医药健康旅游项目。2015年11月20日，医院接待来自法国、西班牙等18个国家的驻京外交使节体验体质辨识、诊断、艾灸、按摩等中医服务，感受深蕴中医文化魅力的"三亚中医特色文化体验之旅"。

（七）加强行业交流合作

医院坚持中医疗养特色，精心组织中医专家，提供中医康复治疗，积极加强与国外传统医药领域的合作，搭起国际友谊桥梁。医院成立三亚中医旅游健康协会，充分发挥中医药国际合作优势，积极加强与国外机构开展教学培训、科研合作、学术交流等领域的合作，推动中医药服务贸易纵深发展，广泛传播中医药文化。医院已经和多个国家签订了医疗旅游的相关合同，先后接待了不计其数的国际游客到此接受中医保健疗养。目前，医院已与俄罗斯、哈萨克斯坦、瑞典、奥地利等国家签订了中医疗养和带教合同，与莫斯科2个大型医疗所签订了中医疗养联络协议，与俄罗斯国家石油天然气集团签订了中医保健疗养合同。医院与瑞典碧云中医大学等国外高校签署了在临床医疗、教学、科研等多个领域的合作协议。根据协议内容，中医院将与碧云中医大学共同扩展中医健康旅游项目及产品，并对该项目及产品进行推广；碧云中医大学定期派学员来三亚参观、进修学习、体验中医健康旅游项目、接受养生保健康复治疗；等等。

同时，医院也加强与国内相关医疗机构的交流与合作，共同加强人才培养和专科队伍建设，不断提高医疗水平，全面提升医院的综合实力。医院与解放军总医院（301医院）建立提供远程会诊、远程手术指导、远程教学等的高端远程医学中心；与广州中医药大学、上海中医药大学、黑龙江中医药大学、陕西中医学院、甘肃中医学院等知名院校进行合作；与四川省中西医结合医院及泰安市中医院、桂林市中医院等医疗机构签订友好合作协议。同时，医院也是享誉全国的湖南中医药大学的教学医院。这不仅是打造三亚中医药文化品牌的举措，更是帮扶三亚市中医药事业发展的体现。

## 四、总结

三亚市中医院应坚持"中医药特色，加强中医药对外交流与合作，以外促内，内外结合"的发展模式，积极开展中医药对外交流合作。经过这么多年的努力，三亚市中医院走出了一条"以旅游城市为依托，以中医特色为根本，加强中医药对外交流与合作，全面发展"的成功发展道路，中医康复疗养旅游取得了良好的经济和社会效益，对于丰富旅游产品形式，完善旅游产品结构，促进旅游产业转型升级，带动相关产业发展，拉动地方经济社会发展，提高三亚的知名度和美誉度，增强三亚旅游产业的吸引力、影响力和竞争力，推动三亚旅游产业的国际化进程都起到重要的作用。当然，三亚市中医院发展中医康复疗养旅游，机遇与挑战并存。医院医疗水平有待提高、国际合作面还偏窄、国际知名度偏低、国际医疗旅游竞争激烈、中医药健康产品同质化严重、特色中医药健康产品缺乏、跨境医疗报销困难、中医市场准入门槛标准还未树立、中医药健康旅游市场良莠不齐等问题还困扰着三亚中医健康旅游市场。作为一家公立医院，出于体制机制等原因，尽管近些年来三亚中医院医疗旅游发展迅速，成效显著，然而无论是项目开展还是收费环节都受到不少束缚和阻碍。人才、资金、技术、体制机制、季节性、境外客源等，都是今后困扰三亚市中医院进一步发展的障碍，这些都需要在今后的发展中逐步加以解决。

三亚市中医院发展中医康复疗养旅游，需要促进中医药健康事业与旅游产业的有机结合和高度融合，创新医院管理体制机制，改进异地医保报销制度，按照国际化标准对医院的相关内容进行建设，加强互联网平台建设，营造温馨舒适的医疗服务环境，切实加强人才培养和专科队伍建设，加强行业标准制定和质量监督管理，规范中医药健康旅游市场，不断提高医疗服务质量与医疗安全水平，全面提升医院的综合实力。尽快将关于治"未病"和健康旅游方面的项目纳入基本医疗保险的报销范畴，提高新项目普及率。尽快推动医院获取国际认证，使得医疗流程、服务质量有标准可以参考，增强医院中医疗养旅游项目的国际影响力和吸引力。开拓更多高端定制的疗养服务和健康项目，打造属于医院的中医品牌标杆。打造中医药健康旅游和治"未病"项目品牌，与国际医疗接轨。开发新的客源市场，改变单一的、片面依赖俄语系国家的客源结构。丰富专科精品体检产品，发展精准医疗项目，增强健康管理体系的内涵，推动中医药服务贸易和中医药健康旅游示范基地的建设。加强医疗保健产品和技术的研发与孵化，推出一批以中医药文化传播为主题，集中医药康复理疗、养生保健、文化体验于一体的中医药健康旅游示范产品。加强中医药健康旅游产业示范园区和健康技能型职业人才实训示范基地建设，培训健康旅游事业复合型人才团队。积极通过国际医疗旅游认证，扩大中医药健康旅游海外宣传，推动中医药健康旅游国际交流合作，扩大国际合作范围，制定中医健康旅游行业标准，在业态创新、机制改革、集群发展方面先行先试，树立三亚中医品牌，走出符合三亚中医特点的新型发展道路，发展为全国中医药健康旅游的标杆和旗帜。

# 第五节 广西巴马国际医疗旅游竞争策略

近年来，巴马声名鹊起，已经逐渐成为中国热门的养生旅游目的地之一，先后荣获"中国王牌旅游目的地""中国王牌旅游景区""十佳中国最美的小城""最适宜人居住的十个小城""最佳休闲养生的十个小城""中国县域旅游之星""全国旅游标准化省级示范县""全国休闲农业和乡村旅游示范县"等国家级荣誉称号。巴马寿乡探秘游已被列入广西十大旅游精品之一。当前，巴马已经成为全国备受瞩目的旅游热点地区，旅游产业呈爆发式增长，造就了中国旅游发展史上的独特的"巴马现象"。

巴马瑶族自治县位于广西壮族自治区河池市西南部，全县总面积1971平方千米，下辖10个乡镇，现为国家级贫困县、革命老区、红色旅游胜地，是国家规划实施的"百色风雷，两江红旗"红色旅游的重要组成部分。在巴马这片神奇的土地上，生态保护完好，特产资源和人文资源丰富，自然景观独特，优质的环境对于许多疾病具有神奇的疗效，因此被誉为"世界长寿之乡·中国人瑞圣地"，每10万人中拥有百岁老人30.98位，高居世界五大长寿乡之首。

## 一、巴马长寿养生旅游资源分析

巴马生态环境优越，物产资源丰富，自然景观优美，人文资源奇特，具有丰富而独特的旅游资源，如世外桃源般令人难以忘怀。巴马独特的阳光、空气、水和地磁是其四大长寿秘诀，在这里生活的人们健康长寿，不断演绎着人类的生命奇迹，因此也被国际自然医学会会长森下敬一先生赞誉为"人间遗落的一块净土"。正是此，催生了巴马养生旅游。

（一）生态环境优越

巴马山多地少，森林覆盖率高，素有"八山一水一分田"之称，属于典型的喀斯特地貌。巴马喀斯特地貌发育典型，石山面积较大，属于较为典型的少数民族聚居地区。巴马自然生态环境优越，生物资源丰富，有多种国家重点保护珍贵稀有树种和国家珍稀保护动物，在国家主体功能区规划中均属于国家重点生态功能区。巴马生态保护完好，山水美丽如画，人居自然环境十分宜人。人们在如诗如画的美景中劳作生活，心情愉悦，怡性养生。生态环境优越，自然风光秀美是巴马人长寿的重要原因。

（二）旅游资源丰富

巴马旅游资源丰富独特，类型齐全，组合度较好，资源品位较高，让人流连忘返。主要旅游景点有以"水上芦笛岩"百鸟岩、"天下第一洞"百魔洞、世界十大最美天然岩溶洞穴之一的大洛长寿水晶宫、好龙天坑群为代表的岩溶洞群体及天坑群，湖光山色的赐福库区千岛湖风光，巴马母亲河——唯美盘阳河，龙洪田园风光，弄友原始森林等自然旅游资源以及龙洪天然八卦景观、东山瑶族风情、瑶族竞技大观等长寿探秘、民族风情、革命史教育基地等人文旅游资源。盘阳河贯穿巴马中部，由北向南悠然而下，将巴马一分为二，它不仅是巴马的"母亲河"，也是闻名遐迩的"长寿河"。百魔洞也叫百魔天坑，位于巴马县甲篆乡，集天下岩洞之美于一身。命河天然形成的"命"字已成为巴马乃至广西的旅游形象标识。

（三）气候清爽宜人

巴马属南亚热带至中亚热带季风气候区，年平均气温20.4℃，年无霜期337天以上，冬短夏长，夏无酷暑，冬无严寒，雨量丰沛，阳光舒适，日温差小，年均日照总时数1531.3小时，年均气温18.8℃～20.8℃，年均降雨量约1600毫米，年平均相对湿度79%，气候清爽宜人。巴马80%以上的阳光都是被誉为"生命阳光"的4微米～14微米的波长远红外线，能够促进人体新陈代谢，提高人体免疫力。

（四）空气清新洁净

巴马空气清新洁净，是名副其实的"天然大氧吧"，人体急需的、被称为健康"长寿素"的负氧离子含量高达每立方厘米10000个以上，负氧离子不仅能起到净化空气的作用，而且能使人精神振奋，增强机体抵抗力，促进新陈代谢过程，消除呼吸道炎症，缓解支气管哮喘，稳定血压。而在百魔洞、水晶宫、百鸟岩等溶洞景点，负氧离子含量则高达每立方厘米20000个到50000个，是一般地区平均水平的 10 倍以上。巴马清新洁净的空气既能有效地消除人体内的氧自由基，又能促使人体体液保持在弱碱性状态，从而缓解疲劳，预防癌症。

（五）水质洁净健康

巴马各大河流均穿越地下暗河。得益于独特的海陆相沉积沉降区地质环境和火山地质构造条件，以及地层岩性为海陆交替的沉积环境和水文地质等，巴马天然矿泉水资源蕴藏丰富，流量稳定，符合国家《饮用天然矿泉水》标准，具有氧化还原低、抗氧化的特性，可以消除人体内残留的自由基，成为巴马具有代表性的长寿资源，是巴马长寿的重要密码。尤其珍贵的是，流经断裂带的河水在强地磁作用下由大分子转变为天然弱碱性小分子团六环水，富含十几种对人体健康有益的矿物质和微量元素，水温常年保持在 21℃～22℃，pH 值为 7.3～8.2（弱碱性），溶解性总固体 163～387mg/L，总硬度 131～286mg/L，偏硅酸 26～45mg/L，锶 0.2～1.79mg/L，钙 57.8mg/L，溶解度高达 71%。这种水渗透力强，容易被人体细胞吸收，水质感观好，口味独特纯正，能够为人体细胞充分补水，促进皮肤新陈代谢，有效活化细胞酶组织，消除酸化体质，激活细胞功能，提升细胞活力，激发生命活力，提高人体免疫力，改善多种慢性疾病，因此被称为"健康之水""生命之水"。

（六）磁场保持良好

巴马原生态地磁场保持良好，地磁强度高达 5.3Hz，高于其他地区 2～3 倍。高磁场可以屏蔽阳光中的有害射线，改善人体微循环，调节人体的离子平衡和阴阳平衡，有利于改善人的睡眠、呼吸和心血管机能，调节神经以及全身机能，有助于人体保持磁平衡状态。

（七）饮食绿色健康

巴马物产资源丰富，拥有香猪、油茶、火麻、油鱼、麻鸡、银鱼、复活草、黑山羊、珍珠黄玉米等名优特产。巴马是"中国香猪之乡"，2005 年获得国家地理标志产品保护。巴马的香猪、矿泉水、珍珠黄玉米、山茶油、火麻、油鱼、龙骨花、糖蔗等食品，被国际自然医学会推荐为"绿色长寿食品"。巴马白泥含有 20 多种对人体有益的矿物质元素，而对人体有害的重金属及放射性元素均远远低于其他地区。巴马的土壤、山泉水源中富含溴、碘、锌、锂、硒等10多种对人体有益的微量元素。作物生长于巴马这样富含负离子的空气，弱碱性的泉水，富含硒、锰和锌等微量元素的土壤，加上每天平均日照5小时等这样特殊的纯天然、无污染的绝佳生存环境生态环境，使这些食物含有丰富的矿物质微量元素和营养，对于人类的正常发育和健康长寿起着重要作用。

另外，巴马人饮食大多简单清淡，做菜很少煎炸炒，少放甚至不放鸡精、酱油等增味剂，可以有效保全食物营养和减少体内毒素积存。控制食物总能量的摄入，每餐吃六七成饱已经成为巴马当地的饮食习惯。巴马人多吃新鲜绿色的自然生态野菜，年过八旬依然劳动，耕田种地、挑水砍柴、洗衣做饭，注重锻炼身体。

（八）民风淳朴厚德

巴马是少数民族聚居区，境内居住着瑶、壮、汉、仫佬、毛南等12个民族的同胞，民族民俗风情浓郁且独特，有着番瑶祝著节、壮族三月三歌节、相思烟、半画眉、蓝靛瑶抛绣球、土瑶射弩等古朴的风俗。瑶族文化艺术丰富多彩，素有"有瑶无处不有鼓、有鼓无处不有舞"的说法。巴马当地居民大多豁达、开朗、包容、谦让，民风厚德。多民族长期聚居于此，形成了群体关爱、家庭和睦、邻里和谐的友爱环境。

### 三、巴马长寿养生旅游发展策略

近年来，巴马以建设全国一流、世界知名的国际旅游目的地为目标，秉承"人无我有，人有我新"的理念，积极贯彻落实建设长寿养生国际旅游区的战略部署，抢抓机遇，把握形势，主动作为，全力打造特色品牌，塑造美丽巴马形象，提升完善基础设施建设，把解决养老养生问题与培育新的经济增长点紧密结合起来，推动长寿休闲养生旅游主导产业健康快速发展。2015年，巴马接待国内外游客338.22万人次，同比增长18.2%。其中，入境游客2.9723万人次，同比增长16.7%；实现社会旅游总收入36.17亿元，同比增长22.4%（其中，创汇1218.35万美元，同比增长16.7%）。

（一）明确产业发展战略定位

根据《中共广西壮族自治区委员会 广西壮族自治区人民政府关于加快旅游业跨越发展的决定》（桂发〔2013〕9号）精神，广西全面推进桂林国际旅游胜地、北部湾国际旅游度假区、巴马长寿养生国际旅游区三大国际旅游目的地建设。建设巴马长寿养生国际旅游区，是广西壮族自治区党委和政府进一步优化全区区域发展格局、统筹区域协调发展、带动区域社会经济发展、促进经济结构转型升级、创新旅游开发与扶贫攻坚模式、提高当地居民生活水平、创新发展战略、转变发展方式、实现旅游跨越发展战略、建设旅游强区和打造国际养生旅游目的地的重大战略决策。

凭借得天独厚的自然资源和上级的各项扶持政策，巴马积极构建健康养老服务业综合改革试验区，积极发展休闲养生健康养老产业，打造老年健康服务管理产业链，壮大壮瑶等民族医药产业，鼓励地产项目与养老服务融合发展，积极推动养老城镇、养老产业园区建设。一直以来，巴马努力满足不同层次游客的养生需求，但是有限的环境容量与土地数量决定了中高端养生产业将是巴马未来发展的重点，将中高端群体设定为养生旅游产业的重点目标人群，发展高端休闲旅游势在必行。同时，巴马也应兼顾中低端游客群体。

巴马成功创建"全国休闲农业与乡村旅游示范县"和"旅游标准化省级示范县"，被确定为国家旅游局扶贫联系点。巴马把旅游产业确定为支柱产业，把旅游产业作为区域经济发展新的增长点，出台了一系列产业促进的新政策、新措施，旅游产业发展环境良好。巴马充分利用长寿养生旅游业综合性强、关联度高、带动力大、辐射面广等特点，推动旅游产业与新型工业、有机农业、文化产业、现代服务业等产业的联动融合发展。

（二）夯实基础，提升服务

（1）着力抓紧景点宣传促销、内涵建设和基础设施建设。

巴马作为国家级贫困县、少数民族自治县，由于地处偏远山区，经济社会发展落后，经济基础薄弱，基础设施建设相对滞后，难以满足外来养生旅游人群的需求，难以跟上旅游业迅速发展的步伐，难以符合巴马国际品牌的声誉。通往外界道路的通达性、便捷性和旅游景点的公共服务基础设施建设成为目前巴马养生旅游产业发展中面临的最大问题。为此，巴马以创建全区优秀养生旅游县旅游为契机，抓紧景点宣传促销和基础设施建设，做好规划编制。为了做强做优旅游产业，巴马邀请广西旅游设计院编制规划赐福湖景区、西山红色旅游景区、盘阳河景区等地的设计详规，全面挖掘特色长寿养生文化，深度利用长寿核心旅游资源价值和特色，完善产业发展的空间布局和产品规划等，构筑以长寿文化为品牌、以养生度假为主体功能的旅游开发建设体系。打造印象巴马特色商贸一条街、美食一条街等特色街区，建成集现代建筑、古典建筑和特色街区为一体的"印象巴马"，使其成为河池市的一张名片和城市新地标，提升城市旅游品位。重点推进巴马华昱百魔洞国际养生度假区、命河—水晶宫创建国家5A级旅游景区等重大旅游项目建设。在旅游交通设施建设上，加快构建以铁路、高速公路、航空为主骨架，以干线公路、景区专用道路为补充，高效便捷的现代旅游综合交通路网体系，将巴马打造成西南地区甚至是东南亚地区的旅游交通中心。同时，加强乡村水、电、路、通讯工程建设，确保景区景点和旅游乡村实现水、电、路、网络全覆盖。

2. 着力加强交通基础设施、生态环境保护设施、旅游公共服务设施建设。

构建多功能的巴马国际旅游集散中心、旅游信息服务中心、旅游标识系统以及星级酒店，进一步完善餐饮、住宿、娱乐等配套设施，形成功能齐全、方便快捷的旅游服务体系。陆续开展赐福湖景区旅游环境综合整治、东山乡巴优屯瑶族特色村寨旅游等项目，完善旅游景区配套服务设施。在医疗卫生基础设施方面，加快建设国际性保健养生医院，满足当地居民和游客的医疗需求，并在巴马县城内建立公共卫生突发事件应急指挥中心。加强油路建设，尽快完善旅游道路，加强原生态观光旅游道路建设，加强旅游码头、漂流等基础设施建设，解决巴马旅游基础设施建设的瓶颈问题。建成集瑶医壮药和现代科技为一体的中脉巴马康宁中心和巴马国医堂，重新规划实施巴马旅游导览图、标志牌、旅游咨询导览系统等旅游基础设施和盘阳河沿线观景台摄影点、旅游公厕等公共服务设施。

（3）着力完善城市功能配套，提供宜居环境。

投资建设污水处理厂和垃圾处理场，打造长寿地质公园水晶宫国家4A级景区和百魔洞、百鸟岩国家3A级景区，加强对坡纳、坡月、巴盘等村屯休闲长寿养生旅游景区的农家旅馆、道路交通、环境卫生、公共服务、旅游购物和管理等方面进行软、硬件建设和改造，进行河道景观改造工程建设，实施"城区周边山头和盘阳河绿化"工程，加强突出文化、民族山水特色的城区景观改造，打造融自然山水为一体、集养生健身娱乐观赏多功能的城市滨水开放空间，不断改善人居环境。实施乡镇总体规划编制工作，组织开展城区环境综合整治和农村环境综合整治，有效解决了环境卫生、市容秩序、集贸市场管理等诸多群众关切的城市管理热点、难点问题，城区和乡村环境得到有效改观，城市形象、旅游风貌和服务质量得到全面改善，群众满意度大幅提升。尽快完善中高端服务设施等，提升服务水平，吸引高端养生游客来到巴马休闲度假养生。

（三）加强特色旅游产品开发

创建特色旅游名县，根本在于"特色"二字。巴马围绕"长寿养生"这一最大特色，形成一批特色村镇、特色旅游名村，打造特色旅游品牌，提升旅游品质，带动旅游产业持续发展。巴马当地每年还会定期举办国际长寿养生文化旅游节，包括中华敬寿礼孝大典、养生膳食邀请赛、养生庙会、篝火晚会、趣味运动会、洞底音乐PK赛、候鸟人养生论坛等精彩活动。巴马多措并举，以"百花齐放、百家争鸣"为导向，充分挖掘和展示本地的长寿文化和民族风情，为景区建设注入了深刻的文化内涵。赐福湖长寿岛景区推出"梦·巴马"大型山水实景演出；仁寿山庄"惟仁者寿"主题的文艺演出和梁艺薰旅行社"醉品巴马"文艺演出，专门演绎巴马长寿养生文化和少数民族风情。针对亚健康人群，引进高级医疗机构帮助其进行辅助医疗，发展以"修复亚健康的身体"为主的亚健康辅助调理疗法、疗养产业养生产品。

加强旅游产业与长寿绿色食品原料基地和特色农产品示范基地的紧密结合。结合巴马特色和优势，从饮食、保健、养生、生活方式等方面着手，帮养生养老群体调理身体。加大巴马瑶医瑶药的培植力度，壮大瑶医瑶药养生产业。打造驰名中外的巴马香猪、火麻、油鱼、保健酒、火麻等特色食品，开发具有保健功效的特色饮料。"巴马丽琅"被认定为"中国驰名商标"，"万力山""巴马神"等8件商标被认定为广西著名商标。组织专家评选巴马十大特色美食和十大特色餐馆。成功举办多届巴马国际长寿文化旅游节，每年举办具有巴马民族特色的农历三月三歌节、盘王节、瑶族祝著节等，引导、鼓励和支持各大企业和民间团体举办农历"七七"祭水节、"九九"美食节、乐寿节等特色节庆活动，极大地扩大了巴马民族文化的对外影响力。

（四）加强宣传和交流合作

巴马通过人民日报、光明日报等纸媒，以及各级网络媒体、电视台、电台等新闻媒介开展宣传。同时，通过在北京、广州、武汉、长春等地召开旅游宣传推介会，参加中国—东盟博览会广西旅游形象展，开通"巴马旅游"微信公众平台，举办2015巴马长寿养生国际旅游区东巴凤长寿金三角山地自行车公路赛，挂牌成立百色巴马机场巴马航空服务网点等活动，大力开展旅游宣传。巴马顺应当前"互联网＋"的社会发展趋势，充分利用互联网，开辟巴马旅游网，县委宣传部充分利用巴马政府网进行宣传报道，依托"世界长寿之乡"的品牌优势，协调中央电视台和各省电视台各大媒体，以及日本、俄罗斯、新加坡等国的媒体到巴马采访报道。为了扩大旅游市场，促进资源共享和交流促销，巴马养生旅游发展积极融入区域联合营销。巴马通过编制旅游指南、发行旅游宣传光碟、出版旅游宣传画册和发行旅游交通图等，积极参与走进广东—广西旅游大篷车10周年巡回活动、2009年世界旅游精英博鳌峰会、2009年中国国内旅游交易会、广西旅游大篷车走进台湾活动等，定期举办每年一届的国际长寿养生文化旅游节，提升巴马在国内外旅游市场的知名度、美誉度和影响力。通过"走出去"和"引进来"的营销举措，巴马揽回大量的休闲养生度假投资项目，签订了大量的长寿食品生产销售大单，同时加强了与"广之旅""行之旅"等一批知名旅行社的业务合作，签订旅游营销合作项目。巴马侧重从举办、承办各种国际会议、高端论坛等，挖掘政坛领袖、商业精英、专家学者等高端人群的养生客源市场潜力。2015年12月，2015中国—东盟传统医药健康旅游国际论坛在南宁和巴马举行，围绕传统医药健康旅游发展与合作进行讨论。论坛对于巴马养生健康旅游发展起到非常重要的宣传作用。

加强与珠三角地区、长三角地区、粤港澳、东南亚的旅游联动，积极主动融入国内外旅游圈，实现资源共享共进。加强与广西六大旅游品牌、八大旅游区之间的联动，联合推介。采取"请进来"的方式，邀请主要客源地旅行商前来巴马踩线，将巴马长寿生命探秘游纳入旅游推介线路。组织好每年"世界长寿之乡——巴马旅游大篷车巡回促销活动"和参与各种旅游交易会，提升巴马长寿旅游的知名度和美誉度。

（五）大力实施品牌战略

巴马借助"世界长寿之乡"这一金字品牌，大打"养生旅游""绿色、健康"招牌，以打造长寿文化生态旅游名县为目标，旅游产业不断发展壮大，其"长寿养生"品牌在全国有了很高的知名度和美誉度，吸引了全国各地大批的游客前来长居。游客从精神、身体上主动地入乡随俗，或定期而来，定期而归，依靠自然疗法治愈疾病；或干脆购房、租房居住在巴马乡村田野。以世界级养生旅居胜地为目标，构建以长寿休闲养生度假为核心，集休闲度假、养生美食、乡村休闲、游览观光等功能于一体的复合型旅游产品体系，这是巴马招徕国内外游客的王牌。

利用巴马世界著名"长寿之乡"的世界级品牌优势和中国"香猪之乡"国家级品牌优势，树立和保护品牌意识，培植品牌产业，形成长寿品牌效应。打造广西长寿绿色食品品牌工业园，培植打造长寿食品加工品牌企业，打造山茶油、香猪、矿泉水、保健品、龙骨花等广西品牌产品，按照国家4A级以上标准创建品牌景点景区、品牌休闲养生度假山庄、品牌休闲养生农家旅馆区。打造巴马长寿文化名县品牌，以巴马国际长寿养生文化旅游节举办为重点，规划实施"百星文化长廊"和打造一台具有较大艺术感染力和震撼力的生命奇观风情剧。巴马在长寿养生国际旅游区建设过程中，调整农业产业结构，促进乡村旅游发展，大力打造"绿色生态"品牌，乡村生态旅游已经成为巴马的一张亮丽名片。

（六）加强旅游资源与环境保护

随着巴马长寿养生旅游不断升温，旅居巴马游客人数不断增多，给经济社会发展注入活力的同时，一些负面影响也开始逐渐暴露出来。每年大约200多万名外地游客蜂拥而至，平均每个巴马人需要接待将近10名游客，生态环境和基础设施压力可想而知。为了保护生态环境，巴马摒弃了大部分的工业项目，仅2014年就关停了淀粉厂和冶炼厂，并对23家污染企业进行重点整改整治，重点转向扶持6大农副产业，专注于发展旅游产业，致力于打造"无烟工业"，定位于休闲养生度假，把长寿养生旅游业作为巴马的龙头产业进行打造，致力于走上一条资源节约型、环境友好型的可持续发展道路。同时，围绕提升旅游品质、品位、品牌，加大各具特色的旅游景区和养生基地建设力度。

坚持绿色生态发展，注重生态环境保护，加强环境综合治理，强化能源节约利用，加快推进美丽巴马建设，打造国家生态文明示范区。加强城乡环境综合整治，加强城乡污水与垃圾处理设施建设。在加强景区景点建设的同时，做好其周边环境综合治理工作。美化、绿化县城至坡月道路，甲篆至那社水晶宫两旁山头。整治盘阳河流域旅游环境，启动实施两岸环境恢复和绿化美化工程，完善盘阳河流域污水排放、垃圾处理回收系统工程，严禁在公路两旁乱搭乱建、开山采石等违法行为，切实保护好长寿母亲河，保护好"命"字河的原貌。充分考虑网箱养鱼对旅游业发展带来的影响，采取合理规划，注重赐福湖边两岸的环境整治和美化绿化工作。在主要的旅游村屯，广泛推广沼气池的建设，建设好长寿绿色食品农产品示范基地，发展好生态农业旅游观光的示范园作用。颁布施行《广西壮族自治区巴马盘阳河流域生态环境保护条例》，保护盘阳河自然生态环境，规范盘阳河资源开发利用，落实盘阳河流域生态环境保护资金，促进盘阳河流域科学、可持续发展。

（七）加强旅游市场监管

规范农家旅馆建设。结合广西新农村建设的需要，以盘阳河两岸村屯为依托，按照景区景点开发建设的要求，注重引导和监管乡村休闲养生游项目建设和功能配套，采取集中财力、部门联动、分期建设的方式，建设旅游卫星集镇和养生核心区建设（即功能养生区、度假养生区、商务养生区），通过农户自筹、招商引资、银行贷款等方式，完善各种公共服务设施建设。成立巴马农家旅馆协会，加强乡村旅游内部管理和村民自律行为，引导具有一定实力的旅游企业参与农家旅馆市场的经营和管理，保障乡村休闲养生游的健康持续发展。

加强流动人口管理。由于"候鸟群体"在我国现有政府职能部门管辖下呈现着"四不管"的状态：民政部门管的是本地户籍人口；统计部门管的是半年以上的常住人口；旅游部门管的是短期游客；住建部门只管盖房子，但不对买房者进行统计。对此，相关部门需要加强相关监管。为了加强对旅居巴马的"候鸟群体"的管理，巴马研究制定了《景区流动人口管理办法》，建立了景区流动人口信息登记制度，并组建景区流动人口管理服务中心，为景区"候鸟群体"提供警务处理、卫生、文化、人口计生、旅游咨询、信访等便民服务，为"候鸟群体"在巴马养生养老提供坚实的保障。

# 参考文献

［1］Kumar S，Breuing R，Chahal R. Globalization of healthcare delivery in the United States through medical tourism ［J］. Journal of Health Communication，2012，17 （2）：177-198.

［2］Srivastava R. Indian society for apheresis and apheresis tourism in India：is there a future? ［J］. Transfusion and Apheresis Scinence，2006，34 （2）：139-144.

［3］Moghimehfar F，Hossein M，Nasr - Esfahani. Decisive factors in medical tourism destination choice：a case study of Isfahan，Iran and fertility treatments ［J］. Tourism Management，2011，5 （1）：1-4.

［4］Monica. The business and ethics of surrogacy ［J］. Economic & Political Weekly，2009 （2）：10-12.

［5］Musa G，Thirumoorthi T，Doshi D. Travel behaviour among inbound medical tourists in Kuala Lumpur ［J］. Current Issues in Tourism，2012，15 （6）：525-543.

［6］Goodrich J N，Goodrich G E. Health-care tourism：an exploratory study ［J］. Tourism Management，2007，8 （3）：217-222.

［7］Sarwar A A M，Manaf N A. Medical tourist's perception in selecting their destination：a global perspective ［J］. Iranian Journal of Public Health，2012，41 （8）：1-7.

［8］Crooks V A，Turner L，Cohen I G，et al. Ethical and legal implications of the risks of medical tourism for patients：a qualitative study of Canadian health and safety representatives' perspectives ［J］. BMJ open，2013，3 （2）：1-9.

［9］ Sayili M, Akca H, Duman T, et al. Psoriasis treatment via doctor fishes as part of health tourism: a case study of kangal fish spring, turkey ［J］. Tourism Management, 2007 (28): 625-629.

［10］ Lunt N, Carrera P. Medical tourism: assessing the evidence on treatment abroad ［J］. Maturitas, 2010 (66): 27-32.

［11］ Lawrence D, Brown. Academic medical centers and the fallacy of misplaced concreteness ［J］. Journal of Health Politics, Policy and Law, 2018, 43 (5): 33-37.

［12］ Katz Sophie E, Spencer Hillary, Zhang Jim, et al. Impact of the COVID-19 pandemic on pediatric ambulatory antibiotic use in an academic health system ［J］. Open Forum Infectious Diseases, 2020, 34 (2): 139-144.

［13］ Merlin Chowkwanyun. Rethinking private-public partnership in the health care sector: the case of municipal hospital affiliation ［J］. Bulletin of the History of Medicine, 2019, 93 (4): 78-82.

［14］ Donovan Anna K, Spagnoletti Carla, Rothenberger Scott, et al. The impact of residents sitting at the bedside on patient satisfaction during team rounds ［J］. Patient Education and Counseling, 2020 (36): 1093-1100.

［15］ Rokni Ladan, Avci Turgay, Park Sam Hun. Barriers of developing medical tourism in a destination: a case of South Korea ［J］. Iranian Journal of Public Health, 2017 (7): 121-128.

［16］ Seo Byung Ro, Park Sam-Hun. Policies to promote medical tourism in Korea: a narrative review ［J］. Iranian Journal of Public Health, 2018 (8): 123-129.

［17］ Clark - Kennedy J, Cohen M. Indulgence or therapy? Exploring the characteristics, motivations and experiences of hot springs bathers in Victoria, Australia ［J］. Asia Pacific Journal of Tourism Research, 2017 (22): 501-511.

[18] Hassan N A, Hemdi M A. The Influence of destination image on medical tourist's intention for future destination choice [J]. Environment - Behaviour Proceedings Journal, 2016, 1 (1): 178-185.

[19] Stoney Rhett J, Kozarsky Phyllis E, Walker Allison T, et al. Population - based surveillance of medical tourism among US residents from 11 states and territories: findings from the behavioral risk factor surveillance system [J]. Infection Control & Hospital Epidemiology, 2021 (7): 1-6.

[20] Vinaytosh Mishra, Mohita G Sharma. Framework for promotion of medical tourism: a case of India [J]. International Journal of Global Business and Competitiveness, 2021 (6): 1-9.

[21] Choi Yongrok, Ashurova Zamira, Lee Hyoungsuk. Sustainable governance on the intention of medical tourism in Uzbekistan [J]. Sustainability, 2021, 13 (12): 6915.

[22] Stackpole Irving, Ziemba Elizabeth, Johnson Tricia. Looking around the corner: COVID-19 shocks and market dynamics in US medical tourism [J]. The International Journal of Health Planning and Management, 2021 (6): 112-116.

[23] Tonga Faruk, Caglar Yusuf Sukru, Aktan Eray Serhat. Possible early examples of medical tourism [J]. The American Journal of the Medical Sciences, 2021 (5): 72-85.

[24] JeongWon Ha, Cheon Yu, YunSeop Hwang. Analyzing the impact of relative push and pull factors on inbound medical tourism in South Korea: focused on BCG matrix applied segment group characteristics [J]. Asia Pacific Journal of Tourism Research, 2021, 26 (7): 768-779.

[25] Pitakdumrongkit Kaewkamo, Lim Guanie. Neo-liberalism, the rise of the unelected and policymaking in Thailand: the case of the medical tourism industry [J]. Journal of Contemporary Asia, 2021, 23 (5): 447-468.

[26] Nelwan Erni J, Andayani Dewi, Clarissa Gabriella, et al. Vancomycin-resistant staphylococcus aureus infection post-liposuction in South Korea [J]. Cureus Journal of Medical Science, 2021, 13 (4): 14357-14388.

[27] Xu Qing, Purushothaman Vidya, Cuomo Raphael E, et al. A bilingual systematic review of South Korean medical tourism: a need to rethink policy and priorities for public health? [J]. BMC Public Health, 2021, 21 (1): 658-658.

[28] Cham Tat Huei, Lim Yet Mee, Sia Bee Chuan, et al. Medical tourism destination image and its relationship with the intention to revisit: a study of Chinese medical tourists in Malaysia [J]. Journal of China Tourism Research, 2021, 17 (2): 163-191.

[29] Hadian Marziye, Jabbari Alireza, Mousavi Seyed Hossein, et al. Medical tourism development: a systematic review of economic aspects [J]. International Journal of Healthcare Management, 2021, 14 (2): 576-582.

[30] Chaulagain Suja. An integrated behavioral model for medical tourism: an American perspective [J]. Journal of Travel Research, 2021, 60 (4): 761-778.

[31] Ananchenkova P I. The impact of COVID-19 pandemic on medical tourism development [J]. Problemy sotsial'noĭ gigieny, zdravookhraneniia i istorii meditsiny, 2021, 29 (2): 203-205.

[32] Mohammad Afzal Siddiqui. Post COVID-19: medical tourism strategy for business revival [J]. Journal of Tourism & Hospitality, 2021, 10 (2): 1-2.

[33] Bulatovic Iva, Iankova Katia. Barriers to medical tourism development in the United Arab Emirates (UAE) [J]. International Journal of Environmental Research and Public Health, 2021, 18 (3): 11365-1365.

[34] Ghasemi Peiman, Mehdiabadi Amir, Spulbar Cristi, et al. Ranking of sustainable medical tourism destinations in Iran: an integrated approach using fuzzy SWARA-PROMETHEE [J]. Sustainability, 2021, 13 (2): 683-683.

[35] Parmar Chetan D. A global survey by the international federation for the surgery of obesity and metabolic disorders (IFSO) on perceptions of bariatric medical tourism (BMT) by health professionals: guidelines from IFSO for BMT [J]. Obesity Surgery, 2021, 13 (1): 168-169.

[36] Radovcic Z, Nola I A. Medical tourism globe-trotting: features, impacts, and risks [J]. International Journal of Healthcare Management, 2020, 13 (1): 94-100.

[37] Enas Gewaily. Tropical medicine and infectious diseases 2019: measures to control infections spread associated medical tourism [J]. Malaria Control & Elimination, 2020, 9 (3): 5-5.

[38] Karadayi Usta Saliha, Bozdag Cafer Erhan, Kahraman Cengiz. Healthcare service provider type selection of the medical tourists by using neutrosophic sets [J]. Journal of Intelligent & Fuzzy Systems, 2020, 39 (5): 6475-6485.

[39] Ghasemi Matina. Knowledge management orientation and operational performance relationship in medical tourism (overview of the model performance in the COVID-19 pandemic and post-pandemic era) [J]. Health Services Management Research, 2020 (11): 951484820971438-951484820971442.

[40] Elaine T Jurkowski, nthony O Agbeh. Medical tourism: an emerging terrain with COVID-19 [J]. Journal of Tourism & Hospitality, 2020, 9 (7): 1-10.

[41] Pavli Androula, Maltezou Helena C. Infectious complications related to medical tourism [J]. Journal of Travel Medicine, 2020 (11): 123-129.

［42］Shen Xince，Qu Yunfeng，Wu Qiuzi. Assessing the risks of China's medical tourism from the legal perspective ［J］. Risk Management and Healthcare Policy，2020 （13）：2291-2299.

［43］Pagan Ricardo，Horsfall Daniel. Medical tourism markets：models of sustainability：the case of Spain and the costa del sol （Malaga）［J］. Sustainability，2020，12 （21）：8 818-8818.

［44］Ayuningtyas Dumilahet. The strategic role of information communication technology in succeeding medical tourism ［J］. Enfermería Clínica，2020，30 （6）：170-173.

［45］Aksenova E I，Petrova G D，Chernyshev E V，et al. Recreational potential of medical tourism of Russia ［J］. Problemy sotsial'noĭ gigieny，zdravookhraneniia i istorii meditsin，2020 （28）：1180-1185.

［46］Rudrarup Guptaa. Medical tourism is ever exemplary for the resilience of distinguished human ［J］. Journal of Tourism & Hospitality，2020，9 （6）：1-4.

［47］Daykhes Arkady N，Jakovljevic Mihajlo，eshetnikov Vladimir A，et al. Promises and hurdles of medical tourism development in the Russian Federation ［J］. Frontiers in Psychology，2020 （6）：11-14.

［48］Tat Huei Cham，Boon Liat Cheng，Mei Peng Low，et al. Brand image as the competitive edge for hospitals in medical tourism ［J］. European Business Review，2020，33 （1）：128-141.

［49］Xu Tuzhen. An integrative review of patients' experience in the medical tourism ［J］. INQUIRY：The Journal of Health Care Organization，Provision，and Financing，2020 （57）：0046958020926762.

［50］Jay Parekh，Azain Jaffer，Urvi Bhanushali，et al. Disinterme-diation in medical tourism through blockchain technology：an analysis using value-focused thinking approach ［J］. Information Technology & Tourism，2020 （5）：1-28.

[51] Dang Hoang-Sa, Nguyen Thuy-Mai-Trinh, Wang Chia-Nan, et al, Grey system theory in the study of medical tourism industry and its economic impact [J]. International Journal of Environmental Research and Public Health, 2020, 17 (3): 123-128.

[52] Ahmed Kamass, Noor Hazilah Abdul Manaf, Azura Omar. The need of international Islamic standards for medical tourism providers: a Malaysian experience [J]. Journal of Islamic Marketing, 2020, 12 (1): 113-123.

[53] Ricardo Pagán, Daniel Horsfall. Medical tourism trends in the United Kingdom 2000-2016: global economic crisis, migration and UK expats under consideration [J]. Journal of Tourism Analysis, 2019, 27 (1): 20-40.

[54] Piotr K Kowalewski, Tomasz G Rogula, Ariel Ortiz Lagardere, et al. Current practice of global bariatric tourism: survey - based study [J]. Obesity Surgery, 2019, 29 (11): 3553-3559.

[55] IIhan Sag, Ferhat Devrim Zengul. Why medical tourists choose Turkey as a medical tourism destination? [J]. Journal of Hospitality and Tourism Insight, 2018, 2 (3): 296-306.

[56] Ebrahim Ahmed Husain, Ganguli Subhadra. A comparative analysis of medical tourism competitiveness of India, Thailand and Singapore [J]. Tourism: An International Interdisciplinary Journal, 2019, 6 (7): 276-288.

[57] Peručić Doris. Limitations and development opportunities of dental tourism: the case of Croatia [J]. Econviews: Review of Contemporary Entrepreneurship, Business, and Economic issues, 2019, 16 (7): 113-128.

[58] Akmal S Hyder, Michelle Rydback, Erik Borg, et al. Medical tourism in emerging markets: the role of trust, networks, and word-of-mouth [J]. Health Marketing Quarterly, 2019, 36 (3): 203-209.

［59］ Muhammad Khalilur Rahman. Medical tourism: tourists' perceived services and satisfaction lessons from Malaysian hospitals ［J］. Tourism Review, 2019, 74 (3): 739-758.

［60］ Ayse Collins, Anita Medhekar, Ho Yin Wong, et al. Factors influencing outbound medical travel from the USA ［J］. Tourism Review, 2019, 74 (3): 463-479.

［61］ Xuelan Sun. Research on the model of cross - border medical tourism decision: making under the background of globalization ［J］. Open Journal of Social Sciences, 2018, 6 (9): 230-240.

［62］ Kai Ruggeri. An evidence - based policy for managing global health access through medical travel ［J］. Health Policy, 2018, 112 (10): 130-143.

［63］ Zolfagharian, Rajamma, Naderi, et al. Determinants of medical tourism destination selection process ［J］. Journal of Hospitality Marketing & Management, 2018, 27 (7): 775-794.

［64］ Jana Rosenbusch, Ida Rosnita Ismail, Christian Marc Ringle. The agony of choice for medical tourists: a patient satisfaction index model ［J］. Journal of Hospitality and Tourism Technology, 2018, 9 (3): 267-279.

［65］ 오선숙, 윤영집. The study on causal relationship among service quality, belationship quality, and behavioral intention of Korean restaurant perceived by Chinese tourists ［J］. Food Service Industry Journal, 2018, 14 (3): 23-29.

［66］ Young Ju Kim, Jooheon Kim. Effects of expected medical service and country image on medical tourism intention ［J］. International Business Review, 2018, 22 (3): 187-214.

［67］ Eun Joo Lee, Taeksoo Shin, Ki Nam Jin. The effect of destination image and attitude toward medical tourism on the Mongolian's intention to use Korean medical tourism service ［J］. Health Policy and Management, 2014, 24 (4): 367-379.

[68] Diya G R, Srabanti M, Sujoy B. Empirical research on CBBE scale for medical tourism [J]. International Journal of Pharmaceutical and Healthcare Marketing, 2018, 12 (3): 348-370.

[69] Antonina Avanzi, Kristin Bierbauer, Guillermo Vales-Kennedy, et al. Nontuberculous mycobacteria infection risk in medical tourism [J]. Journal of the American Academy of Physicians Assistant, 2018, 31 (8): 45-47.

[70] Seo Byung Ro, Park Sam-Hun. Policies to promote medical tourism in Korea: a narrative review [J]. Iranian Journal of Public Health, 2018, 47 (8): 1077-1083.

[71] Glenn Cohen. Circumvention medical tourism and cutting edge medicine: the case of mitochondrial replacement therapy [J]. Indiana Journal of Global Legal Studies, 2018, 25 (1): 439-462.

[72] Al-Halabi Becher, Viezel-Mathieu Alex, Shulman Zachary, et al. Breast implant mycobacterial infections: an epidem-iological review and outcome analysis [J]. Plastic & Reconstructive Surgery, 2018, 25 (1): 139-146.

[73] Brent Lovelock, Kirsten Lovelock, Karl Lyons. The impact of outbound medical (dental) tourism on the generating region: New Zealand dental professionals' perspectives [J]. Tourism Management, 2018 (67): 399-410.

[74] Jackson Carly, Snyder Jeremy, Crooks Valorie A, et al. "I didn't have to prove to anybody that I was a good candidate": a case study framing international bariatric tourism by Canadians as circumvention tourism [J]. BMC Health Services Research, 2018, 18 (1): 573-573.

[75] Vineet Jain, Puneeta Ajmera. Modelling the factors affecting Indian medical tourism sector using interpretive structural modeling [J]. Benchmarking: An International Journal, 2018, 25 (5): 1461-1479.

［76］Subhrojyoti Bhowmick，Ashok Shenoy. Evolving role of clinical pharmaco-
logists in Indian accredited hospitals ［J］. Journal of Pharmacology &
Pharmacotherapeutics，2018，9（3）：121-125.

［77］Gopalan Nishakanth. The pro-medical tourism stance of Malaysia and how
it affects stem cell tourism industry ［J］. SAGE Open，2021，11（2）：
837-837.

［78］Kemppainen Laura. Health and wellness-related travel：a scoping study
of the literature in 2010-2018 ［J］. SAGE Open，2021，11（2）：
792-792.

［79］McCrossan Susan，Martin Serena，Hill Christopher. Medical tourism in
aesthetic breast surgery：a systematic review ［J］. Aesthetic Plastic
Surgery，2021（4）：1-15.

［80］Olya Hossein. The medical tourism index and behavioral responses of
medical travelers：a mixed-method study ［J］. Journal of Travel Research，
2021，60（4）：779-798.

［81］Pessot Elena，Spoladore Daniele，Zangiacomi Andrea，et al. Natural
resources in health tourism：a systematic literature review ［J］.
Sustainability，2021，13（5）：2661-2661.

［82］Vivien Runnels，P M Carrera. Why do patients engage in medical
tourism? ［J］. Maturitas，2012，73（4）：300-304.

［83］Momeni Khalil，Janati Ali，Imani Ali，et al. Barriers to the development
of medical tourism in East Azerbaijan province，Iran：a qualitative study
［J］. International Journal of Tourism Management，2017（69）：307-316.

［84］Rokni Ladan，Avci Turgay，Park Sam Hun. Barriers of developing
medical tourism in a destination：a case of South Korea ［J］. Iranian
Journal of Public Health，2017，46（7）：930-937.

［85］王秀峰. 发展国际医疗旅游的意义、经验及建议 ［J］. 中国卫生政策研
究，2015（2）：66-70.

［86］罗丽娟．关于海南医疗旅游市场的调查报告［J］．中国市场，2012（5）：5-7.

［87］刘建国，张永敬．医疗旅游：国内外文献的回顾与研究展望［J］．旅游学刊，2016（6）：113-126.

［88］刘庭芳，焦雅辉，董四平，等．国际医疗旅游产业探悉及其对中国的启示［J］．中国医院，2016（5）：1-6+16.

［89］闫玮．我国医疗旅游发展现状与提升策略研究［J］．开发研究，2015（2）：153-155.

［90］刘娜娜，侯胜田，杨思秋，等．医疗旅游协助机构网站知情同意内容分析［J］．中国医学伦理学，2019，32（6）：774-777.

［91］崔汪汪，杨善发，桂成．印度医疗旅游及其对我国健康服务业发展的启示［J］．中国农村卫生事业管理，2015，35（4）：452-454.

［92］周璞等．非公立医疗机构助力入境医疗旅游发展：基于对上海市外籍住院患者的分析［J］．中国卫生资源，2020，23（6）：614-618.

［93］雷铭．基于计划行为理论的我国大陆居民医疗旅游意向研究［J］．旅游导刊，2019，3（2）：54-71.

［94］叶洋洋，唐代剑．产业融合视角下医疗旅游融合发展研究［J］．经济体制改革，2021（2）：116-123.

［95］李永安，朱中奇，刘倩．发展医疗旅游与破解过度医疗问题作用探究：基于制度经济学的分析［J］．武汉商学院学报，2020，34（5）：68-72.

［96］王婷，吴奇飞．客源国发展医疗旅游业的弊端及对策［J］．医学与社会，2017，30（4）：68-70.

［97］曹洋．亚洲国家医疗旅游业的发展与启示［J］．三峡大学学报（人文社会科学版），2020，42（5）：46-49.

［98］刘德浩，庞夏兰．海南医疗旅游产业发展策略研究：基于泰国、印度经验的分析［J］．中国卫生事业管理，2018，35（12）：955-960.

［99］董志文，王向宇，王莹．日本医疗保健旅游的发展及对我国的启示［J］．浙江工商职业技术学院学报，2018，17（2）：75-78.

［100］张馨心，杨逢柱，刘宁，等．中医药国际健康旅游发展的法律问题探讨
　　　　［J］．世界中医药，2020，15（1）：120-124.

［101］李享，侯胜田，郑方琳，等．日本、韩国医疗旅游发展经验与对中国的
　　　　启示［J］．中国医院，2021，25（06）：85-87.

［102］刘海汀．国际养生旅游的发展经验及启示［J］．中州学刊，2020（9）：
　　　　75-79.

［103］杨璇，叶贝珠．我国健康旅游产业发展的PEST分析及策略选择［J］．中
　　　　国卫生事业管理，2018，35（12）：942-945.

［104］刘庭芳，焦雅辉，董四平，等．国际医疗旅游产业探悉及其对中国的启
　　　　示［J］．中国医院，2016，20（5）：1‐6.

［105］卢飞，颜文静．基于耦合协调模型的我国医疗旅游开发潜力研究［J］.
　　　　中国卫生事业管理，2021，38（7）：556-560.

［106］刘华云，侯胜田．北京实施中医医疗旅游发展战略存在的问题及对策
　　　　［J］．医学与社会，2014（2）：40-43.

［107］王红芳．医疗旅游发展与国际经验研究［J］．调研世界，2012（1）：
　　　　61-64.

［108］梁湘萍，甘巧林．国际医疗旅游的兴起及其对我国的启示［J］．华南师
　　　　范大学学报，2008（1）：133-139.

［109］李东辉，侯胜田．医疗保健旅游市场现状与开发前景［J］．医院院长论
　　　　坛，2006，3（3）：57-59.

［110］程丽，杜鹏程，赵捷．国际医疗旅游的发展现状与启示［J］．阴山学刊，
　　　　2008（4）：57-58.

［111］刘静，曾渝，李果果，等．海南省健康产业发展的可行性分析及发展策
　　　　略探讨［J］．中国卫生产业，2014（4）：67-72.

［112］梁江川，潘玲．韩国国际医疗旅游发展：现状、问题与经验启示［J］.
　　　　韩国研究论丛，2019（2）：221-235.

［113］魏良益．中印国际医疗旅游产业发展基础与合作研究［J］．中国经贸导
　　　　刊（中），2018（32）：48-50.

[114] 衡敬之. 国际医疗旅游研究概览: 以国际医疗旅游的风险及其规制研究为重点 [J]. 医学与法学, 2018, 10 (2): 76-81.

[115] 刘思鸿. 中医药健康旅游的概念界定及类型探析 [J]. 中医药导报, 2019, 25 (19): 9-12.

[116] 杨威, 马丽平, 李娜, 等. 亚太地区部分医疗机构国际医疗服务开展情况调查 [J]. 中国医院管理, 2019, 39 (6): 78-80.

[117] 彭婷. 医疗旅游对经济和社会福利的影响: 基于博弈模型的竞争分析研究 [D]. 合肥: 中国科学技术大学, 2019.

[118] 王燕. 国内外养生旅游基础理论的比较 [J]. 技术经济与管理研究, 2008 (3): 109-110.

[119] 田广增. 中国医疗保健旅游的发展研究 [J]. 安阳师范学院学报, 2007 (5): 93-96.

[120] 章伟, 吴奇飞. 卫生体系视角下的中国与印度医疗旅游业比较研究 [J]. 医学与社会, 2020, 33 (5) 54-59.

[121] 刘佳, 王娟. 国外医疗旅游研究综述与启示 [J]. 中国海洋大学学报 (社会科学版), 2016 (6): 50-58.

[122] 胡靖洲. 医疗旅游目的地竞争力评价研究: 以海南省为例 [D]. 海口: 海南大学, 2019.

[123] 姚志伟. 北京医疗旅游发展中的政府行为研究 [D]. 桂林: 广西师范大学, 2016.

[124] 朱萍. 赴韩医疗旅游纠纷解决机制研究 [D]. 深圳: 深圳大学, 2017.

[125] 李嘉仪. 对医疗旅游服务业发展的法律思考 [D]. 重庆: 西南政法大学, 2017.

[126] 国王. 印度医疗旅游发展与挑战研究 [D]. 昆明: 云南师范大学, 2018.

[127] 张蓝月. 泰国医疗旅游发展模式对云南省医疗旅游的启示 [D]. 昆明: 云南财经大学, 2019.